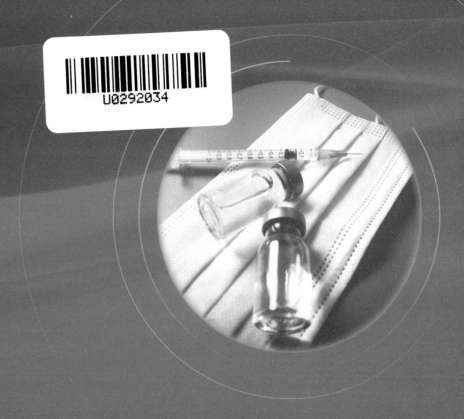

医用耗材SPD
精细化管理培训教程

名誉主编　张振宇　赵增仁
主　　编　李增宁
副主编　高金玲　张　雷　郭淑岩

编　　者（以姓氏笔画为序）

卢兆玮　任素丽　孙克娟　李　芳　李秀莉　李增宁　吴建国　沈国平
张　征　张　雷　张拥军　高金玲　郭淑岩　崔　倩　董　梁　靳志强

秘　　书　裴丽娟　陈　曦

人民卫生出版社
·北京·

图书在版编目（CIP）数据

医用耗材SPD精细化管理培训教程 / 李增宁主编. —
北京：人民卫生出版社，2022.11
ISBN 978-7-117-33839-4

Ⅰ. ①医…　Ⅱ. ①李…　Ⅲ. ①医药卫生材料 – 管理模
式 – 培训 – 教材　Ⅳ. ①R197.39

中国版本图书馆 CIP 数据核字（2022）第 195355 号

人卫智网	www.ipmph.com	医学教育、学术、考试、健康， 购书智慧智能综合服务平台
人卫官网	www.pmph.com	人卫官方资讯发布平台

医用耗材 SPD 精细化管理培训教程
Yiyong Haocai SPD Jingxihua Guanli Peixun Jiaocheng

主　　编：李增宁
出版发行：人民卫生出版社（中继线 010-59780011）
地　　址：北京市朝阳区潘家园南里 19 号
邮　　编：100021
E － mail：pmph @ pmph.com
购书热线：010-59787592　010-59787584　010-65264830
印　　刷：三河市潮河印业有限公司
经　　销：新华书店
开　　本：787×1092　1/16　印张：15
字　　数：309 千字
版　　次：2022 年 11 月第 1 版
印　　次：2022 年 12 月第 1 次印刷
标准书号：ISBN 978-7-117-33839-4
定　　价：69.00 元

打击盗版举报电话：010-59787491　E-mail：WQ @ pmph.com
质量问题联系电话：010-59787234　E-mail：zhiliang @ pmph.com
数字融合服务电话：4001118166　　E-mail：zengzhi @ pmph.com

前言

2021 年国务院办公厅发布的《关于推动公立医院高质量发展的意见》，要求公立医院要善于运用现代管理理念和管理工具、管理方法、管理技术，将基于人的经验管理与基于制度和标准的循证管理相结合，进一步提升医院管理的精细化、信息化、规范化、科学化水平。医用耗材是进行医疗诊断活动的物资基础，覆盖或辐射影响医院的物资、信息、医保、财务等多个职能部门，贯穿于医院运营管理的全过程。随着医疗新技术和新材料的运用，医用耗材使用量呈扩大化趋势，已经成为医疗支出及医疗成本的重要部分。

耗材管理水平不仅直接影响医院的经济效益，还关系患者需求的满足情况、医疗服务的质量情况、医院经营的风险情况等高质量医院的建设。医用耗材的管理要符合国家药品监督管理局的相关法律规范要求，遵循医保的相关政策，在符合规范要求的基础上，提高患者的满意度，监管耗材的合理使用，降低耗材成本，同时兼顾前沿创新耗材技术的应用，助力医院发展。运用现代管理理念和管理工具、管理方法、管理技术，推进医用耗材的系统化、规范化、智能化管理，从而有效提高医院的精细化管理水平，成为医院管理者在日趋激烈的竞争环境中寻求生存和发展的必然选择。

SPD（supply，供应；processing，加工；distribution，配送）管理模式作为近几年被医院青睐的一种新型管理方式，是通过借助信息化系统对医用耗材从遴选、采购、验收、贮存、分发、使用、计费、病案记录等实现全程全闭环期管理，进一步实现医用耗材在院内的全流程质量管理，大幅提高整体运营效率、减少医护人员负担、降低运营成本的目标；提升医用耗材流通各环节的规范程度；提高医用耗材管理智能化水平。在医用耗材使用管理成本控制、提升精益化管理及提高医用耗材临床医护使用者满意度方面均取得显著成效，符合我国当前对医用耗材的管理要求。

本书基于河北医科大学第一医院医用耗材 SPD 精细化管理实践，对 SPD 管理理念、管理方法与相关知识点等进行界定和梳理，同时搜集整理融入了行业内有益经验和做法。

本书编委来自国家卫生健康委医院管理研究所、河北医科大学第一医院、国药乐仁堂器械有限公司和上海万序健康科技有限公司，各位编委在医用耗材管理领域以及医用耗材SPD管理模式研究上有着丰富的理论知识和实践经验。希望通过本教程，为医用耗材的精细化管理提供一份系统、全面的理论指导与实践指南，能够为正在探索及尝试使用医用耗材SPD管理模式的学者、同行和医院提供参考和借鉴。

本书的编写是一项具有挑战性的工作，在编写过程中，力求体现实用性，深入浅出，简明扼要，通俗易懂。但由于编撰时间仓促、编者水平有限，其疏漏和欠妥之处在所难免，恳请相关专家学者和广大读者不吝赐教，提出宝贵意见，以便及时修正完善！

李增宁

2022年6月

目录

索引

绪 论

当前，随着医疗体制改革的不断深入，医用耗材"零加成"政策和医保支付制度改革在全国范围快速落实和推广，各级医疗机构都面临着空前的运营压力。然而，医用耗材作为医院开展医疗业务活动的物资保障，其种类繁多、规格型号复杂、临床使用量大，在医院经济运营与成本管理中的占比逐渐加重，是仅次于药品的第二大成本支出；与此同时，传统医用耗材管理模式弊端逐渐暴露，管理难度日趋加大，严重阻碍了现代医院的发展。因此，医用耗材管理模式的创新成为医院同行广泛关注的焦点。

医用耗材 SPD（supply，供应；processing，加工；distribution，配送）精细化管理模式作为一种新型物资管理模式于 2011 年引入我国。早期主要以药品为管理对象，并初显了较好的效果，由此启发我们将其应用于医用耗材的管理上。医用耗材 SPD 管理模式是在供应链一体化思想指导下产生的一种精细化管理模式，它是以保证院内医用耗材质量安全、满足临床需求为宗旨，以信息系统和智能硬件为支撑，以第三方专业化团队运营管理为手段，以协调外部与内部需求为主导，强化医疗机构医用物资管理部门的全程监管，对医用耗材在院内供应、加工、配送等物流进行一元化管理运营的服务模式。

《医用耗材 SPD 精细化管理培训教程》系统研究了 SPD 模式下医院医用耗材的管理问题。本书以河北医科大学第一医院医用耗材管理为应用背景，对当前医用耗材管理存在问题、SPD 精细化管理具体流程操作和项目信息化建设方案等进行了细致认真的梳理，对完善医用耗材管理理论体系、实现医院耗材资源的合理配置和耗材管理水平的提升均具有重要的现实意义。同时，对于以医院为终端客户的渠道商、经销商而言，是了解医院 SPD 管理模式的重要途径！

本书立足于现代医用耗材管理需求，注重理论与实践相结合，从供应链的视角全面阐述了医用耗材 SPD 管理模式的相关概念、内涵和主要业务内容。本书共分七章：第一章主要介绍了医用耗材的概念、类型、特点和医用耗材管理相关的国家政策。第二章主要对医用耗材管理进行了概述，同时从医用耗材的流通管理、行为管理、精准评价与绩效考核等方面阐述了医用耗材管理的范畴。第三章主要介绍了医用耗材供应模式的发展历程、医用耗材 SPD 管理模式、SPD 供应商管理等。第四至六章主要介绍了 SPD 管理模式下高值医用耗材、低值医用耗材和医用试剂全流程管理的具体方法，并对 SPD 运营管理和 SPD 信息化建设等方面进行了详细阐述。第七章从发展趋势、精益化管理和 SPD 生态等方面对医用耗材 SPD 管理模式的发展进行了展望。

基于医用耗材 SPD 精细化管理模式对医用耗材的全流程追溯管理，在相关理论和技术的支持下，实现了耗材消耗自动推送、消耗后结算。一方面，解决了医疗机构医用耗材管理存在的问题，能够有效地链接传统医用耗材管理过程中的流程环节，实现医用耗材的全程透明化追溯。另一方面，通过这种服务模式的构建和专业化的分工，能够在实现医院医用耗材零资金占用的情况下，保障医院医用耗材供应及时、安全；能够显著降低医院管理的各方面成本，提升医院整体运营效率；能够完全解放医护回归一线服务本职工作。在构建公立医院高质量发展新体系中，要实现医用耗材的高质量发展，就必须对医用耗材进行科学化管理，医院要根据实际运转情况制定相应的制度，优化管理流程，充分利用信息化技术，提高医用耗材管理的精细化、信息化、规范化、科学化水平，为患者提高安全、优质的服务。

第一章
医用耗材管理概述

第一节　医用耗材概念

2019 年国家卫生健康委、国家中医药局联合印发的《医疗机构医用耗材管理办法（试行）》（以下简称《管理办法》）中对医用耗材的定义如下：是指经药品监督管理部门批准的使用次数有限的消耗性医疗器械，包括一次性及可重复使用的医用耗材。根据《管理办法》，本书所提及的医用耗材涵盖在开展临床诊疗活动中使用的、按国家相关法规纳入国家注册管理的或取得上级行政管理部门行政许可的、具备医疗用途的消耗性卫生材料，包括一次性及可重复使用的医用耗材。其品种繁多、使用量大、覆盖面广，是医疗机构开展临床诊疗、临床教学和医学科研等工作不可缺少的消耗性物资。

第二节　医用耗材类型

医疗活动所需的医用耗材品类繁多，分类标准也不尽相同，医院大多根据自己医院的实际工作情况进行分类。常见的分类方法包括以下几种：

一、按照价值分类

医用耗材规格复杂，价格也千差万别。在日常管理中，为了实现有针对性的管理，达到更好的管理效果，一般根据耗材价值的高低，结合临床实际应用情况将医用耗材划分为低值耗材和高值耗材两类。

1. **低值耗材**　指单价相对低且无须植入或介入人体内的卫生材料（如输液器、注射器、敷料）。低值耗材是医院科室日常普遍应用的，单价虽然相对低，但该类耗材需求量大、使用科室广泛，是医院开展常规诊疗活动需要使用的基础性耗材，占用了医院大量的库房空间和库存成本（三级综合性医院低值耗材成本约占耗材总成本的1/3）。

2. **高值耗材**　是指直接作用于人体、对安全性有严格要求、临床使用量大、价格相对高、患者费用负担重的医用耗材，包括血管介入类、骨科植入类、神经外科类、电生理类、起搏器类等。该类耗材大多是专科性材料，相对低值耗材来说，使用量较少，但是价格昂贵，占用了医院大量流动资金和库存成本。随着生物科技发展和医疗水平提高，高值耗材使用占比越来越高，有报道显示三级综合性医院中高值耗材成本约占耗材总成本的2/3。高值耗材往往需要植入人体并可能伴随其余生，对患者的生存质量和生存率至关重要，且技术含量高。表 1-2-1 列举了部分国内医院常用的高值耗材。

表 1-2-1　国内医院常用高值耗材

类别	具体品目
介入类	导丝、导管、支架、球囊等
神经外科类	颅内填充物/植入物等
电生理类	消融导管、标测导管等
起搏器和体外循环类	起搏导管、除颤器、人工心肺辅助材料、透析管路、分离器等
眼科类	眼内填充物、晶状体等
骨科类	人工关节、修补和固定材料等
口腔科类	用于口腔填充、牙种植、面创伤修复、根管治疗等的治疗材料
其他	人工瓣膜、高分子材料等

二、按照用途分类

　　根据医用耗材在临床医疗活动中用途的不同，可将其分为七类，包括注射穿刺类及高分子材料、医用卫生材料及敷料、手术室部分常用医疗器械、医用 X 射线附属设备及部件、透析器及透析管路、人工晶状体，以及临床科室专用的导管、导丝、支架等特殊耗材，详见表 1-2-2。

表 1-2-2　医用耗材按用途分类

类别	举例品目
注射穿刺类及高分子材料	一次性使用无菌注射器、一次性使用静脉输液针、一次性使用无菌导尿包、中心静脉导管等
医用卫生材料及敷料	纱布绷带、医用胶带、医用脱脂棉球、一次性使用医用治疗巾、医用手套、医用橡皮膏等
手术室部分常用医疗器械	一次性使用麻醉包、一次性镇痛泵、气管导管、医用可吸收性缝线、缝合器、心电电极贴等
医用 X 射线附属设备及部件	医用 X 线胶片、医用 X 线胶片冲洗套药、高压注射器针筒等

类别	举例品目
透析器及透析管路	普通透析器、血滤器、血液灌流器、连续性肾脏替代治疗管路、内瘘穿刺针、安全细菌过滤器等
人工晶状体	各类软、硬晶状体等
其他	各临床科室专用的导管、导丝、支架等特殊耗材

三、按照风险程度分类

2021 年国务院发布的《医疗器械监督管理条例》将医疗器械按照风险程度进行分类，医用耗材作为医疗器械的组成部分，可参照分类。

第一类是风险程度低，实行常规管理可以保证其安全、有效的医疗器械。

第二类是具有中度风险，需要严格控制管理以保证其安全、有效的医疗器械。

第三类是具有较高风险，需要采取特别措施严格控制管理以保证其安全、有效的医疗器械。

评价医疗器械风险程度，应当考虑医疗器械的预期目的、结构特征、使用方法等因素。

四、按照特性分类

在医用耗材日常管理工作中，可以根据其特性的不同进行分类管理。按耗材可否植入人体内将其分为植入类耗材和非植入类耗材；按生产产地可将耗材分为国产耗材和进口耗材；按能否在手术前确定规格将耗材可划分为备货管理类耗材和定制类耗材（如骨板、骨钉等耗材在术中才能确定所需规格型号）；按可否重复使用分为一次性使用耗材和重复性使用耗材等。

五、系统分类法

上述分类方法大多涉及医用耗材的一个特性，为方便管理，本书参照意大利经济学家维福雷多·帕累托提出的帕累托分析法，对医用耗材进行系统分类。帕累托分析法又称为 ABC 分类法，其核心思想是通过经济、技术等方面的不同特征，对事物进行分类排列，认清主次，从而实现区别管理。鉴于医用耗材的特殊性，本书建议从作用、价值、安全性、必要性等多个方面进行综合考虑进行分类，以期对不同类别医用耗材采取实施不同管理策略。

A 类是指检查、治疗不可或缺的，对安全性要求极高的医用耗材，主要是手术植入类、介入类的高值耗材。

B 类是指能显著提升诊疗质量，如缩短手术时间、增加手术安全的医用耗材。

C 类是指用于日常诊断、治疗、护理中的普通低值耗材。

第三节 医用耗材特点

医用耗材是医疗器械的重要组成部分，相对于普通办公耗材和后勤物资，医用耗材有其自身的特点。

一、品种门类多

每类耗材根据其参数和用途的不同，可细分为多个子类别，每个子类别的耗材有多种使用规格和型号；同时，随着材料技术和诊疗技术的发展，医用耗材的品种和门类呈迅速增长的趋势。据统计，目前国内医疗机构经常使用的耗材型号超过 10 万种；以骨科手术常用的空心螺钉为例，根据品牌、规格的不同，其具体型号超过 500 个。

二、灭菌消毒性

为了保证医疗安全，医用耗材需经过灭菌、消毒措施处理，达到国家规定的卫生标准后才能应用于临床活动中。使用未达到卫生标准的耗材可能会引发各类感染以及疾病传播，是导致医院感染、医疗事故及医疗器械不良事件发生的主要原因之一。

三、质量要求高

由于临床诊疗活动对耗材安全性有较高的要求，在保证医用耗材符合相应的卫生标准之外还要求其质量的可靠性和功能的有效性，这直接关系到患者的身体健康和生命安全。

四、专业性强

由于医用耗材品种繁多、规格型号复杂，绝大多数耗材仅限于临床专业人员使用，部分专科性耗材甚至只有相关专业科室的医务人员或销售方才能完全了解其功能和特性。

五、更新换代快

医学技术的进步对材料科学的发展提出了很高的要求，而材料科学的发展也促进了临床诊疗技术的进步。医用耗材在医学和材料学迅速发展的基础上更新迅速，医用耗材的更新换代逐步成为医疗技术创新的重要动力。

第四节　医用耗材管理政策演变

新时代中国经济呈现出新常态，特点一是从高速增长转为中高速增长，二是经济结构不断优化升级，三是从要素驱动、投资驱动转向创新驱动。医药卫生体制改革的方向随之发生改变，加快健全基本医疗卫生制度，深化基层医疗卫生机构综合改革，完善分级诊疗体系，发展社会办医，解决发展结构性矛盾，医疗行业规模扩张转入到内涵发展阶段。在这样的社会环境下，提高医疗服务的可及性，促使医疗服务水平和能力更好、更快地发展，是改善民生、深化医药卫生体制改革的重要方向。面对医用耗材在医院的使用监管情况，促进医用耗材合规使用是改善医疗服务水平的关键着陆点。

一、深化医药卫生体制改革政策引领医用耗材发展方向

2009 年，《中共中央国务院关于深化医药卫生体制改革的意见》（以下简称《医改意见》）提出要加强医用耗材及植（介）入类医疗器械流通和使用环节价格的控制和管理。其后几乎每年发布的医药卫生体制改革重点工作安排中都包含推进耗材合理应用的相关内容。由表 1-4-1 可见，自 2009 年至今，医药卫生体制改革重点工作安排中，从医用耗材价格管理，高值耗材集中采购、阳光采购，严格控制不合理收费，规范医用耗材使用、加强医用耗材使用监管，统一全国医保高值医用耗材分类与编码等多方面、多角度层层推进医用耗材管理，取得了一定的成效，并为医用耗材提供了良好的发展环境。

表 1-4-1　医药卫生体制改革重点工作关于医用耗材相关内容梳理

文件名称	相关内容
国务院关于印发医药卫生体制改革近期重点实施方案(2009—2011 年)的通知	适当提高医疗技术服务价格,降低药品、医用耗材和大型设备检查价格。
国务院办公厅关于印发深化医药卫生体制改革 2012 年主要工作安排的通知	1. 完善县级公立医院药品网上集中采购,积极推进药品带量采购和高值医用耗材集中采购,压缩中间环节和费用,着力降低虚高价格。 2. 完善进口药品、高值医用耗材的价格管理。
国务院办公厅关于印发深化医药卫生体制改革 2014 年重点工作任务的通知	1. 降低药品和高值医用耗材价格。 2. 推进高值医用耗材公开透明、公平竞争网上阳光采购。药品和高值医用耗材采购数据实行部门和区域共享。 3. 完善进口药品、高值医用耗材的价格管理。

续表

文件名称	相关内容
国务院办公厅关于印发深化医药卫生体制改革2014年工作总结和2015年重点工作任务的通知	1. 降低药品、耗材、大型设备检查等价格,提高体现医务人员劳务价值的医疗服务价格。 2. 逐步理顺不同级别医疗机构间和医疗服务项目的比价关系,建立以成本和收入结构变化为基础的价格动态调整机制。 3. 医务人员薪酬不得与药品、耗材、医学检查等业务收入挂钩。 4. 医用耗材必须通过省级集中采购平台进行阳光采购,网上公开交易。在保证质量的前提下鼓励采购国产高值医用耗材。
国务院办公厅关于印发深化医药卫生体制改革2016年重点工作任务的通知	1. 总结地方经验,推进完善政策措施,进一步推进高值医用耗材集中采购、网上公开交易等。综合医改试点省份要选择地区开展高值医用耗材集中采购,率先取得突破。 2. 严厉打击药品购销中的违法违规行为,预防和遏制药品、医疗器械与耗材采购中的不正之风和腐败行为。
国务院关于印发"十三五"深化医药卫生体制改革规划的通知	1. 建立规范高效的运行机制。按照"总量控制、结构调整、有升有降、逐步到位"的原则,降低药品、医用耗材和大型医用设备检查治疗和检验等价格,重点提高诊疗、手术、康复、护理、中医等体现医务人员技术劳务价值的项目价格,加强分类指导,理顺不同级别医疗机构间和医疗服务项目的比价关系。 2. 控制公立医院医疗费用不合理增长。卫生计生等有关部门对公立医院药品、高值医用耗材、大型医用设备检查等情况实施跟踪监测。 3. 深化药品流通体制改革。加大药品、耗材流通行业结构调整力度,引导供应能力均衡配置,加快构建药品流通全国统一开放、竞争有序的市场格局,破除地方保护,形成现代流通新体系。支持药品、耗材零售企业开展多元化、差异化经营。 4. 完善药品和高值医用耗材集中采购制度。进一步提高医院在药品采购中的参与度,落实医疗机构药品、耗材采购主体地位,促进医疗机构主动控制药品、耗材价格。开展高值医用耗材、检验检测试剂、大型医疗设备集中采购。规范和推进高值医用耗材集中采购,统一高值医用耗材编码标准,区别不同情况推行高值医用耗材招标采购、谈判采购、直接挂网采购等方式,确保高值医用耗材采购各环节在阳光下运行。 5. 完善国家药物政策体系。推动医药分开,采取综合措施切断医院和医务人员与药品、耗材间的利益链。 6. 强化全行业综合监管。加强对市场竞争不充分的药品和高值医用耗材的价格监管。对价格变动频繁、变动幅度较大的,适时开展专项调查,对价格垄断、欺诈、串通等违法行为依法予以查处。 7. 健全完善人才培养使用和激励评价机制。
国务院办公厅关于印发深化医药卫生体制改革2017年重点工作任务的通知	1. 制定开展高值医用耗材集中采购试点的指导性文件。 2. 利用好国家药品供应保障综合管理信息平台,坚持集中带量采购原则,推进实施公立医院药品分类采购,培育集中采购主体,鼓励跨区域联合采购和专科医院开展药品、高值医用耗材等联合采购。研究编制高值医用耗材采购统一编码,综合医改试点省份要选择若干地市开展高值医用耗材集中采购试点,鼓励其他省份开展试点。

续表

文件名称	相关内容
国务院办公厅关于印发深化医药卫生体制改革2018年下半年重点工作任务的通知	1. 通过规范诊疗行为,降低药品、医用耗材等费用腾出空间,优化调整医疗服务价格,重点优化调整体现医务人员技术劳务价值的价格,降低大型医用设备检查治疗和检验等价格。 2. 制定治理高值医用耗材和过度医疗检查的改革方案。 3. 推进医疗器械国产化,促进创新产品应用推广。
国务院办公厅关于印发深化医药卫生体制改革2019年重点工作任务的通知	1. 制定进一步规范医用耗材使用的政策文件。 2. 制定医疗器械唯一标识系统规则。 3. 逐步统一全国医保高值医用耗材分类与编码。 4. 对单价和资源消耗占比相对高的高值医用耗材开展重点治理。 5. 改革完善医用耗材采购政策。 6. 取消公立医疗机构医用耗材加成,完善对公立医疗机构的补偿政策,妥善解决公立医疗机构取消医用耗材加成减少的合理收入的补偿问题。
国务院办公厅关于印发深化医药卫生体制改革2020年下半年重点工作任务的通知	1. 指导各省份按照设置启动条件、评估触发实施、有升有降调价、医保支付衔接、跟踪监测考核的基本路径,整体设计动态调整机制,抓住药品耗材集中采购、取消医用耗材加成等降低药品耗材费用的窗口期,及时进行调价评估,达到启动条件的要稳妥有序调整价格。 2. 完善药品耗材采购政策。有序扩大国家组织集中采购和使用药品品种范围,开展高值医用耗材集中采购试点。鼓励由医保经办机构直接与药品生产或流通企业结算药品货款。指导地方全面执行中选药品和高值医用耗材的采购、配送和使用政策。制定改革完善药品采购机制的政策文件。 3. 加强药品耗材使用监管。逐步建立完善药品信息化追溯机制,实现疫苗以及国家组织集中采购和使用药品"一物一码",选取部分高值医用耗材等重点品种实施医疗器械唯一标识。建设全国统一开放的药品集中采购市场,统一标准和功能规范,推进医保药品编码的使用。 4. 做好短缺药品保供稳价工作。推进短缺药品多源信息采集平台和部门协同监测机制建设。实施短缺药品停产报告制度和清单管理制度。建立健全药品耗材价格常态化监测预警机制,加强国内采购价格动态监测和国外价格追踪。加大对原料药、进口药等垄断违法行为的执法力度。
国务院办公厅关于印发深化医药卫生体制改革2021年重点工作任务的通知	推进药品耗材集中采购。常态化制度化开展国家组织药品集中采购,逐步扩大药品和高值医用耗材集中带量采购范围。落实国家组织药品耗材集中采购医保资金结余留用政策,指导医疗机构利用好增加的可支配收入,积极推进薪酬制度改革。推进统一的医保药品、医用耗材分类与编码标准。推进医疗器械唯一标识在监管、医疗、医保等领域的衔接应用。

二、国家大政方针促进医用耗材健康发展

2000年中华人民共和国国务院公布《医疗器械监督管理条例》,2014年2月12日国务院第39次常务会议决定对其修订。根据2017年国务院关于修改《医疗器械监督管理条例》的决定,2020年12月21日国务院第119次常务会议修订通过,2021年公布新修订

的《医疗器械监督管理条例》，于 2021 年 6 月 1 日正式实施。随着医疗器械管理条例的修订，其在进一步保障医疗器械质量安全，促进产业依法规范发展，推进科学监管能力建设等方面发挥着重要作用。新修订的《医疗器械监督管理条例》较大幅度地扩增了医用耗材使用环节监管的条款，对使用环节的医疗器械质量监管制度进行了细化，并提出国家根据医疗器械产品类别，分步实施医疗器械唯一标识制度，实现医疗器械可追溯，为医用耗材的规范化使用提供了政策保障。

2015 年，国务院发布《全国医疗卫生服务体系规划纲要（2015—2020 年）》。提出优化医疗卫生资源配置，构建与国民经济和社会发展水平相适应、与居民健康需求相匹配、体系完整、分工明确、功能互补、密切协作的整合型医疗卫生服务体系，为实现 2020 年基本建立覆盖城乡居民的基本医疗卫生制度和人民健康水平持续提升奠定坚实的医疗卫生资源基础。这为扩大医用耗材的应用范围奠定了优良的基础。

2015 年，《国务院关于改革药品医疗器械审评审批制度的意见》（中，明确改革医疗器械审批方式。鼓励医疗器械研发创新，将拥有产品核心技术发明专利、具有重大临床价值的创新医疗器械注册申请，列入特殊审评审批范围，予以优先办理。及时修订医疗器械标准，提高医疗器械国际标准的采标率，提升国产医疗器械产品质量。通过调整产品分类，将部分成熟的，安全可控的医疗器械注册审批职责由食品药品监管总局下放至省级食品药品监管部门。这为刺激医用耗材行业的创新研发提供了重要的制度支持。

2016 年，十二届全国人大四次会议审议通过《中华人民共和国国民经济和社会发展第十三个五年规划纲要》，提出全面深化医药卫生体制改革，实行医疗、医保、医药联动，推进医药分开，建立健全覆盖城乡居民的基本医疗卫生制度。深化药品医疗器械审评审批制度改革，探索按照独立法人治理模式改革审评机构。通过完善基本药物制度，深化药品、耗材流通体制改革，健全药品供应保障机制。这为医用耗材行业全面发展提供了有利的机制保障。

2016 年，中共中央、国务院发布《"健康中国 2030"规划纲要》，为大健康领域规划了产业蓝图。提出为全民提供更优质，更高效的医疗服务，包括完善医疗卫生服务体系、创新医疗卫生服务供给模式并提升医疗服务水平和质量。纲要明确大力发展高性能医疗器械、新型辅料和包材、制药设备，推动重大药物产业化，加快医疗器械转型升级，提高具有自主知识产权的医学诊疗设备、医用材料的国际竞争力。健全质量标准体系，提升质量控制技术，实施绿色和智能改造升级，到 2030 年，药品、医疗器械质量标准全面与国际接轨。这为医用耗材行业实现服务内涵转型、加速与国际融合发展提供了纲领性依据。

2019 年，国务院办公厅印发的《治理高值医用耗材改革方案》要求"通过优化制度、完善政策、创新方式，理顺高值医用耗材价格体系，完善高值医用耗材全流程监督管理，净化高值医用耗材市场环境和医疗服务执业环境，支持具有自主知识产权的国产高值医用耗材提升核心竞争力，推动形成高值医用耗材质量可靠、流通快捷、价格合理、使用规范的治理格局，促进行业健康有序发展、人民群众医疗费用负担进一步减轻"。这为高值医用耗材治理提供了政策保障。

2020年中共中央、国务院印发的《关于深化医疗保障制度改革的意见》提出要"完善医保目录动态调整机制。立足基金承受能力，适应群众基本医疗需求、临床技术进步，调整优化医保目录，将临床价值高、经济性评价优良的药品、诊疗项目、医用耗材纳入医保支付范围，规范医疗服务设施支付范围"。这为医用耗材的使用提供了资金保障。

2021年3月，十三届全国人大四次会议通过《中华人民共和国国民经济和社会发展第十四个五年规划和2035年远景目标纲要》，提出推进国家组织药品和耗材集中带量采购使用改革，发展高端医疗设备。完善创新药物、疫苗、医疗器械等快速审评审批机制，加快临床急需和罕见病治疗药品、医疗器械审评审批，促进临床急需境外已上市新药和医疗器械尽快在境内上市。这对医用耗材行业的发展提出了更高的要求。

三、国家相关部委相关政策落实医用耗材规范使用

为落实国家医药卫生体制改革及其他国家政策纲领文件要求，国家相关部委出台了一系列政策促进相关政策的落地。

（一）加强医用耗材监督管理相关政策

为加强医用耗材的监督管理，早在2000年原国家药品监督管理局就颁布了《一次性使用无菌医疗器械监督管理办法》（暂行）（国家药品监督管理局令第24号），对一次性使用无菌医疗器械生产、经营、使用等方面的监督管理作出了规定。

2015年国家食品药品监督管理总局公布了《医疗器械使用质量监督管理办法》，并于2016年2月1日起施行。这是我国第一部根据《医疗器械监督管理条例》，针对使用环节医疗器械质量管理及其监督管理制定的规章，对提高我国医疗器械使用质量和安全水平具有重要意义。

2017年，原国家卫生计生委等九部门联合印发了《医用耗材专项整治活动方案》，围绕加强医用耗材监管，以人民健康为中心，以整治医用耗材领域存在的不正之风为主线，注重完善医用耗材监管的体制机制建设，探索制定有效监管医用耗材产供销用的改革政策和管理措施，为医用耗材产业的健康有序发展提供了支撑。

2019年国务院办公厅印发《治理高值医用耗材改革方案》，要求在医疗机构内部强化耗材的监管，严格控制医用耗材在临床上不合理使用。同年国家卫生健康委、国家中医药局联合印发了《医疗机构医用耗材管理办法（试行）》，明确了医用耗材的定义和分类，明确对医用耗材的遴选、采购、验收、存储、发放、临床使用、监测、评价等工作进行全流程管理，进一步规范了医用耗材的使用和监督管理。

（二）医用耗材采购管理相关政策

2004 年，卫生部印发了《关于加强八省市医疗机构高值医用耗材集中采购试点工作监督管理》的通知，要求试点医疗机构在确认成交品种、签订购销合同时要明确采购数量；要严格按照《合同法》规定，履行采购合同。并强调此次集中采购成交价格为医疗机构购入价格，医疗机构不得再与供应方进行价格谈判，不得再索要折扣。

2007 年，卫生部发布了《关于进一步加强医疗器械集中采购管理》的通知。

2008 年，卫生部在全国范围内开展了高值医用耗材的集中采购工作，这也是卫生部首次组织实施，面向全国医疗企业、供应全国非营利性医疗机构的集中采购。此次集中采购历时 9 个月，共有 71 家企业的 948 个产品成为候选成交产品，高值耗材的价格下降幅度在 25% ~ 30%。

2010 年，卫生部全国高值医用耗材集中采购产品增补工作正式启动，并同时宣布，新的集中采购周期结束后，卫生部不再负责组织高值医用耗材的集中采购，改由各省卫生主管部门负责组织，将采购权限下放。

2012 年，卫生部等六部门联合印发《高值医用耗材集中采购工作规范（试行）》，提出实行以政府为主导、以省（区、市）为单位的网上高值医用耗材集中采购。

2013 年，卫生部等六部门联合下发《高值医用耗材集中采购工作规范（试行）》。实行以政府为主导、以省（区、市）为单位的网上高值医用耗材集中采购工作。医疗机构和医用耗材生产（经营）企业必须通过各省（区、市）建立的集中采购工作平台开展采购，实行统一组织、统一平台和统一监管。由此形成以政府为主导、以省（区、市）为单位的网上集中采购方式。

2015 年，国家卫生计生委等五部门联合印发《关于控制公立医院医疗费用不合理增长的若干意见》，提出降低药品耗材虚高价格，实施高值医用耗材阳光采购。

2016 年，在国家下发的《2016 年纠正医药购销和医疗服务中不正之风专项治理工作要点》，首次在国家层面提出"在耗材采购中实行两票制"。

2017 年，国务院医改办、国家卫生计生委等八部门发布《关于在公立医疗机构药品采购中推行"两票制"的实施意见（试行）》。明确综合医改试点省（区、市）和公立医院改革试点城市的公立医疗机构要率先推行药品采购"两票制"，鼓励其他地区执行"两票制"，争取到 2018 年在全国全面推开。

2018 年，国家卫生计生委、财政部等六部门印发了《关于巩固破除以药补医成果持续深化公立医院综合改革》的通知。通知指出，我国将持续深化药品耗材领域改革，各省份要将药品购销"两票制"方案落实落地，同时实行高值医用耗材分类集中采购，逐步推行高值医用耗材购销"两票制"。

2019 年，国务院办公厅印发《治理高值医用耗材改革方案》，提出逐步统一全国医保高值医用耗材分类与编码，探索实施高值医用耗材注册、采购、使用等环节规范编码的衔接应用。建立高值医用耗材价格监测和集中采购管理平台。

2020年6月，国家医疗保障局就《基本医疗保险医用耗材管理暂行办法（征求意见稿）》公开向社会征求意见，征求意见稿要求"公立医疗机构采购的医用耗材都须经过集中采购相应程序在省级集中采购平台挂网后采购。谈判准入的医用耗材在谈判协议期内直接挂网采购"。

（三）取消医用耗材加成相关政策梳理

2015年，《中共中央国务院关于推进价格机制改革的若干意见》中提到"理顺医疗服务价格"，按照"总量控制、结构调整、有升有降、逐步到位"原则，建立以成本和收入结构变化为基础的价格动态调整机制，到2020年基本理顺医疗服务比价关系，这其实就是取消药品及医用耗材加成的缩影与未来方向，也是政府、公立医疗机构、患者三方重新开启博弈的时间点。

2017年，国家发展改革委印发《关于全面深化价格机制改革的意见》提出"巩固取消药品加成成果，进一步取消医用耗材加成，优化调整医疗服务价格"，首次明确耗材零差率带来的损失将通过调整医疗服务价格来补偿。

2019年，国务院办公厅印发的《深化医药卫生体制改革2019年重点工作任务》提出"取消公立医疗机构医用耗材加成，完善对公立医疗机构的补偿政策，妥善解决公立医疗机构取消医用耗材加成减少的合理收入的补偿问题"，至此取消医用耗材加成正式被提上日程，并提出由政府层面完善公立医疗机构的损失补偿机制。同年印发的《治理高值医用耗材改革方案》明确了"完善价格形成机制，降低高值医用耗材虚高价格"，同时提出"取消公立医疗机构医用耗材加成，2019年年底前实现全部公立医疗机构医用耗材'零差率'销售，公立医疗机构因取消医用耗材加成而减少的合理收入，主要通过调整医疗服务价格、财政适当补助、做好同医保支付衔接等方式妥善解决"。

2021年，国家医疗保障局等8部门联合印发了《深化医疗服务价格改革试点方案》的通知，提出"（五）完善全国价格项目规范……医用耗材从价格项目中逐步分离，发挥市场机制作用，实行集中采购、'零差率'销售"。取消医用耗材加成政策是以优化收入和成本结构为起点，从降低医用耗材费用过渡到取消医用耗材政策的提出经历了长期的探索并演变的过程。随着政策的不断推进，医疗耗材在医院的角色就从医院的盈利点转变成成本支出点。

（四）医疗器械唯一标识相关政策梳理

医疗器械唯一标识（unique device identification，简称UDI）是医疗器械的"身份证"，是唯一、精准识别医疗器械的基础，贯穿医疗器械生产、流通、使用各环节，有助于医疗器械全生命周期管理。作为国际通行做法，欧美等国家和地区均在积极推进。近年来，我国也在大力推进医疗器械唯一标识工作。

2012 年，国务院印发的《国家药品安全"十二五"规划》提出"启动高风险医疗器械国家统一编码工作"。2017 年，国务院印发的《"十三五"国家食品安全规划和"十三五"国家药品安全规划》提出"构建医疗器械编码体系，制定医疗器械编码规则"。2019年，国务院办公厅印发的《深化医药卫生体制改革 2019 年重点工作任务》要求"制定医疗器械唯一标识系统规则"。

2019 年，国务院办公厅印发的《治理高值医用耗材改革方案》明确提出"制定医疗器械唯一标识系统规则。逐步统一全国医保高值医用耗材分类与编码，探索实施高值医用耗材注册、采购、使用等环节规范编码的衔接应用。"随后，国家药品监督管理局会同国家卫生健康委联合印发了《医疗器械唯一标识系统试点工作方案》；同年 8 月，国家药品监督管理局印发了《医疗器械唯一标识系统规则》；10 月，国家药品监督管理局印发了《关于做好第一批实施医疗器械唯一标识工作有关事项的通告》，对第一批医疗器械唯一标识实施品种范围、进度安排、工作要求等进行了明确规定。

2020 年 7 月，国家药品监督管理局召开医疗器械唯一标识系统试点工作推进会，阶段性总结医疗器械唯一标识系统试点工作进展和成效，研究部署下一阶段工作，进一步推动试点工作深入开展。同年 9 月《国家药品监督管理局 国家卫生健康委 国家医保局关于深入推进试点做好第一批实施医疗器械唯一标识工作的公告》要求"深入推进唯一标识试点工作；扎实组织好第一批产品实施工作"。2021 年，《国家药品监督管理局关于表扬医疗器械唯一标识工作成绩突出单位的通报》对在医疗器械唯一标识工作中成绩突出的天津、上海、福建省（市）药品监督管理局予以通报表扬。2021 年《国家药品监督管理局 国家卫生健康委 国家医保局关于做好第二批实施医疗器械唯一标识工作的公告》"支持和鼓励其他医疗器械品种实施唯一标识"。

医疗器械唯一标识数据库于 2019 年 12 月 10 日正式上线，面向试点企业开放针对试点品种的唯一标识相关数据申报功能。医疗器械唯一标识数据库中增加了医保编码字段和耗材与设备的分类，以推动医疗器械从源头生产到临床使用全链条联动，实现多方数据共享。医疗器械唯一标识数据库的开放共享，有助于各方积极应用唯一标识及相关数据进行管理，实现从源头生产、经营流通、到临床使用各环节"一码联通"，打破信息孤岛，搭建全链条联动，让患者明白使用，助推"三医联动"。

（五）医用耗材医保编码政策梳理

2016 年，国务院印发的《"十三五"深化医药卫生体制改革规划》提出"要规范和推进高值医用耗材集中采购，统一高值医用耗材编码标准"，国家医疗保障局成立以来，高度重视医疗保障标准化和信息化建设工作，实行"纵向全贯通、横向全覆盖"，推动形成全国自上而下医保信息数据交换的"通用语言"，实现全国医保信息互通互联、数据互认，为开展医保大数据分析提供可能，为医保筹资、待遇保障、支付制度、药品耗材招标采购、基金监管等政策制定提供决策支撑。

2019年国家医疗保障局印发的《医疗保障标准化工作指导意见》要求"到2020年，在全国统一医疗保障信息系统建设基础上，逐步实现疾病诊断和手术操作等15项信息业务编码标准的落地使用"。并明确提出医保医用耗材编码规则和方法。按照国家医疗保障局的职能，借鉴相关单位现行耗材编码方法，根据专家共识，对医疗服务项目中可单独收费的一次性医用耗材，形成统一分类与代码。

2019年，国家医疗保障局印发的《疾病诊断相关分组（DRG）付费国家试点技术规范和分组方案》要求统一使用医保疾病诊断和手术操作、医疗服务项目、药品、医用耗材、医保结算清单等5项信息业务编码标准。

2020年6月，国家医疗保障局对《基本医疗保险医用耗材管理暂行办法（征求意见稿）》公开征求意见，征求意见稿明确提出基本医疗保险医用耗材原则上按照国务院医疗保障行政部门确定的原则和标准进行分类和编码，并根据医保准入管理的需要进行适当调整。列入"医疗保障医用耗材分类与代码"范围的医用耗材，在三级分类的基础上，视情况区分材质、规格。

2020年，国务院办公厅印发的《深化医药卫生体制改革2020年下半年重点工作任务》要求"加强药品耗材使用监管。2020年，《国家药品监督管理局 国家卫生健康委 国家医保局关于深入推进试点做好第一批实施医疗器械唯一标识工作的公告》提出"进一步拓展医疗器械唯一标识在医疗、医保等领域的衔接应用"。

2021年，《国家药品监督管理局 国家卫生健康委 国家医保局关于做好第二批实施医疗器械唯一标识工作的公告》提出"医疗机构要在临床使用、支付收费、结算报销等临床实践中积极应用唯一标识，做好全程带码记录，实现产品在临床环节可追溯"。

2020年，《国家医疗保障局办公室关于贯彻执行15项医疗保障信息业务编码标准的通知》要求做好本地区医保药品、医用耗材、医疗服务项目、门诊慢特病病种、按病种结算病种和日间手术病种等6项信息业务编码与国家编码标准数据库的映射校验工作，确保项项有码。截至2020年11月，医保医用耗材编码标准已在天津、江苏、安徽、广东4个省份落地应用。医保信息业务编码标准全国范围贯彻执行后，将实现"三个效应"：一是促进医保精细化管理。编码标准的统一将促进数据的汇集，形成真正的大数据管理。二是提升医保公共服务水平。标准的统一和数据的汇集，有助于提升医保公共服务的层次和水平，方便各级医保部门提供智慧医保、便捷医保服务。三是助推医保其他领域改革。为深化药品耗材招采、医疗服务价格、医保支付方式等重点领域的改革提供统一标准。

第二章
医院医用耗材管理

国家卫生健康委、国家中医药局联合印发的《医疗机构医用耗材管理办法（试行）》中指出，耗材的使用单位包括村卫生室（所、站）、门诊部、诊所、医务室、医院等。规范医用耗材的使用和管理对于深化医药卫生体制改革维护人民健康具有重要意义。本书重点介绍医院医用耗材相关管理内容。

第一节　医院医用耗材管理概述

一、医用耗材管理概述

目前，医院对医用耗材的使用管理等环节尚无国家统一的规范标准，其计划、采购、使用和审核缺乏科学有效的管理机制，管理手段相对薄弱。大多数医院缺乏对医用耗材的领用、消耗、使用、收费等数据的相互核对的手段，缺乏抑制不合理使用消耗、控制浪费和乱收费等情况发生的有效方法。

近年来，随着医疗技术不断创新，医用耗材需求量与日俱增，采购金额呈现逐年增加的趋势，国家也逐步提高对医用耗材的监管力度，要求对医用耗材流通、使用过程实施全程监管，并对监管不力的企业和医疗机构实施问责制度。作为医用耗材终端使用者应加强医用耗材在医院内部流通和使用中的监管。由于医用耗材品种繁多，材质多样，规格型号复杂，专业性强，供应商众多，其中很多医用耗材只能根据患者术中的实际情况才可确定材料的型号及规格，具有反向物流的特点，无形中增加了管理的难度和管理的成本。医院要加强规范医用耗材内部物流流程和使用的管理，除了领导重视，加强制度建设，增加管理人员之外，如何引进专业的、科学的、高效的、精细化管理方法和技术手段显得更为重要。为此医院迫切需要一种科学高效的医用耗材物流管理服务模式来应对以上问题和挑战。

二、医疗机构医用耗材管理特点

（一）管理内容复杂

医用耗材在医疗机构的使用量巨大、供应商众多、品种和规格复杂，而使用科室的需求也不尽相同，管理这些耗材是非常复杂和繁琐的工作。同时由于医用耗材的需求具有随机性，而医疗机构的仓库空间和存储能力是有限的。如何在给定库存空间下，以最低的管理成本满足临床活动需要是医用耗材管理者面临的最重要问题。

（二）安全性要求高

医用耗材管理中还有一个重要的特点就是安全性要求高，安全性涉及耗材的卫生和质量两个方面。在卫生方面，为避免院内感染的发生，临床上使用的耗材必须经过规范的消毒或灭菌过程后符合相关临床操作要求，这要求在耗材验收时要注意其消毒灭菌标志、包装是否破损等内容，谨防消毒灭菌措施不合格的产品流入医院。在质量方面，耗材管理者必须筛选正规厂家生产的质量可靠、功能正常的医用耗材；不但要在验收时注意其产品效期、产品包装等内容，还要及时了解医护人员对耗材使用质量的反馈评价。

（三）供应及时性要求高

临床必需的医用耗材（尤其是可替代性较差的耗材）的缺货影响患者的生命安全，这对医用耗材供货的及时性提出了很高的要求。为了保证医用耗材的供应能保证临床医疗活动的正常开展，医疗机构应设定足够的安全库存和订货提前期，同时还要充分考虑到可能出现的突发情况。

三、医院医用耗材管理问题

目前国内医院医用耗材管理普遍存在管理意识薄弱、管理模式落后、监管严重缺失、管理混乱、浪费严重、信息化程度低下等现象，不仅导致成本居高不下、规范化管理水平低、信息不透明等问题，也蕴含着由于耗材使用不当可能引发的医疗安全隐患。以下对医院医用耗材管理中的比较突出的问题进行分析和阐述。

（一）医用耗材成本居高不下

医用耗材成本占医院成本的比重逐年增高的原因是多方面的。从医院外部看，主要是由于医用耗材的生产和流通成本（包括制造成本、物流成本等）逐年递增，且医用耗材从生产商到患者要经过多层加价环节，最终导致医用耗材的价格过高。从医院内部看，一方面是由于医用耗材的需求量日益增加，且国家取消耗材加成后耗材直接变成了医院的成本；另一方面是由于医用耗材管理效率低下以及普遍存在耗材浪费及不合理使用问题。医用耗材管理效率低下主要表现为：采购方式传统单一，采购工作费时耗力，传统的"以消定采"库存管理模式落后，以及缺乏科学的库存管理系统。医用耗材浪费及使用不合理主要表现为：临床操作不规范导致耗材不必要浪费，耗材库存过剩导致积压过期，医疗过程中的"过度医疗""大处方"行为，以及过度使用进口的、昂贵的医用耗材等。

（二）医用耗材管理信息化程度低

虽然医院信息化管理得到一定程度的发展，但主要集中在就诊预约、病房管理、电子病历管理等临床一线活动中，医用耗材信息化管理水平仍然偏低。一是医用耗材采购业务处理信息化水平低，大多医院缺乏供应商与医院进行业务集中处理的信息平台，而传统的基于电话、短信的粗放式订单处理方式难以应对复杂和大量的耗材采购需求，传统的手工记录及管理方式占用了耗材管理人员的大量时间，造成人力资源的浪费和人力成本的虚高，在统计过程中还容易出现纰漏。二是医用耗材院内库存管理信息化水平低，大多医院没有完善的院内医用耗材管理信息系统及配套的信息识别技术等，难以实时追溯耗材在各级库房的库存状态。此外，由于数据分析和利用意识不足，绝大多数医院未能充分利用大量的采购和消耗历史数据进行消耗规律分析和数据统计，这也是造成信息化程度低的重要原因。

（三）医用耗材管理缺乏规范

由于医用耗材收费方式存在缺陷以及缺乏有效监督机制，导致在临床医疗活动中的耗材使用和管理中易受到人为主观因素的影响，广泛存在医用耗材"乱收费""替代收费"等现象，增加了患者的经济负担。此外，由于目前国内医用耗材缺乏统一编码标准，收费系统与物资系统的医用耗材编码、名称和分类不匹配，无法进行有效的关联。导致医用耗材难以规范化管理，收费信息也无法追溯，给医用耗材的采购价格比较、应用效果评价、使用效率点评等工作带来困难。

（四）现有管理制度不完善

医疗机构的核心规章制度是统一的，贯穿于整个医疗活动，有相关处罚依据，而医用耗材采购使用管理的规章制度则由不同的医疗机构各自制定，所以医用耗材的采购使用管理制度并不系统，主要有以下情况：第一，医院的原有制度并不完善，缺少闭环的医用耗材全生命周期管理，医用耗材管理工作存在过多人为因素干扰，相同问题不同人会有不同处理结果；第二，管理漏洞，缺少引进论证程序，由于医用耗材的专科性较强，行政管理部门往往较难控制耗材的真正使用情况，对新引进耗材的必要性、紧急特殊手术用耗材的急需性及是否有重复产品引进等较难准确把握，往往只是形式化走完审批流程，促使一些医用耗材需求诱导及过量申请的情况发生；第三，无可执行的标准化工作模式，换人换做法导致相关信息断层，难以对数据做有效的效益分析。

（五）管理环节琐碎复杂

医用耗材的采购、储存、使用以及物流管理环节缺少集成的信息管理系统，从采购到结算的过程涉及采购订单、货物配送、货物验收、入库、出库、对账、结算等各项业务。院内面临科室各个环节，从使用科室申报医用耗材使用需求，到采购、入库、出库、配送、临床使用等环节涉及多个部门、多个人员，流转中的各个环节也需耗材管理部门层层把关、审批，在其过程中产生人力、物流、资金流等各种信息均需记录及分析；院内需要走各环节相关程序，面对各个临床科室，院外需要与众多供应商进行大量沟通，因医用耗材的特殊情况比较多、产品种类繁杂、供应商良莠不齐，导致工作量大，信息容易出现差错，存在无效库存，缺乏系统性物流管理系统。医用耗材管理信息系统落后，系统功能目标及针对性不强，操作繁琐，需要大量的人工成本维护系统，对医用耗材管理工作的数据和相关统计难以作出有效分析，影响医用耗材管理整体的工作效率。

四、医院医用耗材管理问题解决方案

医用耗材管理需要一套专业的完整的体系，由于医用耗材的特点导致管理的复杂性，需要系统化地将监管渗入整个医用耗材采购、使用环节中。医用耗材的管理除了管理人员应具备相关专业知识外，还需要相关部门的协作，环环相扣、互相监督联动完成。

（一）合理使用监管方法，控制成本

目前耗材已经实行"零加成"，医用耗材近年逐渐推行两票制，医院采用"用后结算"模式，可以杜绝无效库存造成的财务资金浪费。医用耗材管理部门定期检查临床医用耗材相关制度落实情况，对发现的问题及时督促整改。医用耗材管理委员会论证后的准入目录交由第三方招标公司招标，全程操作公开化，招标公司不需要考虑主观因素，可根据市场情况定标，减少了以科室为主导的局面，得到相对优惠的价格。

建立供应商考核制度，定期按照考核成绩排名，加强对供应商的日常管理从而更好地保证产品质量。

鼓励医务人员提出有效降低耗材占比的治疗方案，对相关科室和个人进行一定奖励，有助于遏制医用耗材费用的不合理增长，有利于在医患间建立长期稳定合作关系。耗材管理委员会定期对各个科室医用耗材的使用情况匿名评分，对特例使用的合理性、必要性进行讨论与总结，对排名靠后的科室给予相应惩罚，对严重不合规者在全院通报。

对工作中及时发现和上报不良事件的科室及个人给予一定表彰和奖励，并纳入科室绩效考核；对不良事件瞒报、漏报者一经发现给予警告，如因未及时上报不良事件导致群发事件或者安全隐患扩大给予扣绩效处分。

（二）完善管理软件，提高管理效率

通过信息化的医院物资管理模式，准确把握医用耗材在院内各个流通环节的流通和使用状况，保障医用耗材及时自动填补的同时，精确掌控医用耗材各个流通环节数据变化，实现动态与信息自动化管理，解放人力物力。通过医院物资管理系统跟踪异常数据，例如突然数量激增的产品，由果查因循序渐进，监管人员可以有针对性地处理异常数据，最后落实到根源。对于科室操作不当导致的耗材浪费和不明原因的丢失，根据耗材管理制度对相应科室进行使用督导或者惩罚以警示。

从医用耗材的特点出发，通过对实际工作中遇到问题的分析，总结出相应的解决方案。医用耗材管理效果影响着医院的运行成本、临床的服务水平和质量安全，做好医用耗

材的全生命周期管理，将医用耗材的各管控环节公开化，有利于减少人为因素干扰。信息化的医院物资管理模式下实现医用耗材精细化管理，可以解决医用耗材各个流通环节不连贯的问题，优化了医用耗材管理的流程。

除此之外医院医用耗材管理系统既要达到耗材的管理要求也要做到与其他相关信息系统的互联互通。因此，建设新型信息体系，实现院内信息系统的互联互通，提高应用系统的可集成性，是院内耗材管理业务协同的保障。

在医用耗材基本信息管理维护中，需要与国家医保平台、药品监管平台上的耗材信息、生产企业资质信息、企业征信、海关通关验证、国税票据真伪查询、医院评价等数据在源头保持统一；通过建立数据接口实现信息系统的互联互通，使业务交互数据保持有序、统一输出口径，打通医用耗材从配送入院到临床使用全过程信息集成和全程追溯，实现医用耗材的规范化管理。

（三）紧跟国家政策，完善管理体系

近年，医用耗材的广泛使用极大地促进了医疗技术进步，为患者去除或缓解病痛发挥着重要作用，也给医院医用耗材的规范化管理提出了诸多问题。一般认为医用耗材规范化管理，包含合法、安全、有效和适宜四个基本要素。随着国家医药卫生体制改革的深入，城市公立医院改革试点的全面开展，国家出台了一系列法规和指导性文件，对医疗机构医用耗材全流程规范化管理提出了很高的要求。自 2019 年国家卫生健康委、国家中医药局联合印发的《医疗机构医用耗材管理办法（试行）》（国卫医发〔2019〕43 号）以来，国家及各省不断颁布完善法律法规。医院应建立在医用耗材管理委员会监督下的三级管理体系。明确各管理体系中的职责，进一步落实国家的相关政策法规从而实现耗材精细化管理。

医用耗材管理部门的岗位分工应明确，临床科室应设立专职或兼职的管理员统计分析科室的医用耗材使用成本及进行不良事件上报等相关工作，并定期组织医用耗材管理委员会及院内专家对库内品种目录及特殊紧急情况使用的耗材进行评价、分析、遴选。遴选工作要遵循医学、卫生经济学的原理进行技术评估，根据产品的质量、价格、效果、不良反应等因素进行评价后遴选。同等质量情况下优先选择性价比高的产品。品种目录遴选由与会委员实名投票并登记记录。

（四）加强医院内部治理，完善管理制度

健全医用耗材的管理制度，设立医用耗材管理委员会、医疗器械临床使用安全管理委员会。医用耗材管理委员会负责医用耗材制度制定及落实情况监督工作，对医用耗材的准入目录进行前期论证，定期召开会议，特殊情况下临时召开会议。管理负责人在 PDCA（Plan：计划、Do：执行、Check：Act: 处理）循环模式下，不断完善医用耗材管理制度，建立医用耗材的全周期管理体系，减少管理工作中人为因素干扰。

建立医院供应商准入制度，由医用耗材管理部门索证、查验、登记并按照风险等级分类管理。建立医用耗材试用制度，将试用品的合理性、合法性、安全性纳入管理以确保安全。建立医用耗材应急预案，根据医院不同发展阶段制定适宜的应急目录及相关应急管理制度。建立耗材从遴选、采购、验收、入库、出库、使用以及二级库、三级库的全流程监管体系。

（五）规范优化院内、院外管理流程与环节

1. 建立医用耗材库层级管理体系　中心库的管理方式已经很难满足医院对耗材精细化管理的要求，医用耗材管理的趋势是将医院医用耗材仓库分级管理。医院的中心库房隶属于医院的耗材管理部门，中心库负责全院耗材的验收、赋码、分包、储存及院内物资配送服务。二级库即科室库房，二级库存储一周左右的耗材从而保证科室正常医疗活动的耗材消耗，当耗材在科室使用后方可扣减库存，二级库库房设有库存高低储，当库存到达低储值时二级库需要向中心库发出领用需求。与此同时需要进行二级库管理系统的建设。

二级库管理系统的建立是一项系统工程，需要医院从上至下的决心，院级领导给予高度的重视，医务、耗材管理、收费、财务等相关部门协同配合，把关键性的工作如建立规范统一的物资字典，物资系统和收费系统做好对接等工作落到实处，实现向上可以追溯到供应商和生产厂商，向下可以追溯到手术医生和患者个人，最大限度地控制高值医用耗材潜在的使用风险。建立二级库管理系统能够更准确地统计分析各临床科室的耗材使用数量和金额，为成本核算和绩效考核奠定基础。在此基础上，若能引进供应链服务项目，实现医用耗材扫码收费，则有利于医用耗材使用的全程一体化、动态化监控。从医用耗材的购置、登记、入库、使用、出库、计费等过程全程联动，可以减少多头操作引起的失误，提升工作效率与工作质量。

2. 建立院外管理体系　在院外供应商管理环节，利用信息化手段规范医用耗材采购流程，改善采购方式、提高采购效率。通过信息系统的应用对供应商进行资质证照管理类、采购订单管理、供应商结算管理等方向的管理并利用信息化系统收集使用科室的实际用量与需求，计算库存与实际需求之间的动态性量化关系，并对临床科室的历史采购行为进行事前、事后分析，避免经验采购与主观性采购；保持医用耗材的采购与办理入库在同一个系统中实现，从而减少人工录入的工作量与失误率。

第二节　医院医用耗材发展趋势

近几年，伴随我国人口老龄化发展趋势，国家在医疗卫生的投入增加，居民健康管理意识的增强以及支付能力提升等情形，医疗耗材行业一度呈现了较快的发展势头。同时，随着统一城乡居民基本医疗保险体系工作的逐步推进，医疗保障体系的覆盖范围和保障水

平稳步提高，从而带动对医疗服务的更多需求，进一步释放了医用耗材产品需求的增长潜力。

2018 年，国家发改委、国务院医改办和国家卫生计生委等六部门发布了《关于巩固破除以药补医成果持续深化公立医院综合改革》的通知。明确持续深化药品耗材领域改革；贯彻落实改革完善药品生产流通使用政策，实行药品分类采购，鼓励跨区域和专科医院联合采购。2020 年，国家卫生健康委员会办公厅发布通知，按《国家三级公立医院绩效考核操作手册（2020 版）》（以下简称《手册》）要求采集二级和三级公立医院 2019 年度绩效考核数据，《手册》中新增加了重点监控高值医用耗材收入占比指标，考核年度医院重点监控高值医用耗材收入占同期耗材总收入比例，并指出增设该指标的意义在于贯彻国家对于治理高值医用耗材的改革方向，进而控制医疗费用不合理增长，维护消费者的健康权益。这充分说明我国医用耗材行业发展尚需进一步规范和优化。

《中国医疗器械蓝皮书（2019 版）》（以下简称"蓝皮书"）显示，高值医用耗材市场总体将保持持续增长，但受集中采购、进口替代等因素影响，增速将逐年趋缓。相比高值医用耗材，低值医用耗材因应用广泛，同时受益于我国人民生活水平的提高和健康需求的增长，将继续保持高速增长蓝皮书显示，在医用耗材行业进出口方面，以 2017—2018 年的数值为例，2018 年我国医用耗材对外贸易较 2017 年增速明显，进出口总额 74.72 亿美元，同比增长 14.30%。其中，出口额为 39.37 亿美元，同比上涨 9.14%；进口额为 35.35 亿美元，同比上涨 20.70%。

随着各种需求的增加，外贸发展新动能将加速积聚，医用耗材作为我国医疗器械出口的主要产品之一，其出口额将保持稳步提升。我国医用耗材行业经过多年的发展，基本形成开阔的竞争市场，随着经济全球化的深入，国外医用耗材产品全面参与国内市场竞争，市场化程度不断加深，竞争主体数量不断增加。但近年来随着我国企业自主创新意识不断提升，技术水平不断提高，以及政府对医用耗材行业的政策扶持，国内涌现出了一批技术领先的龙头企业，医用耗材市场一定会走入健康发展的快车道。国家药品监督管理局公布的数据显示，截至 2018 年 11 月底，全国实有医疗器械生产企业 1.7 万余家，其中，可生产一类产品的企业 7513 家，可生产二类产品的企业 9189 家，可生产三类产品的企业 1997 家。

相比国际市场，国内企业数量众多，但是存在单个企业规模偏小、技术水平偏弱、产品竞争趋于同质化、市场集中度较低的发展短板。

放眼国内外医用耗材市场，中国大部分医用耗材企业仍处于中低端的级别。面对激烈的市场竞争局面，很多企业仍然以价格为主要竞争手段，仅部分拥有自主品牌的医用耗材存在一定的竞争力。

在我国进口医用耗材产品中，高、中、低端产品均有涉及，尤其是高端产品中，血管、其他支架等产品进口表现较好。而我国医用耗材出口目前却仍然以低端产品为主。虽然说我国医用耗材已经在国际市场上占据 60% 以上的市场份额，但产品档次与质量尚需获得国际市场深度认可，产品结构尚需从低附加值向中、高附加值转变，制造模式也需要从贴牌生产转型升级向原始设计制造商方向转变。我国医用耗材尤其是高值耗材生产企业"数量多、规模小"导致了我国相关产品在参与市场竞争时被国际厂商的产品排挤的现象较为突出。

同时，由于缺乏广泛合作，也导致了我国医用高值耗材行业发展不平衡，缺乏核心有效的竞争能力。而国外知名企业凭借其技术性能和质量水准在高端市场上竞争优势明显，单从销售额指标来看，国外厂商产品在国内市场已经占据了较大优势。

医用高值耗材行业在相关管理政策的作用下，流通渠道将全面整合，行业发展走入了短时调整、长足发力的特殊时期。但在健康需求不断增长等核心因素的影响下，行业仍然要快速发展。

综上所述，从国家政策导向方面要求医院要进行精细化耗材管理；市场方面，未来国内外市场的竞争将更加激烈，市场的变化也日益复杂，把握最新政策法规，明确市场定位，了解医院需求，掌握高精尖技术等将是促进医用耗材企业快速发展的内在动力。

第三节 医用耗材管理模式

随着医用耗材管理中的信息技术应用和精细化理念发展，国内医用耗材管理模式发展可大致分为手工管理、电子化管理、精益化管理三个模式。

一、手工管理模式

它是一种高度依赖人工统计、纸质记录、电话沟通等方式对医用耗材进行管理的模式。医用耗材管理部门收到使用部门的耗材申请后，通过纸质 / 电话报单向供应商发布订单或通知库房拣货、配送。院内配送耗材无固定数量单元，一般以箱、袋等不固定规格包装送至各使用科室，消耗情况难以统计。验收人员对耗材进行验收时，需要人工检查纸质供应商证照、产品注册证、证照有效期等信息，验货工作量大，易出差错。

二、电子化管理模式

即医院使用医院资源规划（hospital resource planning，HRP）系统等医用物资管理软件对医用耗材的出入库及相关单据、基础资料等信息进行在线管理。相较于手工管理模式，该模式下医用耗材管理的信息化水平大幅提升，使用科室可在线申请物资，耗材管理部门可在线汇总采购数据，出入库数据更加准确，有效避免了线下纸质制单易出差错的弊端。

本书将以上两种模式视为传统模式，传统模式基于单个环节和某个职能部门的分散式管理，逐渐暴露出高成本、低效率等弊端，不仅难以满足现代医院医用耗材管理的需要，也阻碍了医院其他方面的发展。因此，基于全流程追溯和服务方的精益化管理模式逐渐得到当前国内医院的广泛关注。

三、精益化管理模式

即通过引入第三方专业物流服务和集成化信息平台，将采购、库存、配送等环节的工作统筹管理，提高物流效率，降低管理成本，实现医用耗材的全流程闭环管理，提升管理精益化水平。相较于电子化管理模式，该模式下的耗材管理不但在信息化水平上得到大幅提升，在医用耗材物流作业操作专业化程度上也有较大的进步。

第四节 医院医用耗材管理体系

在医院医用耗材管理范畴，根据划分层级的不同，对医院医用耗材管理分类，大致可分为以下几个内容：按耗材类型划分，可分为高值、低值、试剂管理；按照流程节点划分，即耗材的进销存管理，大致可分为采购供应、库房储存、使用结算等几个节点。

一、按照流通要素划分

可分为物流、信息流、资金流等内容，按耗材类型分类详见第一章耗材分类。除此之外部分医院会将医用试剂、特医食品、总务物资等纳入医院耗材的管理范畴。

二、按流程节点分类

1. 采购供应 医院采购与供应管理，目的在于维持医院运作，做好成本分析规划、确保采购工作、供应工作顺利无误开展。

采购管理的目标是实现5R管理（适时——right time，适质——right quality，适量——right quantity，适价——right price，适地——right place），建立信息平台、实现线上化管理、提高工作效率、降低采购工作负担。

供应管理目标是将供应各流通节点可视化、订单状态实现实时查询、资质证照电子信息一键调阅、规范采购单据形式、线上化验收，使供应工作更有序更规范地开展。

采购与供应管理通过对院内业务流程重组改进管理模式，使用一体化管理办法，整体降低医院成本、提高运营效率，增强供应链协同性。

2. 库房储存 库房作为耗材存储的重要场所，其规划的合理性与管理的规范化显得尤为重要；从物流角度来看，合理规范的库房规划与管理是提高医用耗材的物流存储及院内流转效率的重要措施；从医疗角度来看，耗材的安全有效存储与及时供应，关系着院内耗材的供应水平与医护工作的正常开展；从经济性角度来看，则可以提高工作效率，节约耗材流转与管理成本；从管理角度来看，规范医用耗材储存，有助于医院管理形象与水平的提升。但现有情况下，医疗机构有限的储存空间与物流服务能力无法满足医院庞大的耗材存储及使用需求，如何通过合理规划库房，对库房进行科学化、规范化管理成为医院医用耗材管理工作的重中之重。

标准、规范化的库房，是医院医用物资统一规范管理、存储及库房内标准化作业、精细化管理必备的物理条件。

3. **出库使用** 耗材的使用，即耗材从库房出库，由临床科室或门诊医技根据患者实际治疗需求进行消耗使用。该过程是医用耗材管理的重中之重，尤其是在零加成、带量采购等政策背景下，耗材使用过程的监管、耗材使用的合理性、耗材管理的精细化将直接影响医院运营管理成本。

4. **使用结算** 结算管理是医院根据国家有关规定，组织对结算办法、结算制度的贯彻执行和正确及时地办理会计结算，对开户单位资金收付活动进行反映、监督、控制和促进，保障结算资金的安全运行。

结算管理流程包括结算单管理、发票管理。结算单管理是指医院进行财务结算，生成出入库单据，发票管理是指进行发票汇总、发票审核、发票财务流程。

三、按流通要素分类

在当下耗材管理要求下，耗材管理的流通要素主要是物流、资金流和信息流。

1. **物流** 即供应商送货至医院，医院内部验收入库、存储、出库、使用等耗材的整个流通过程，是耗材的物理空间的转移。在物流方面，使用行之有效的信息管理系统，通过需求预测、采购计划、订单管理、库房管理、院内流通管理等功能，逐步实现对物流管理的控制以及与信息流的高效整合。

2. **资金流** 即耗材完成流通过程，使用结算后，医院支付给供应商的过程。在资金流方面，通过财务管理系统的应用，有效地提高信息的准确度和集成度，从而进一步实现对资金流的控制。

3. **信息流** 即在耗材物流和资金流的发生过程中而产生的一切信息，包括耗材物流流通进行至哪个节点，资金流进行至哪个节点，耗材使用的型号、数量等具体信息。在信息流方面，利用准确完备的生产厂家和供应商的信息，实现快速、有效的供需关系协调，通过畅通的物流、资金流和信息流实现企业的高效运作。

物流、资金流和信息流之间的关系极为密切，这三者互为前提，互相依存。首先，企业的物流和资金流总是单向流动的，而且二者相辅相成。其次，信息的流动是双向的，它伴随着物流和资金流的发生而产生，反过来又对它们起着指导作用。

物流、信息流对资金流有着价值贡献的作用。物流与信息流的精细管理可有效降低医院运营成本，减少资金流出与资金占用，加快资金流动，从而提升医院的竞争力。

随着现代物流管理时代的到来和信息技术的发展，物流信息化建设受到人们的广泛重视，并得到了迅速推广。物流信息化通过对现有生产资源、人力资源、物流资源的管理，实现了物流、资金流和信息流的"三流"整合。

四、按库房级别划分

1. 一级库

（1）一级库定义：医院一级库为建立在院内或者院外的医用耗材存储区域，能够主动获取医院各二级消耗点定数包耗材的消耗数据，实现库内的拣货、加工和推送补货服务，同时能够实现库存降低后自动给供应商生成补货计划的物流服务中心。

整件区：按照规定存放大批量整件耗材的区域。

拆零区：按照库位指示存放预加工好的或零散定数包耗材的区域。

（2）一级库管理规范：根据管理经验，一级库的管理至少应该包括以下要素：

1）库存物品要分类建账建档，做到入库有验收，出库有凭证，登记账目及时，保证库存物品数字准确，账、卡、物相符。

2）各种物资按类进行规范化存放，建立货架及货位编码，耗材按类别存放，不得混放。

3）入库验收：医用耗材必须严格按照验收手续、程序进行，严格把关。验收资料包括：合格证、检验报告、冷链记录、核酸检测报告、随货同行单等。

4）出库复核：申领人应当对出库医用耗材有关信息进行复核，并与发放人共同确认。

5）库内不得存放或代存不在账耗材及物品。

6）保管人员应了解掌握各类物品的性能用途、使用方法，按领用单限定的品名、数量单价分发各类耗材品，做到计划供应、满足需求、防止浪费。

7）库房要保持通风、干燥、清洁，注意安全，做到防火、防盗、防爆、防潮、防鼠，严禁烟火。同时进行温湿度登记和消杀登记。

8）建立出入库人员登记制度。闲杂人员及领用者未经同意不得进入库房。

9）冷库、冷链设备、冷藏箱要定期进行设备验证。

2. 二级库管理

（1）二级库定义：二级库是指科室用于存放开展日常诊疗、护理工作所需要的医用耗材的场所。

（2）二级库管理规范：二级库的管理要素应该包括以下内容：

1）二级库管理员负责做好验收入库、领用、储存及消耗工作，督促科室人员做好每日进销日报表，并进行查核。

2）科室间发生物品相互调拨，应开具调拨单，双方科室负责人签字确认后方可调拨，调拨完成后及时通知财务部门。

3）科室二级库严禁存放医院耗材目录外的任何产品。

4）做好温湿度监测登记工作。

5）每月做好盘点工作，确保账实相符。

3. 三级库管理

（1）三级库定义：临床科室用于存放从二级库扫码消耗后拆零耗材的场所，如：诊疗室、换药室、护理车等。

（2）三级库管理规范：科室三级库在科主任和护士长指导下，由专人负责每日科室患者医用耗材使用记录统计、系统录入、执行收费等工作。科室三级库接受中心库的统一管理，科室协助中心库做好每月三级库盘点、库存初始化工作。

第五节　医院职能部门耗材管理

医院设立医用耗材管理委员会，应由具有高级技术职务任职资格的相关临床科室、药学、医学工程、护理、医技科室人员以及医院感染管理、医用耗材管理、医务管理、财务管理、医保管理、信息管理、纪检监察、审计等职能部门负责人组成；医疗机构负责人任主任委员，医用耗材管理部门和医务管理部门负责人任副主任委员。具体来说，耗材全周期管理及财务管理是医疗机构耗材精细化管理的关键。医用耗材全周期管理包括：流通管理、行为管理、精准评价和绩效考核等。

一、全周期管理

（一）流通管理

耗材流通管理是耗材管理的重要环节，深入推进耗材流通监管一体化，实现医疗耗材管理全程可追溯是耗材流通管理的最终目标。具体来说医院耗材流通管理包括耗材院内流通和院外流通两个部分。院内流通包括供应商的遴选、耗材招标、采购、储存、使用以及追溯等方面。其中耗材的使用及消耗统计、耗材追溯以及供应商、厂商的管理是管理的重中之重。院外流通是指耗材从生产厂家至入院前的流通环节。

院内流通的管理的核心应该是基于信息化手段及 UDI 原生编码的耗材全流程、全周期管理。具体内容包括：统一耗材名称，建立商品编码，以耗材注册证上的商品名为唯一名称设置编码（也支持直接使用 UDI 码），打破了先前商品名和通用名交叉的混乱，实现了医保、物价、管理、使用等各个部门耗材名称的统一，为耗材信息管理标准化奠定了坚实的基础。同时与医院信息系统（hospital information system，HIS）、HRP 等系统对接，关联收费系统。对所有耗材赋码管理，临床使用扫码时自动计费，从而杜绝跑、冒、滴、漏现象的发生，实现耗材使用后的效果监测与评价，不断提高医疗服务水平和能力。所有的医用耗材在入院使用前，会对耗材进行赋码，耗材使用时领用人员通过扫码，编码又被注入新的信息，如耗材使用时间、患者姓名、手术时间、手术医生等，系统通过接口将这些信息进行交换整合，编码上的二维码和条形码等相关信息同步更新。耗材使用后二维码贴在病历上，条形码贴在手术单上，通过扫码轻松实现耗材的全流程追踪。

院外流通管理依托供应商订单管理系统具体来实现。医院通过平台与所有供应商进行采购数据的交互。通过供应链协同平台可实现医院、供应商、生产厂商、商品的信息管理；同时提供资质证照线上审核管理，院内库存、采购订单实时查询，根据医院结算周期推送医用耗材消耗结算明细清单，线上发票管理等服务。

（二）行为管理

医疗行为管理是指以诊疗指南、临床路径规范诊疗行为加强临床使用过程管理，包括医用耗材人员分级授权管理、医用耗材临床使用点评、行政闭门约谈等内容。

1. 医用耗材采用人员分级授权管理

（1）国内有某医院探索根据医保支付情况、产地（国产 / 进口）、价格（售出价）等因素将医院医用耗材（止血防粘连类及植入介入类等高值耗材）分为Ⅰ、Ⅱ、Ⅲ，并对临床使用进行分级准入管理。

Ⅰ级医用耗材：为医保支付，国产，价格较低的耗材（如价格＜1 000 元的医用耗材）。

Ⅱ级医用耗材：为医保或自费支付，国产，价格相对低的耗材（如 1 000 元≤价格＜3 000 元的医用耗材）。

Ⅲ级医用耗材：为医保或自费支付，国产或进口，价格较高的耗材（如价格≥3 000元的医用耗材）。

（2）在诊疗活动中：Ⅰ级医用耗材，授权由医师使用；Ⅱ级医用耗材，授权由主治及以上职称医师经过医院培训、考核通过后使用；Ⅲ级医用耗材，授权由高级职称且具有技术操作资格的医师经培训、考核通过后使用。特殊情况越级使用后，需在 1 个工作日内向医务处补报并备案。

（3）医护人员应当遵循安全、有效、经济的原则，严格落实国家医疗管理制度、诊疗指南、技术操作规范，遵照医用耗材使用说明书、技术操作规程等合理使用医用耗材。

（4）植入类医用耗材使用前，须将拟使用的医用耗材情况纳入术前讨论，包括拟使用医用耗材的必要性、可行性和经济性等。使用植入类医用耗材时，须签署知情同意书，须与患者进行充分沟通，告知可能存在的风险。

同时，护士是患者护理措施、操作的实施者，是发现临床问题的第一人。建议医院成立护理相关耗材（以下简称"护理耗材"）管理小组，开展全院护理耗材的使用、监督、指导、质控工作，依据护理耗材使用说明书参与制定耗材使用规范并进行普及，分类规范专科操作使用耗材情况，定期进行论证，防止因不熟悉专科操作而造成不必要的耗材浪费；对于使用的护理耗材发生的不良事件及时上报医院耗材管理部门，并与其协调处理，共同寻求解决问题的方法和对策，保障患者医疗护理安全。

2. 医用耗材临床使用点评

（1）医院实施耗材临床应用月点评制度，每月组织专家开展医用耗材临床使用情况点评，点评工作坚持科学、公正、务实的原则，有完整、准确的书面记录，并通报临床科室和当事人。专家点评采取重点抽查的方式，医务处和物资管理部门根据每月医用耗材临床应用情况，从耗材使用量大、国产化率低、使用不合理的医用耗材中确定点评品规。在保证医疗质量和患者安全的前提下，建议用价格较低的品规替代价格较高的品规，同时评估医生层面的各科室、各重点手术止血类、防粘连类、植入类材料等的次均费用。

（2）点评具体要求：医用耗材点评以患者病历资料为依据，实施综合点评。科室负责汇报本科室参与点评耗材的使用情况。临床科室应当严格遵照高值医用耗材产品使用说明书、技术操作规范和规程，对产品禁忌证及注意事项应当严格遵守，需向患者说明的事项应当如实告知，不得进行虚假宣传，误导患者。医用耗材临床应用点评结果将作为医院耗材采购、医师技术准入、医师绩效考核的参考依据，重点关注。

（3）手术环节实行手术医师、手术护士、麻醉医师三方核对制度，针对植入类耗材三方确认签字，病历手术核查表中给予留痕记录，实现应用、记录、收费的统一。对出现医用耗材使用不合理及核对确认疏漏三次以上且无正当理由的医师提出警告，限制其处方权限。

3. 行政闭门约谈　指医院每月召开由医用耗材管理委员会组成部门（如医疗管理部门、医保管理部门、质量管理部门、运营管理部门、行风管理部门等）和存在医用耗材使用问题的临床科室负责人参加的医用耗材使用分析闭门约谈会。会议主要对医院医用耗材整体使用情况和存在医用耗材使用问题的病历进行通报。针对医用耗材使用中存在的问题，各职能部门要立足本部门对医用耗材的管理要求，提出行之有效的建议或意见；涉及问题的临床使用科室要结合本科室发展规划和学科专业特点，提出切实可行的改进措施，并由相关职能部门持续跟踪整改效果。闭门约谈会可以分别从医用耗材的管理角度和临床使用角度，审视院内医用耗材的整体使用情况，及时发现并纠正改进问题，从而进一步促进医院医用耗材更加科学、规范、合理地使用。

（三）精准评价

随着医疗行业的不断发展，医疗技术水平的不断提高，民众的医疗需求也在日益增加，伴随而来的是各种医疗产品的快速发展和层出不穷。受历史医疗费用补偿模式的影响，综合医院每年药品、耗材消耗体量巨大。随着医疗机构取消药品加成，医用耗材进入"零加成"时代，医院耗材成本控制压力骤增。

从医院管理角度看，为了实现国家规定的目标，采取强制手段进行耗占比管控，出台一些停用某些耗材的指令，将会严重影响医疗质量，降低人民群众医疗服务的获得感，也违背了耗材管控的初衷，即使能够实现耗占比管控的目标，也会带来严重的负面效果。在这种情况下，医院应提出一套完善的耗材使用监测指标，根据各科室自身情况分类设置降耗指标，科学分解降耗指标，由此达到整体降低耗占比的目的。依据《医疗机构医用耗材使用管理方法（试行）》结合管理实践经验逐步确定医用耗材使用数据方面的合理性指标并进行监测。主要包括以下几部分：

1. 耗占比监测　耗占比主要用于医用耗材成本监测，其计算公式为：耗占比 = 医用耗材月出库金额 ÷ 月总收入金额 ×100%，科室耗占比 = 科室医用耗材月领用金额（出库金额）÷ 月总收入金额 ×100%。耗占比是评估医用耗材合理使用的一项重要指标，通过对耗占比的月监测和分析，可以详细了解各科室每月在医用耗材成本方面的控制情况，并进行相同科室不同病区医用耗材使用情况的横向比较。

2. 科室医用耗材用量监测　科室医用耗材用量监测主要关注其月总出库金额、高值医用耗材月出库金额、低值医用耗材月出库金额等，此外还可分析不同科室高值、低值医用耗材的占比情况。

3. 人均医用耗材用量监测　人均医用耗材用量与学科、病种存在密切关系，其监测内容主要包括人均医用耗材总用量（出库数据）、人均高值医用耗材用量（出库数据）、人均低值医用耗材用量（出库数据）。通过医用耗材的人均用量（出库数据）监测不同科室医用耗材成本的使用情况，避免只通过总量来监测科室医用耗材用量而忽略住院人数、手术人次增加等原因所导致总量增加的问题。

4. 不可单独收费的一次性医用耗材用量监测　通过不可收费医用耗材用量监测各科室不可收费医用耗材的月用量（出库数据）情况。从成本方面分析科室不可收费医用耗材的用量情况，便于科室进一步进行成本控制。在医用耗材管理中需要针对不同性质不可收费医用耗材进行分类、分级别管理，对单位价值较高的不可收费医用耗材进行重点监控。

由于科室性质的差异，内、外科在耗材使用方面有明显的不同，不同外科科室由于收治病种、治疗手段的差异，在耗材使用方面也存在着一定的差异，若对所有科室应用相同的耗材管理方法，会引起部分手术及操作项目较少的科室目标值较低，无改进意义，部分科室目标值较高，不符合实际情况，在不影响医疗质量的情况下，很难实现目标。由此可见科室分层管理显得尤为必要。科室分层管理是指对耗材使用科室进行分层，根据2/8管理原则，将科室分为三层进行管控，第一层科室为重点监测科室，耗材使用量占全院80%，此类科室发展快，手术量大，必须重点管控；第二层为目标监测科室，此类科室占比较大，相关部门根据既往数据，测算耗材使用控制目标值，根据目标值考核科室；第三层为自我监测科室，此类科室耗材使用率较低。

此外，管理部门与各科室主任签订目标考核责任书，鼓励医护人员钻研技术，避免过度依赖耗材，制定相关奖惩措施，促进科室全体成员主动参与日常降耗工作。与此同时，开放各科室主任及护士长查询耗材支出明细的权限，以便临床实时了解耗材的消耗情况，注重科室运营成本，强化降耗意识，积极配合医院降耗比工作。

（四）绩效考核

医用耗材费用在医疗总费用支出构成中占比较高，并呈逐年上升趋势，与药品费用、人力成本一起，构成了医疗机构的三大运营成本。由于医用耗材具有品类多、使用环节繁杂的特点，医用耗材绩效考核与评价必须是全流程、多部门协同的工作。重点做好以下三个方面：

1. 建立费用监测体系　定期对业务科室医用耗材使用情况进行统计分析，掌握业务科室医用耗材的使用特点和规律，针对趋势和异动数据进行针对性管控。

2. 建立监督考核机制　医院各职能科室加强对临床科室医用耗材应用的全周期过程管理，如采购部门加强招标采购和询价论证，对同类产品进行价格和质量比较，严格医用耗材入院审批制度；物资部门加强流通环节管理，账物相符，入库、出库、使用环节全流程追溯；医务部门做好行为管理，人员分级授权，根据不同耗材类型，不同级别医务人员经考核认证通过后授权使用，同时加强诊疗规范和临床路径规范性的审核；医保物价做好医保政策的解读，指导临床科室正确开具诊疗项目，正确选择医用耗材，避免超医保支付限额使用；纪检、审计部门负责监督检查执行情况，监督整个过程的公正性，对违规行为进行扣分记录；绩效部门根据各环节绩效考核结果与医务人员绩效奖金挂钩，兑现奖惩。

3. 实施目标管理　监测结果纳入业务科室目标管理，特别是纳入科主任、护士长目标责任制考核范围，与医务人员评优、评先、晋升、聘用、绩效工资分配挂钩。同时要加强高值耗材监控。高值耗材成本过高会带动医疗服务成本增长，要重点关注高值耗材对医院医疗收益的影响，特别是按病种付费的医保支付改革形势下，避免超医保支付限额使用，价廉的代替昂贵的，国产的代替进口的，严格控制适应证，预防过度使用。医用耗材绩效考核与评价包括以下核心指标：

（1）医用耗材管理效益分析：医用耗材的支出、发放、库存同期数据对比、上期数据环比，每月统计分析，反映医用耗材的支出、发放、库存的变动趋势，防范在耗材管理中存在积压、过期、流失问题。

（2）医用耗材使用效益分析：

1）医用耗材用量监测：将医用耗材分为以下五类：不可收费耗材（包括不可收费耗材及按项目收费的检验查体试剂类）、可收费低值耗材（包括止血类收费耗材、防粘连类收费耗材、输液器、注射器等）、可收费高值耗材（包括支架、内固定材料等）、总务耗材、特殊医用食品类。医用耗材用量监测可通过各类医用耗材月总出库金额的同比、环比数据对比，找出使用量变化较大的耗材种类。此外，还可以分析科室各类医用耗材的占比情况，表明科室医用耗材的使用结构。

2）医用耗材成本占总成本的比例：其计算公式为，医用耗材占医疗成本的比例 = 医用耗材成本 / 医疗成本 ×100%。反映医用耗材占医疗成本的比重，通过月监测和分析可以了解医用耗材在总成本中的变动情况。

3）百元医疗收入卫生材料消耗：其计算公式为，百元医疗收入卫生材料消耗 = 卫生材料费用 /（医疗收入 – 药品收入）×100。反映医院卫生材料消耗程度和管理水平，主要监测医用耗材消耗与医疗收益之间的变动情况。

4）科室领取的可收费材料总额与实际发生收入比率：其计算公式为，可收费材料总额与实际发生收入比率 = 可收费材料出库（领用）总额 / 实际发生材料费收入 ×100%。反映科室是否存在漏计、错计、多计费用或库存浪费的情况。

5）试剂效益分析：

试剂成本率：其计算公式为，试剂成本率 = 试剂消耗金额 / 该试剂检测项目收入 ×100%，反映该试剂的收益情况。

实际检测人份与理论检测人份差异率：其计算公式为，实际检测人份与理论检测人份差异率 = 实际检测人份 / 理论检测人份 ×100%，反映试剂使用过程中是否存在因检验设备问题或人为操作问题存在浪费现象。

6）低值耗材消耗定额：制定本院医用耗材使用目录，根据本院历史数据和标杆医院数据，规定不同业务科室低值医用耗材费用占比，对于超限额业务科室重点进行绩效评价。

二、财务管理

随着医疗体制改革的逐步深入，药品和医用耗材相继取消了销售加成。医院的医用耗材从利润中心变成了成本中心，其成本控制在医院运营管理中的重要性也愈发凸显。SPD精细化管理模式在成本控制等方面的诸多优点，越来越多的医院开始将其应用于医院的医用耗材管理。SPD 精细化管理模式的实施也带来了医院的医用耗材管理业务在财务管理方面的一些变化。

（一）SPD 精细化管理模式的优点

1. 医院实现账面零库存，减少存货资金占用 在传统模式下，医院采购与销售分别确认，采购量和销售量存在一定的差异，已采购、未实现销售或消耗的医用耗材在医院会形成存货。存货虽然没有实现医院的销售或消耗，但已经形成医院对供应商的支付义务，一定程度上会占用医院的运营资金。在 SPD 精细化管理模式下，由于医院在实现对患者的销售或消耗后，才确认相应医用耗材的入库，所以，医院的采购入库和销售（消耗）出库在同一会计期间确认，且数量和金额一致，真正实现了账面零库存管理，减少了账面库存对医院运营资金的占用，在一定程度上缓解了医院运营的资金压力。

2. 降低了医院存储、流转过程中的成本和风险 在传统模式下，医用耗材在医院确认入库后形成医院的存货，其在医院的存储、流转过程中的管理成本、发生的损耗等全部由医院承担。在 SPD 精细化管理模式下，由于医用耗材在被销售或耗用前所有权仍归属于供应商，供应商更多地参与到医用耗材在医院的存储和流转工程的管理当中，医用耗材在医院的存储、流转过程中的部分管理成本、发生的损耗等由供应商来承担。所以，SPD 精细化管理模式的实施，降低了医院在医用耗材存储、流转过程中所需的管理成本和承担的发生损耗的风险。

3. 物流与信息流一致，推进业财融合 传统模式下医疗耗材的采购和销售分别确认分别核算，已使用后办理入库、出库手续等现象十分普遍，处室集中出库，集中大量领取耗材的问题也十分突出。医用耗材实物的流转与信息系统和财务账务记录的信息脱节，存货管理系统的信息流、财务账务记录的资金流与真实的实物流转不一致。SPD 精细化管理模式下，医院实现具体销售和消耗时才确认医用耗材的入库、出库，医用耗材管理系统中所记录的信息、财务系统的账务记录、医用耗材实物的流转三者达到了同步和一致，使得财务记录和信息系统数据能够真实地反映医用耗材实物的流转过程，实现了业财融合要求的实物流、信息流、资金流、业务流"四流合一"的效果。

（二）SPD 精细化管理模式较传统模式财务管理的变化

1. 所有权转移确认时间的变化 实施 SPD 精细化管理后，较之传统模式下的财务管理，最核心的变化就是医用耗材的所有权转移确认的时间点后移，由传统模式下的医院签收入库即确认所有权的转移，变更为医院实现销售或现实消耗后再确认相关医用耗材所有权的转移。

2. 销售模式的变化 医用耗材所有权转移确认时间的后移，带来的外部表现就是医用耗材销售模式由传统的直接销售模式，变为寄存销售的模式。直接销售模式下，由于医院签收入库即确认医用耗材所有权的转移，所以供应商发货给医院，医院签收后即完成供应商的销售活动。寄存销售模式下，由于需要医院实现销售或消耗后再确认相关耗材所有权的转移，所以供应商发货给医院，医院签收后，相关耗材的所有权仍为供应商所有，其在医院存储的行为属于寄存，医院实现销售或消耗后才确认对相关医用耗材的购买行为，才完成供应商的销售活动。

3. 会计核算方式的变化 所有权转移时间点的变化和销售模式的变化也使得医用耗材在会计核算方式上较之传统模式有所改变。在实际操作时应区分备货入库与采购入库。备货入库时，虽然医用耗材的实物从供应商仓库转移到了医院库房，但由于所有权仍归属于供应商，所以供应商不确认销售收入，医院也不确认采购入库。当医院实现销售或消耗时，相应的医用耗材所有权转移给医院，供应商才确认销售收入，医院也确认采购入库。

（三）实施过程中需要注意的问题

1. 注意与供应商沟通及时调整核算模式 SPD 精细化管理的实施所带来的变化不仅是对医院有影响，医用耗材的供应商在其管理过程中也需要及时进行调整，以适应 SPD 精细化管理所引起的各种变化。其中，最直接的就是在财务核算上的变化。SPD 精细化管理实施团队应提醒供应商的销售人员与财务人员进行及时的沟通，将从单位仓库发货时按发货数量开具发票的模式，调整为每月根据医院系统确认的本月实际销售和消耗医用耗材的数量开具当月销售发票。防止因供应商与医院确认依据和时点不同造成的应收账款和应付账款的差异。

2. 注意核查业务与消耗的配比 SPD 精细化管理虽然有着诸多的优势，但是在实施过程中，对于管理信息系统提供的数据也不能盲目地完全信任，在管理过程中仍然需要注意核查相关业务与实际耗用量的配比情况。对不收费耗材的消耗与业务配比情况更是要着重关注。一旦发现系统出库量与相关业务配比与标准值偏差较大的情况，需要及时地进行原因的排查，以及时发现和排除存在的医疗质量隐患和财务损失风险。

推荐阅读

[1] 李涵，钱明理.医用耗材成本控制方法及效益分析.解放军医院管理杂志,2012,19(03):244-246.

[2] 向华，张和华，刘相花，等.医用耗材使用合理性管理方法探讨.医疗卫生装备，2020，41（6）：90-92.

[3] 夏科，樊幼林，陈星.适应新形势加强医用耗材管理.经营与管理，2020，(01):90-93.

第三章
医用耗材供应链管理

第一节　供应模式发展

一、供应链发展历程

（一）供应链管理概念产生背景

供应链是指围绕核心企业，从配套零件开始，制成中间产品以及最终产品，最后由销售网络把产品送到消费者手中的，将供应商、制造商、分销商直到最终用户连成一个整体的功能网链结构。

供应链管理，就是在满足一定的客户服务水平的条件下，为了使整个供应链系统成本达到最低，把供应商、制造商、仓库、配送中心和渠道商等有效地组织在一起来进行的产品制造、库存、转运分销及销售的管理方法，是最有效的管理模式之一。有效的供应链管理能使供应商、制造商、流通企业和渠道商实现现金周转时间缩短；盈利增长；降低风险；降低运营成本，在激烈的市场竞争中具有核心竞争力。

全球最大的日用消费品制造企业宝洁、全球最大的百货零售企业沃尔玛、全球最大的航运企业马士基、中国电器制造商海尔集团、IBM 公司、惠普公司等一大批企业早就启用了供应链管理，在近年全球经济不景气之时，他们却继续保持着盈利不断增长的势头。从而使企业家、学者更加认可供应链管理是企业适应全球化竞争的一种有效途径。

（二）供应链管理的定义

目前，国际上还没有公认的供应链管理定义。中华人民共和国国家标准物流术语（Logistics Terms）（GB/T18354—2021）对供应链管理的定义是："供应链管理，即利用计算机网络技术全面规划供应链中的商流、物流、信息流、资金流等，并进行计划、组织、协调与控制"。总部设在美国俄亥俄州立大学的全球供应链论坛对供应链管理的定义是：为消费者带来有价值的产品、服务以及信息的，从源头供应商到最终消费者的一体化业务流程。香港货物编码协会认为：供应链管理是一种业务战略，它使在供应链中的贸易伙伴共同承担责任，携手合作，使客户实现最低的供应链费用，为客户、消费者带来更大的价值。

供应链管理是在我国经济体制改革，经济模式转变，现代信息技术飞速发展，以及传统的企业管理模式存在弊端等背景下形成的管理思想。具体来说，供应链管理是围绕核心企业，将供应商、制造商、批发商和零售商进行集成化管理，并利用计算机网络技术全面规划供应中的商流、物流、信息流和现金流等，从而实现生产出来的商品在满足服务水平要求的同时使系统的成本最小化。从以上供应链管理定义可以得到几点结论：

1. 凡是对成本有影响并在满足顾客需求过程中起作用的环节，都在供应链管理考虑之列。从供应商和制造商开始，经过仓库和配送中心，直到零售商。

2. 供应链管理的目标是提升对客户的服务水平，同时使得供应链系统成本最小化，包括运输成本、仓配成本、库存成本等。从供应链成本控制角度来看，不是简单地最小化运输成本或降低库存成本，而是应该考虑在一定的服务水平上降低整个供应链的成本。

3. 由于供应链管理需要对原材料采购供应、生产制造、渠道、储存与配送、运输等环节进行有效集成，因此供应链管理的理念不是站在某一个企业或某一个环节，而是从各环节所组成的流程出发，优化整个供应链流程，以达到全局最优。

（三）供应链管理的特征

供应链上各个环节的企业通过信息技术实现了信息和其他资源的共享和互相渗透，实现了优势互补，完成了单个企业不能承担的市场功能，从而更有效地向市场提供商品和服务。因此，相比较传统的企业管理模式，供应链管理具有以下特征：

1. **顾客权利**　不断增加的顾客权利对供应链的设计和管理有重要的影响。因为顾客的需要和期望相对迅速，供应链应该快速和敏捷，而不是缓慢和僵化。

2. **长期定位**　有效的供应链从整体上提高单个公司和供应链的长期绩效。对长期绩效的强调表明供应链应该与供应商、顾客、中介和服务性企业等不同的参加者采取长期而不是短期合作。重要的是，长期定位更看重关系型交换，而短期交换倾向于交易型交换。

3. **杠杆技术**　杠杆技术是对供应链产生影响的变化的中心，计算能力和互联网这两个主要因素促成了大部分的变化。

4. **跨组织沟通的增强**　因为供应链依靠大量的实时信息，因此信息能够在组织间无缝传递非常必要。

5. **库存控制**　供应链管理的另一个特征包括库存控制范畴下的各种活动。在供应链中库存控制的一个方面是从间断模式转变为连续流。

6. **组织间协作**　因为供应链管理的一个主要目标是从整体上优化供应链的绩效，而不是优化单个企业的绩效，因此供应链的参加者之间的协作非常重要。

（四）供应链管理中涉及的角色

一般来说，构成供应链的基本组成部分包括：

1. **供应商**　供应商是向各种需要资源的企业（或个人），供应包括原材料、设备、能源、劳务等。

2. 制造商　厂家即产品制造。产品生产的最重要环节，负责产品生产、开发和售后服务等。

3. 分销企业　分销企业为实现将产品送到经营地理范围每一角落而设的产品流通代理企业，在某一区域和领域，拥有商品的所有权，承担的是渠道销售的业务。比如说，如果阿迪达斯在广州地区的经销商，阿迪达斯公司就不再向广州地区的其他客户供货，其他客户如果想要销售这个牌子的产品，就必须通过经销商来进货。

4. 零售企业　零售企业将产品销售给消费者的企业，通俗来说就是卖家。

5. 物流企业　物流企业即上述企业之外专门提供货物流通服务的企业。通俗来说，可以理解为我们常说的"四通一达"（申通快递、圆通速递、中通快递、百世汇通、韵达快递）这样的传统物流企业。

（五）供应链管理发展

供应链管理是适应现代生产方式而产生和发展起来的现代流通方式，它的不断完善和水平的提高又加速了现代生产方式的发展。现代生产方式是依据比较优势的理念，以现代信息技术为手段，以企业的核心竞争优势为中心，实现全球化的采购、全球化的组织生产和全球化的销售。于是现代物流成为现代生产方式连接的枢纽，与现代物流共生的供应链管理成为现代生产和现代物流的有力工具。供应链管理理论在过去30年取得了突飞猛进的发展，在企业管理中的应用不断深入，战略地位不断提升，供应链管理能力越来越成为企业核心竞争力的有机构成。

世界级的企业基于产业生态环境变化而开展的转型，必然要针对产业生态环境的变化而调整其供应链管理模式。纵观全球企业过去20余年的转型经历，供应链管理体现出非常显著的专业化发展、集中化实施、系统化运作和信息化支撑等特征。

1. 专业化发展　供应链管理的专业化是指将以往嵌入在公司各个部门的供应链管理职能剥离出来集中在一个部门，通过具有供应链管理专业知识的人员、采用供应链管理特有的理论和方法进行运作。供应链管理理论体系基本建立、供应链技术超过物资的技术属性成为公司供应链绩效水平和风险管控的主要因素，是供应链管理专业化的两个基本条件。专业化是供应链管理在企业管理中的地位从战术走向战略的前提，也是采购集中化、系统化和信息化的基础。

作为一种管理思想和方法，专业化需要通过发挥供应链管理理论和技术带来效率，并最大限度地克服专业化后损失的综合化效率，从而提高整体的工作效率，具体包括组织专业化、人员专业化和运作专业化，其中人员专业化是基础，组织专业化为专业化人员创造更有利于专业运作的组织保障，组织和人员的专业化是运作专业化的前提。

（1）组织专业化：供应链管理的组织专业化是指通过组建专职的供应链管理部门，统筹管理公司供应链管理相关工作。组织专业化建设的逻辑顺序一般为组建专业部门、集中供应链管理职能、部门内部职能进一步细分和优化、业务流程的梳理和建立。

从通信行业的实践来看，组织专业化是供应链管理转型启动具有标志意义的一步。法国电信、英国电信、沃达丰、IBM、思科、华为等主流电信运营商和设备制造商均设立独立的职能完备的采购部门，负责公司除人工成本和财务费用外所有支出的采购，同时系统管理公司供应链的相关工作。

国内企业的转型略滞后于欧美发达国家，在供应链管理体系的建设上也普遍滞后于国际先进企业。但自 2000 年以来，随着中国石化、中国电信等大型企业逐步将采购部门独立设置，并且启动集团范围的集中采购，国内企业的供应链管理转型逐步兴起。

（2）人员专业化：按照供应链运作规律和管理要求的组织架构，需要有相应专业能力的人员与之相匹配，这就是供应链管理的人员专业化。随着供应链专业化管理的要求越来越高，以及高校供应链相关专业的培养体系逐步完善，企业内参与供应链相关管理如采购、物流和供应商管理等的员工，其技术特征逐渐从以往以各专业技术为主转向供应链的管理技术为主，是否获得供应链管理相关的文凭或采购师、物流师、招标师等执业资格证书，甚至成为部分企业内是否能从事供应链管理相关工作的基本条件。

（3）运作专业化：组织和人员的专业化配置，是供应链专业化运作的基础和前提条件。供应链专业化运作，是指按照供应链管理的要求，为提升供应链竞争力、提高供应链价值，着眼物流、信息流和资金流的整体优化和高效，开展供应链的相关工作。在采购上，采用科学的采购方式和采购评价方式，实现采购的价格、质量和效率的综合最优，大幅提高采购物资全生命周期对企业的价值；在供应商管理上，基于合作共赢、长期发展原则，采用分级分类等方式科学管理供应商，通过构建供应链的竞争优势，提升企业竞争能力和价值创造能力；在物流管理上，构建与采购管理和供应商管理良好协同的，以储存中心化、配送一体化、功能综合化为主要特征的一体化物流运作体系。

2. 系统化运作 供应链管理的系统化是指基于企业整体价值最大化和长期发展，构建供应链管理体系，系统推进供应链管理各方面工作。按照系统理论的观点，一个系统有两个基本属性，即整体功能性和内部构成要素之间的关联性。在供应链管理领域，则集中体现为供应链的整体运作和各方面工作的协同发展。

（1）系统运作：供应链管理不是传统采购与物流职能的简单合并和相加，而是站在整合企业外部（上下游）资源、提高企业核心竞争力、确保企业长期持续稳定发展的角度实施的系统性管理，是从战术到战略的飞跃。供应链整体运作的特征主要体现为供应链管理的战略观点、整体观点和长期观点。

供应链管理的战略观点强调供应链除最基本的保障供应职能外，在企业整体价值提升和核心竞争力打造中的关键作用。目前市场竞争早已突破企业边界，企业决胜的关键逐渐演变为所在供应链竞争力是否强大，对供应链的把控和利用是否有效。纵观过去 10 年全球市场发生的故事，无论是摩托罗拉、爱立信、诺基亚、苹果、高通等电信运营商，还是阿迪达斯、耐克、彪马等运动服装企业，任何一家企业的兴衰成败背后都跟该供应链管理水平有极大的关系。

供应链管理的整体观点和长期观点，强调在日常采购或物流运作工作中，必须要着眼于企业整体和长期价值最大化，而不是局部环节和单元的最优。以电信运营商为例，由于生产的持续性，其所采购的设备均有非常高的后续维护和服务需求，因此采购环节就不能单单以采购价格为采购绩效的判断标准，还必须将后续设备所需要的维保成本、能耗成本、质量事故成本等全生命周期的成本纳入进来一起考虑。近年来，全球电信运营商和设备商中广泛开展全生命周期总拥有成本（total cost of ownership，TCO）管理、全生命周期的供应商管理、全生命周期的资产管理、针对采购物资的全面质量管理（total quality management，TQM），充分说明了企业整体和长期价值观点在供应链管理中受到的空前重视。

（2）协同发展：为提升供应链竞争力，全球范围内的企业纷纷将采购与物流工作定位为公司核心竞争能力的有机构成纳入企业战略，通过引入协同思想，构建协同供应链，提高公司整体价值创造能力和抵御市场风险能力。协同是以信息的共享、通畅和过程的透明为前提的，依靠先进的信息技术实现。从目前全球企业管理实践来看，协同主要体现在三个层面上：供应链管理内部功能的采购与物流之间的协同、企业内部供应链的协同、企业与供应商之间的外部供应链的协同。

（3）采购与物流之间的协同：随着采购、物流的运作逐渐从分散管理和操作走向集中，建立并加强供应链管理各职能之间的协同也从自发走向自觉。物流作为采购与需求之间的环节，随着目前国内电信运营企业采购、建设、运维和市场管理集中力度的加大，逐步从以本地网为单元组织运作，走向省甚至集团一体化运作。集中采购为物流一体化运作奠定了基础，为企业实现更好的库存策略、设计更合理的配送方式提供了条件。正是由于集中采购的优化，供应商管理库存（vendor managed inventory，VMI）、联合库存管理（jointly managed inventory，JMI）等更高效的运作模式得以出现并更好地发挥作用。

（4）企业内部供应链的协同：主要体现为供应链管理职能与物资需求使用部门之间的业务流程上，主要在需求环节和后续供应环节，而需求环节则是内部供应链协同的核心和关键。通过在需求管理和采购物流之间建立有效的协同，可更早、更深刻地理解需求，同时更早地将外部资源的情况以及资源获取的条件反馈到需求中，是提高采购与物流工作绩效、提高需求满意度的有效方式。内部供应链的协同通过信息的共享和流程的嵌入实现，其一是将采购部门的人员嵌入到需求环节，比如将采购人员安排到产品开发、设计和工程建设等环节，以便在需求产生的第一时间将采购和市场资源的要素考虑进去；其二是建立采购虚拟团队，将产品开发、设计和工程建设等需求部门的部分人员纳入虚拟团队，接受采购培训，参与采购的市场分析、寻源、招投标等具体采购工作，以便在确定需求的同时，能充分考虑到外部市场和采购的影响。对于特大型的复杂集团来说，需求部门与采购实施部门之间的协同，既表现为同一层级公司横向不同部门之间，更表现为集团总部、省级公司和地市公司纵向之间。

（5）外部供应链的协同：通过体系化的供应商管理，与供应商建立更为紧密的关系，企业可以实现采购物资的长期供应安全、降低总体采购成本、提高采购效率的综合性目标。除基于信息技术手段，通过电子数据交换、移动掌上电脑等数据传递技术，让需求和订单并发以提高订单处理效率外，外部供应链协同的思路与内部供应链协同类似，只是范围扩大到供应商。首先是将企业采购的各类需求，嵌入到供应商管理的各环节，通过提前让供应商理解企业的战略、运营需求，甚至参与部分产品设计；其次，企业可参与到供应商技术方向选择、生产流程设计和制造，甚至内部管理的一些环节中。

从国际和国内的情况来看，在与供应商建立协同关系的过程中，各企业普遍采取的策略包括：对供应商进行分类分级管理、精减供应商数量、基于全生命周期的管理、与战略供应商基于长期目标开展定期沟通、信息共享、共同产品研发、共同能力提升、共同市场开拓等，如思科、爱立信、LGT等将所有采购按用途分为直接采购和非直接采购，需求部门按采购部统一流程向采购部门下单；英国电信集团建立基于上下游价值链的供应商管理体系，面向全公司实行分层、分职责、集成的供应商管理，打破部门、层级壁垒，形成公司整体合力，通过花钱更好地挣钱；思科聚焦供应链风险管控、多级需求管理和区域供应网络建设，实施供应链创新，实现采购、生产、物流、质量管理等各环节的高效协同。

3. 集中化实施　集中化作为一种直接、快速有效的管理方式，其理论基础直接来源于经济学中的规模效应，此外新的竞争环境下企业对于风险管控的要求，以及提高供应链协同的要求，也是推动供应链管理各环节走向集中化的重要因素。在当前的管理技术和支撑手段下，集中化是短期内体现供应链管理成效的最有效手段，也是供应链管理体系长期建设和优化的必经之路。作为一个战术性的举措，供应链管理的集中更多体现在操作环节上，即采购集中和物流集中。

（1）采购集中：采购集中的基本要求就是增加一次交易的总量，通过规模效应提高采购方和供应方的价值。按照采购行为的三大基本要素：买方、卖方（供应商）和物资，采购的集中方式分为三种。

1）买方集中的采购：这是目前运营商和设备商都广泛采用的方式，也就是将以往多部门、多单位分别采购的物资，集中到总部一个点来，集中寻源、集中采购实施，通过提高单次交易的量，利用规模效应，降低采购价格。同时采购集中到一点还将采购过程中的职业风险集中到了一点，便于风险控制。如沃达丰、思科、华为等均采用全球化集中采购模式。随着企业边际的扩大和市场的发展，采购方集中的情况已经出现跨越企业边界的情况，与联合投标对应，部分企业开展联合采购，极端情况是德国电信和法国电信近期成立的合资采购公司 Buyin，尝试将联合采购通过组织设计长期固定下来。

2）向少数优质的供应商采购：通过适当提高单个供应商的下单量，提高对供应商的吸引力，推进供应商提高降价幅度，同时单个供应商长期稳定的大量供货还提高了买卖双方对对方的重要性，有利于推进战略合作关系的形成。由于政策法律环境的差异，国内外以私人资本为基础的企业广泛开展了基于供应商认证的战略合作伙伴管理，而国内国有控股企业也在招投标法规的框架内，构建相对稳定的供应商管理体系，发展与优质供应商的长期合作关系，降低供应风险，提高供应链运作效率。

3）还有一种在制造企业广泛采用的集中方式，就是向标准化的物资集中。通过推进物资规格、型号、尺寸等的标准化，降低采购品类，提高单品采购数量，从而获得采购的规模效应。

（2）物流集中：物流集中化管理主要在于通过集中实现物资信息在全过程的透明，减少库存层级，在减少"牛鞭效应"的同时，提高物流供应保障的安全性。按职能划分，物流的集中化又进一步细分为储存集中管理、库存统一管理、配送一体化运作。

1）储存的集中管理：储存的集中管理分为两个层次，第一个层次是对库存物资的集中管理，通过库存信息的集中管理，对库存物资在更大范围内实现统一调度，采用柔性的方式从逻辑上将多点多级库存变成一点一级库存，减弱"牛鞭效应"，从而加快物资横向流动，有效降低库存；第二层次是物资的集中存放，通过建设少量中心仓库，逐步弱化并取消散而多的小仓库，提高仓库单位面积产能、降低仓库平均成本，并有效降低库存。

2）库存的统一管理：在集中采购和集中储存的基础上，更多地利用供应商、第三方物流服务商的专业化管理库存能力，比如采用供应商管理库存、联合库存管理等方式管理库存物资、采用备品备件的厂家管理或运维整体外包等模式改变备品备件的库存管理方式，同时应用多种库存管理模式。

3）配送的一体化运作：综合考虑不同物资、正向逆向物流等物流需求，实现端到端的一体化配送。比如对工程物资按站点的一体化配送、对营销物资在优化配送线路的同时采用循环取货（milk run）的配送方式，此外在配送方式的设计上考虑废弃、返修物资的回收和处置等。

4. 信息化支撑　信息技术是经济危机前过去 20 年全球经济快速增长的引擎，也是近年管理理论发展的主线，今天任何一家存在 10 年以上的成功企业，几乎都开展过基于流程再造、软件配置管理、客户关系管理和企业资源计划等以信息技术应用为基础的一项或几项管理变革。

供应链管理信息化的推进，应严格遵循一定的路径规律。首先是对基础信息的规范和标准，统一语言；采用适当先进的信息采集和传送技术，实时获取最新的数据，为管理决策提供最为快捷的支撑；在此基础上建设先进、集中、统一、高效的信息系统，结合业务流程重构，打通各级公司、各部门之间的信息通道和业务流程，同时根据供应商与企业之间的不同关系，按分级分类管理的原则，实现与供应商信息系统之间的交互。

（六）供应链的发展历史

中国的供应链发展经历了 20 多年的时间，在"采购 - 生产供应链"中，主要是以物料需求计划（material requirement planning，MRP）、MRP Ⅱ、企业资源计划系统（enterprise resource planning，ERP）等各类资源制造计划的不断优化与创新来完成采购与生产过程，包括精益生产等研究领域。在销售供应链环节中，包含"商流渠道"与"物流运作"两大环节，其中在商流渠道，近十几年内供应链的链主发生了几次更迭。

首先在改革开放初期，新工业资源相对匮乏，制造能力有限，此时供应链的链主端掌握在生产制造商（如海尔）的手中。而当产能升级，生产资料与能力不受限时，链主端逐渐向流通端倾斜，此时的商业流通方式主要是靠线下经销的方式，从各类百货商店到像苏宁、国美等连锁经营门店再到大型超市，各种线下形态逐渐变化，但是始终在以客户位置为中心，门店的选址不断缩短着与消费者的距离。

而在 2008 年之后，以淘宝、京东等一批电商企业上线后，逐渐取代线下经销商，电商巨头成为供应链的新链主。原有一、二、三线城市的线下的份额被挤压，尤其在工业电器制造领域，使得很多传统经销商不断向线上转型，国美、苏宁等均作出一定程度的回应。但是由于自身缺乏电商时代所需要的互联网与移动互联网的基因，相对的市场份额也较低。淘宝与天猫以服装市场为主，全品类覆盖，而京东不断抢占其大家电市场的份额。电商的发展带动了以快递模式为主的个人端物流网络模式，物流的品质与时效决定了电商整体的满意度。

随着时间的推移，当电商的新用户增长越来越低，获客成本越来越高的前提下，电商也发现了自己的短板与危机，开始将目光转向了线下，也是由于物联网、虚拟现实、大数据等技术的发展，在 2015 年之后，"新零售""无界零售"等线上线下融合成为主流。与此同时，消费者的需求升级也对商业本身产生巨大的影响，即将或是已经到来的则是以消费者为核心的产品升级、流通升级。产品升级上，更多的消费者对产品有着品质化到定制化的需求；流通升级上，消费者希望这些产品可以更快地送达自己的手中。

此时供应链主要以消费者为主导。通常的逻辑是制造商通过新物流直接可以送达消费者手中，新物流成为展示窗口。而流通商被取代的可能性很大，因此其危机意识很强，开始纷纷大力布局物流产业并赋能新的品牌。通过与产品品牌方加持，以期立于不败之地。那么在以消费者为中心的时代，传统的制造产业需要智能化与柔性化的升级。此时流通商手中的数据就起到了决定性的优势作用，如阿里手中的消费数据，当其进行大规模定制化预测或消费品预测时，便可以将制造业进行定制化与柔性化的升级改造。

我们之前所看到的 C 端流通整体上都属于消费互联网时代。消费互联网格局（To C 端）已基本确定，当生产端供应链与消费端供应链融合起来时，产业互联网时代（To B 端）开启。当然其中最重要的就是智能技术与数据预测，以期待可以实现 C2M（客户定制生产）或是 JIT（准时制）的模式。但实际上，无论是消费互联网还是产业互联网，最核心的部分还是四大板块，分别是终端消费者的需求变化、生产端的生产效率与柔性化的生产能力与品控度、优质的流通方式（渠道场景的构建）以及高效的物流运作。与之对应的则是新需求、新制造、新零售、新物流。以上是阐述供应链的发展历程，现在我们来简单总结供应链发展四个阶段：

1. 物流管理阶段 早期的观点认为供应链是指将采购的原材料和收到的零部件，通过生产转换和销售等活动传递到用户的一个过程。因此，供应链仅仅被视为企业内部的一个物流过程，它所涉及的主要是物料采购、库存、生产和分销诸部门的职能协调问题，最终目的是优化企业内部的业务流程、降低物流成本，从而提高经营效率。

2. 价值增值阶段 进入 20 世纪 90 年代，人们对供应链的理解又发生了新的变化：首先，由于需求环境的变化，原来被排斥在供应链之外的最终用户、消费者的地位得到了前所未有的重视，从而被纳入了供应链的范围。这样，供应链就不再只是一条生产链了，而是一个涵盖了整个产品运动过程的增值链。

3. 网链阶段 随着信息技术的发展和产业不确定性的增加，今天的企业间关系正在呈现日益明显的网络化趋势。与此同时，人们对供应链的认识也正在从线性的单链转向非线性的网链，供应链的概念更加注重围绕核心企业的网链关系，即核心企业与供应商、供应商的供应商等一切向前的关系，与用户、用户的用户及一切向后的关系。供应链的概念已经不同于传统的销售链，它跨越了企业界限，从扩展企业的新思维出发，并从全局和整体的角度考虑产品经营的竞争力，使供应链从一种运作工具上升为一种管理方法体系，一种运营管理思维和模式。

4. 供应链现状 世界权威的《财富》（*FORTUNE*）杂志早在 2001 年已将供应链管理列为 21 世纪最重要的四大战略资源之一；供应链管理是世界 500 强企业保持强势竞争不可或缺的手段；无论是制造行业，商品分销或流通行业；无论你是从业还是创业，掌握供应链管理都将助你或你的企业掌控所在领域的制高点。

（七）供应链管理的目标

1. 总成本最低化 供应链管理成本中采购成本、运输成本、库存成本、制造成本以及供应链物流的其他成本费用都是相互联系的。因此，为了实现有效的供应链管理，必须将供应链中各组成环节企业作为一个有机整体来考虑，并使供应物流、制造装配物流与分销物流之间达到高度均衡。从这一意义出发，总成本最低化目标并不是指运输费用或库存成本，或其他任何单项活动的成本最小，而是整个供应链运作与管理的所有成本的总和达到最低。

2. 客户服务最优化 在激烈的市场竞争时代，当许多企业都能在价格、特色和质量等方面提供相类似的产品时，差异化的客户服务能带给企业独特的竞争优势。企业提供的客户服务水平，直接影响到它的市场份额、物流总成本，并且最终影响其整体利润。供应链管理的实施目标之一，就是通过上下游企业协调一致的运作，保证达到客户满意的服务水平，并提高客户忠诚度，最终实现企业的价值最大化。

3. 总库存最少化 传统的管理思想认为，库存是维系生产与销售的必要措施，因而企业与其上下游企业之间的活动只是实现了库存的转移，整个社会库存总量并未减少。按照准时制生产方式（又称作"零库存"）的管理思想，库存是不确定性的产物，任何库存都是浪费。因此，在实现供应链管理目标的同时，要使整个供应链的库存控制在最低的程度。"零库存"反映的即是这一目标的理想状态。所以，总库存最小化目标的实现，有赖于实现对整个供应链的库存水平与库存变化的最优控制，而不只是单个成员企业库存水平的最低。

4. 总周期最短化 从某种意义上讲，供应链之间的竞争实质上是时间的竞争，即必须实现快速有效的反应，最大限度地缩短从客户发出订单到获取满意交货的总周期。

5. 物流质量最优化 企业产品或服务质量的好坏直接关系到企业的成败。同样，供应链企业间服务质量的好坏直接关系到供应链的存亡。如果在所有业务过程完成之后，发现提供给最终客户的产品或服务存在质量缺陷，就意味着所有成本的付出将不会得到任何价值补偿，供应链管理下的所有物流业务活动都会变为非增值活动，从而导致整个供应链的价值无法实现。因此，达到与保持服务质量的水平，也是供应链管理的重要目标。而这一目标的实现，必须使供应链管理全过程、全方位质量最优化。

（八）供应链管理的效益

物流系统是社会经济系统的一个部分，其目标便是获得宏观和微观两个效益。

物流的宏观经济效益是指一个物流系统的建立对社会经济效益的影响，其直接表现形式是这一物流系统如果作为一个子系统来看待，就是其对整个社会流通及全部国民经济效益的影响。物流系统本身虽已很庞大，但它不过是更大系统中的一部分，因此，必须寓于更大系统之中。如果一个物流的建立，破坏了母系统的功能及效益，那么，这一物流系统尽管功能理想，但也是不成功的，因为其未能实现根本目的。物流不但会对宏观的经济效益发生影响，而且还会对社会其他方面发生影响。物流的建立，必须考虑社会的整体利益。

物流的微观经济效益是指该系统本身在运行后所获得的企业效益。其直接表现形式是这一物流通过组织"物"的流动，实现本身所耗与所得之比。当这一系统基本稳定运行，投入的劳动稳定之后，这一效益主要表现在利润上。在市场经济条件下，企业作为独立的经济实体。一个物流的建立，如果只将自己作为子系统，完全从母系统要求出发，不考虑本身的经济效益，这在大部分情况下是行不通的。应该说，一个物流系统的建立，需要有宏观及微观两个方面的推动力，二者缺一不可。

二、医疗机构供应链模式

本书所阐述的 SPD 供应链管理模式的命名取自医疗机构院内医用物资，主要是药品和医用耗材等流转过程中供应（supply）、加工（processing）、配送（distribution）三项核心工作。目前国内逐步开始实施一项基于第三方服务和集中化运营管理理念结合的医疗机构内部医用物资管理模式，其核心是将医疗机构内药品、耗材、检验试剂、手术器械、消毒物品等各类医用耗材的流通转运交由第三方集中管理，医疗机构则专注于临床工作。其最初的设想来自 20 世纪 60～70 年代，美国医生戈登·弗里森将自二战开始美军的物流管理理念引入医疗机构管理之中，设计将医疗机构内一切与医疗无关的工作交给专业的第三方企业负责，医疗机构将核心精力集中于临床工作，利用第三方物流管理理念去支持医疗机构医疗工作的开展；80 年代日本引进了美国的相应管理方法，并结合本国特点进行相关改进，形成可以商品化的服务模式。该理论真正传入中国是在 2010 年左右，当时也是伴随着中国供应链管理理论体系的大力发展，而被中国医疗机构与医药商业经营企业不断重视并在近几年投入到实际应用中。

（一）医疗机构供应链背景介绍

医疗机构供应链管理借鉴了现代企业物流与供应链的管理思想，通过改善供应链上、下游业务流程以及合作关系，对供应链的信息流、物流、资金流进行整合和优化，使医疗机构获得竞争优势。医疗机构供应链是以对医疗服务中所需物资作为供应的出发点，通过医疗机构的物流战略部署，以信息系统为连接手段，把集成化供应链的思想贯穿于医疗服务过程中的物资采购、存储、领用等环节中，最终以将医疗物资通过开展医疗服务用于患者诊疗为终结的全过程，这个过程所涉及的所有环节构成了医疗业务的供应链。有效的实施供应链需要医疗机构内外各部门通过紧密的合作、共同的向心力、严谨的秩序流程，规章制度、科技手段的实施等有机联系和协调，共同完成医疗服务过程中的业务、实物、资金信息等节点的有序连接，从而实现医疗服务管理价值。同时，医疗机构供应链在开展医疗业务的同时无形中产生了服务流，这种服务始终贯穿于医生对患者的医疗救治活动中。因此，医疗机构供应链管理也就是围绕医疗机构的经营目标，通过供应链上下游环节的协调和控制，以物资为流转主体，在采购、储存、使用、结算等环节，通过物流、资金流、信息流、服务流将供应商、医疗机构、患者联系成整体的一种管理模式。

医疗机构是以提供医疗护理服务以及科研教学为一体的医疗服务机构。医疗机构供应链的特点主要由于医疗服务与一般有形商品的特性有很大区别，这种特性使得医疗服务供应链与一般制造业供应链存在很大的差异，这些差异主要体现在：医疗服务本身、医疗服务的过程、服务质量的控制、主体特殊性以及顾客反馈和评价等方面。这些差异也从另一个侧面体现了医疗机构的服务特点，反映了医患关系的矛盾点，同时，也是改善供应链下游环节的出发点。

（二）医疗机构供应链的组成

医疗机构是医疗服务机构，其供应链管理包含了物资采购、库存管理、结算、供应商管理、提供医疗服务等过程。医疗机构供应链的构成主要由三部分组织，一个是供应商，一个是最终用户，还有医疗机构本身，对这三者在连接过程中信息流、物流、资金流和服务流的有效管理和协调，连成一体的网链结构。医疗机构供应链的构成从医疗机构内外部上讲，可以分为两大部分，即医疗机构供应链的上游最终用户；供应商按照相关科室需求，向医疗机构提供各类物资，对供应商及下游医疗、科研、检验及日常管理工作的有序运行提供后勤保障，是供应链的终结端。最终用户是医疗机构的服务对象，也是需求的发起者，医疗服务的质量、就诊环境、收费价格等因素决定着客户的满意度和忠诚度，是供应链的始发端。医疗服务供应链不同于制造业供应链拥有庞大的输入输出系统，虽不产出成品，但其供应链也包括制造业在产品产出过程中的全部物流环节。医疗机构供应链管理就是通过将医疗机构内、外部上、下游之间的物流、信息流和资金流进行协调、集成来达到对供应链的有效管理。通过以上分析，我们可以总结出医疗机构供应链开始于医疗业务需求引发的对物资的直接需求和间接需求，再通过物资管理部门将物资按照一定的购置规定，办理一系列的物资进院程序，配送至需求部门，并终结于医疗服务的产出，这是一个周而复始的循环过程。

（三）医疗机构供应链存在的问题

医疗机构的供应链的问题主要包括：供应链上下游环节的管理以及医疗机构内部物流业务流程的设置。

1. 供应商管理 随着医疗技术的日新月异，国内外先进的医疗物资也涌入到医疗机构，由于物资分类不同，导致物资供货渠道繁杂，供应商数目也异常庞大，供应商资质良莠不齐。

医疗机构供应链上游企业主要包括：生产企业与批发企业，根据医疗机构物资的不同分类，又大致可分为药品供应商、医疗器械供应商、医疗设备供应商、总务物品供应商、检验试剂供应商等类别。

医疗机构拥有众多供应商，与医疗机构有业务往来的供应商包括厂家、经销商、代理商以及分销商等，供应产品的同时，对医疗机构正常有序工作带来了很多不便。比如：供应商资质的审核与价格谈判占据了采购部门日常管理工作的主要时间，从而减弱了内部管理效率。

医用耗材在采购、储存、使用以及物流管理环节缺少与供应商连接的网络信息系统，从物资采购到结算的过程涉及下订单、货物配送、货物验收、入库登记、对账结算等各项业务，需要和众多供应商进行大量沟通，其中涉及物资品种众多、工作量大，信息容易出现差错，缺乏系统性，浪费大量时间，给物资管理带来难度。医疗机构缺乏完善的供应商考核系统，现有供应商的服务水平、供货价格、送货及时率、质量合格率等重要指标无从考评，管理人员只能凭借与供应商的业务接触来评价其供应能力，长此以往，供应商容易了解医疗机构的意图和心理，使得医疗机构在与供应商议价过程中处于被动地位。

2. 患者服务 医疗机构的管理应该以"服务患者"为导向，围绕患者的实际需求展开医疗工作。但是在医疗过程中，由于患者的个人情绪与诊断、治疗效果的不确定性，造成了一定比例的医疗不良事件或误诊的发生，而这些错误中虽有一部分来自个人的疏忽或技术问题，还有一部分原因来自内部系统、程序、工作环境中的潜在危险。

医疗机构缺乏一套将患者信息、物资信息以及供应商信息进行连接并共享的信息管理系统，医疗机构门诊量及手术量大，物资需求量大且重复性强，医疗机构内部冗长的申购流程以及繁杂的申领步骤势必会对临床一线的工作造成不利影响，从而引起患者的不满。医疗机构没有引进先进的电子化管理技术，如条形码、射频等识别工具，可造成检查和手术患者使用的医用耗材无法溯源（如患者在查询所用医用材料时往往很难查找到准确的信息），未能向患者提供优质服务。医疗机构物资供应时间得不到保障，新型的医疗技术则无法开展，患者等待时间则更长，由此容易造成医患关系的不和谐，最终使顾客不满而转投别家医疗机构，从而使医疗机构失去市场。

3. 医疗机构管理

（1）采购环节繁杂，缺乏时效性：医疗机构运营规模大，各种能源、物资消耗量大。物资具有种类繁多，采购量大，使用量小，重复性强，安全性高等特点。对于医疗机构采购部门来说，可谓任务繁重，每天要接收全院各科室不定时提交的申请单及库房月度计划，并制定相应的采购与配送计划。面对众多的供应商以及申请科室的需求变化，日常管理难度非常大，需要对内外部进行大量沟通和协调，从而延误最佳采购时机。在申领环节申请科室仍采用手工递交纸质申领单的方式，采购订单在流转过程中耗费大量的时间人力与物力，部门间信息传递效率低，容易出现订单丢失的状况。在多数情况下，高值耗材都由临床科室自行采购，供应商直接送货到科室，很多时候患者即将出院，供应商才到采购部门办理各种手续及结账工作，破坏正常采购秩序，使采购工作变得很被动，采购部门无法准确掌握科室物资的使用情况，库房人员很难科学地控制库存数量，受人为因素影响大，效率低下，管理上容易出现差错，进而对临床一线的治疗工作造成不良影响。

（2）储存管理不科学，存在无效库存：医疗机构库房环境有限，布局设计不完善，设施较为原始、简陋，无形中增加了库房的维护成本。温湿度的控制对各类物资的保管带来一定影响，为保障物资的安全必须配备包括安全、防火、防潮、防蛀、通风以及办公等必要的仓储条件，同时还要配备一定数量的仓管人员。库房受场地、习惯和设施的限制，物资的运送和装卸均采用小推车等工具，物资的码放和派发均采用手工方式完成，没有实施现代化的库房管理系统及机械化设施。医疗器械库房的固定资产物资和医用耗材存放在一个仓库进行管理，日常货物输送量种繁多，人流、物流通道混杂，配发环节仍然采取原始的领货、发货方式，物资的供应与分发环节极易出现差错，造成效率低下。同时，消耗大量人力、物力。无菌、有菌植入类医用耗材在流转过程中容易产生交叉感染，给临床治疗带来不利影响，更重要的是危及了患者的生命安全，进而对医疗机构造成巨大的经济损失。

加之医疗机构大力发展核心业务的同时，忽略了对后勤保障系统的管理，没有将准时化采购（just in time，JIT）运用在库存管理上，往往在库存量达到饱和的状态还要为满足临床而挤出场地存放货物，库房做月计划采购也完全是根据经验确定的库存量，而没有采用现代化的科学库存管理方法，导致物流效率的降低和库存成本的上升。与此同时带来了库存盘点难、差错多、浪费严重、存在无效库存等问题。

（3）审批程序复杂，物资配送不及时，信息不对称：在传统申领流程中，一方面，医疗机构的物资采购、储存和使用等各个部门的工作处于独立分割状况，审批流程相对长，采购耗时较多；其次，电话、短信等报单方式，信息传递过程中出错率高，易出现错听、漏听等现象，导致采购订单与实际所需有出入，影响供应；另一方面，由于缺乏相应的供采协同平台或手段，供应商是否按时配送、配送状态如何、配送数量及规格是否符合采购需求订单、什么时间配送入院等信息，医疗机构无法及时获取，导致采购及使用环节信息不对称，易产生供应矛盾。

（四）医疗机构供应链模式

医疗物资是医疗机构所需要的治疗物资，其中，医用耗材作为用于诊断、治疗、保健、康复等的消耗性器件设备，直接或间接使用于人体，与患者的生命安全紧密相关，因此，其管理一直都是医疗机构管理的难点，为了更好地服务患者，保证质量和安全，医用物资从采购、配送到使用都需要规范化的管理。

随着管理理念和信息技术的不断发展提升，医用耗材的管理发生了较大变化，其发展历程根据管理模式的先进性，大致可分为四个过程：早期的粗放式管理，中期的规范化管理，后期的供应链管理优化和近十年来较为流行的 SPD 模式。

1. **早期粗放式管理** 早期医疗机构的信息化建设处于初级阶段，主要建设的系统以医院信息管理系统（HIS）、实验室（检验科）信息管理系统（LIS）、影像归档和通信系统（PACS）为主，有了三个系统就可以开业运营了，至于其他如耗材管理之类的系统，都属于非核心不重要的系统，因此各科室自行管理，有的放在 HIS 里管理，有的使用一些进销存系统进行管理，耗材的管理存在于不同的系统里，而且有大量的手工单据。这个阶段最大的问题是信息孤岛林立，耗材数据不统一导致管理追溯困难，耗材批次效期记录不规范影响质量安全，耗材库存管理问题突出，跑冒滴漏等浪费现象严重。随着一些医疗机构发展规模越来越大，医用物资的管理难题浮出水面。

2. 基于 HRP 的医疗机构信息化管理体系 中期规范化管理大致可认为从医疗机构 HRP 建设开启的，早期粗放式管理阶段，传统 HIS 的核心功能是收费、物资管理，也有部分临床功能，如医护工作站和检查系统等，其特点是大而全但又不专业。HRP 则定位为"人、财、物"的资源保障部分，属于前端的业务和联机事务处理范畴。决策支持系统包括成本核算和绩效管理等，系统本身并不产生数据，而是通过精确、实时和全面的数据采集并进行分析，为医疗机构管理和决策提供依据。

因此 HRP 的建设和运行为决策支持系统的实施提供了非常好的基础，弥补了传统 HIS 系统所不具备的管理功能。HRP 系统的应用，一是从全局角度对生产经营各类资源要素进行规划整合，从而实现各类资源的优化配置；二是通过软件技术实现对业务链的无缝对接，提升业务流程工作效率；三是通过逻辑控制和审计追踪实现业务间的权责制约，达到对业务过程的监管控制。

HRP 在医疗机构运营管理方面所起到的明显管理效果，引发了医疗界第一轮的 HRP 建设热潮，医用物资的管理由此开始了规范化道路。基于 HRP 理念，对耗材的物料品名、规格、供应商、价格等各类主数据（又称数据字典）进行统一管理，对采购的需求发起、订单生成、订单交付、库存出入库、发票管理等全流程进入信息化管理和流程固化。从这个阶段起，医用耗材供应链理念开始在各医疗机构真正落地，同时对医疗机构原有的管理理念产生了冲击和影响。原来的粗放式管理工作方式简单，需要就通知供应商送，耗材使用过后，根据中心库出库数量与供应商结算即可，无须花费过多的时间与精力去把控耗材流通过程及相应数据；但随着 ERP 建设，医疗机构物资管理步入规范化、信息化，收货入库与发货出库数据需一一对应；耗材消耗需有消耗数据及去向、耗材的结算发票需与采购订单保持一致。

简而言之，信息化管理下，耗材从采购至最终结算的各类数据均需留痕且相互对应，无疑给医疗机构有限的物资管理能力增加了许多压力，医疗机构相关工作人员苦于管理压力，对于 HRP 的应用积极性并不高，导致 HRP 在实际应用中无法完全切合医疗机构管理流程，医疗机构物资管理停留在单个环节的优化管理，尚未实现整体的规范化管理，其应用效果也大打折扣。

3. 基于 HRP 供应链管理优化 经历了 HRP 规范化管理的过程，一方面医疗机构开始对 HRP 理念有所适应，对医用物资的管理逐渐规范化流程化，另一方面对原有 HRP 理念进行了反思和审视。首先医疗机构也不像企业一样可以灵活用工随意改变工作岗位和工作内容，内部改革和调整难度很大；其次，在两票制、"零加成"等医改背景，供应商作为我国公立医疗机构的利益相关者，公立医疗机构与供应商之间建立以协作和参与为基础的平等互惠关系，并保持密切协作，对于降低物资管理流通中各个环节的交易成本，减轻公立医疗机构运营压力具有重要意义。

最后是云端应用的蓬勃发展，互联网技术支撑了供应链的延伸优化；这三方面因素促进了对医用物资供应链的调整优化，供应商协同理念开始落地。医疗机构庞大复杂的物资耗材的主数据管理、供应商的主数据管理都可以通过供应商协同，让供应商来填写更新。大大降低医疗机构内部管理压力。医疗机构内部采购订单产生后，直接发给云端的供应商协同平台，供应商按单拣配发货，条码（二维码）广泛应用于交货单据和物品包装上，收发货更加便利快捷，由此形成医疗机构供应链协同一体化，医用耗材的批次效期和高值耗材追溯都有实时记录，使用效果更上一层楼。然而有个问题仍然困扰着医疗机构，就是库存管理问题，二级库的耗材出入库和盘点管理涉及真正的使用消耗，是面对患者的耗材消费端，然而相对于一级库本身具备物资处专人管理，二级库的库存管理却处于被忽视的状态，缺乏专业的储存管理人员，科室二级库的库存工作大多是由科室护士承担，不仅占用了医护人员大量的时间和精力，而且对于每一件耗材的具体去向存在监管盲区，耗材在科室使用环节跑冒滴漏等现象层出不穷，造成不必要的成本浪费。

4. 近期的 SPD 模式　随着医疗改革的不断深化，医疗政策变化很快，药品零加成之后，自 2018 年起全国各地开始陆续执行耗材零加成政策，耗材由原本的利润中心转化为医疗机构成本中心，医疗机构亟需借助一套现代化的院内医用物资物流管理工具，要求既能降低医疗机构的管理成本，又要最大程度上减少医疗机构的资金占用和提高院内耗材的精细化管理水平。SPD 作为精细化管理模式，开始进入医疗机构管理者的视野，并愈发地受到医疗机构的青睐。

在"药品零加成""药占比"等卫生政策要求的背景下，国内学者开始将供应链管理理论中的先进理论和方法应用到医疗卫生领域，开展了一些卓有成效的医疗机构物资管理模式研究。

近年，国内已有诸多医疗机构开始尝试运用 SPD 模式对药品、医用耗材、试剂进行精细化管理。SPD 模式下，医疗机构医用物资管理工作负担大大降低，SPD 供应商会管理医疗机构各处库存备货，医疗机构各业务科室即领即用实现零库存管理，又不用再担心库存问题。SPD 供应商运用专业的管理工具、设备和方法，可以给医疗机构提供更好的服务，而医疗机构不需要投资任何东西。2020 年以来，医疗机构经济管理政策又掀起了对医疗机构成本核算管理的进一步要求，在这种形势下，医疗机构不得不考虑采取一切手段降低成本，SPD 模式风行一时，迅速获得了大量医疗机构市场，医用物资供应链由医疗机构自主管理向外包管理演变。

（五）医疗机构 SPD 模式

医疗机构 SPD 模式的核心内容，是通过建设药品、医用耗材以及试剂的院内供应链管理平台，借助具有针对性的管理办法与管理工具，实现对医疗机构药品、医用耗材与试剂管理的全程、实时、智能化、集中化监管。其主要管理流程和内容具体如下：

1. **准入审批**　这里主要指新的物资进入准入物资目录的审批。医疗机构通过标准化审核流程批准某种物资进入准入物资目录之后，由 SPD 服务供应商和采购处对供应价格、包装系数进行确认，并在 HIS 系统中维护物资的基础信息，从而进入正常的 SPD 系统备货流程。对于特殊情况所用物资的审批，只是在医疗机构内部审核时有所变化，对于整个 SPD 系统并没有影响。

2. **SPD 系统备货入库**　这一阶段是指医疗机构采购物资商品至入库的过程。SPD 系统有库存预警功能，当库存量少于一定数量时，系统会自动生成并打印采购计划单，采购处在审核该采购计划单后通过 SPD 服务中心进行采购。物资商品的供应商可以是 SPD 服务供应商，也可以是其他医疗企业，无论是哪个供应商，在送货之后，均由 SPD 服务中心入库验收，并且医疗机构方面配有专业的管理人员进行入库监督管理。

3. **临床使用**　这一阶段是指物资商品出库到最终用户的使用过程。临床科室根据患者或检查的实际需要进行取用。这一阶段可能会出现退回的情况，由 SPD 专业管理人员进行回库操作。

4. **消耗对账**　消耗对账的方式分为每日消耗确认和结算确认两种。每日消耗确认是指 SPD 服务中心每天在 SPD 系统中核对消耗及退库单据，并由相关管理人员在 HIS 系统中核对，确认之后在 HIS 系统中生成并打印每日消耗确认单并签字；结算确认是指采购处在 HIS 系统选取要结算的每日消耗确认单号，产生结算单，由采购处复核并确认，结算周期以双方约定为准。

5. **财务付款**　整个 SPD 服务的流程涉及物资管理委员会、采购处、临床科室、医务处、SPD 中心等部门，SPD 服务中心参与整个流程的每一个步骤，真正做到对供应链的全面管理，而医疗机构根据消耗对账单付款。

以上简单叙述了医疗机构在医用物资供应链管理方面的发展演变，这些变化跟行业政策和医疗机构的管理能力密切相关。现代化医疗机构管理，其主要核心是高质量发展，以流程化管理模式，用最经济的手段，解决最难的问题，同时以患者为中心，给予患者尊重和关怀。医用物资的管理等同于药品闭环 5R 管理，其实质是如何在正确的时间、正确的地点、提供正确的产品、给到正确的人并正确地使用。因此在这一点上，医疗机构内部物资供应的研究仍不能松懈，需要对各种临床路径在基于全面质量管理的基础上研究耗材物资的契合度和供应配合度。当前基于 DRG/DIP 的成本管理要求，正是对此提出的新挑战。医疗机构即使采用 SPD 模式，那也仅仅解决了医用物资外部供应问题，并不能真正提高医疗机构的医疗质量和管理水平，进一步结合临床路径的医用物资供应链优化创新，是医疗机构内部高质量管理长期的课题。

第二节　医用耗材 SPD 管理模式

虽然目前 SPD 模式被大量应用到国内医疗机构的物资管理改革中，但由于其引入国内时间较短，大多是在国外物资管理经验上进行初步改良，尤其是药品管理，由于其自身的管理特性较为复杂，相较于耗材而言，其管理的深度及广度尚且停留在比较基础的层面，因此，本书主要从医用耗材着手，对医用耗材 SPD 进行讲解，其中由于试剂采用和医用耗材类似的管理模式，因此将在此书中暂时将其一并进行讲解。

一、医用耗材 SPD 管理模式概述

（一）定义

医用耗材 SPD 模式是在供应链一体化思想指导下产生的一种典型的精益化管理模式，它是以保证院内医用耗材质量安全、满足临床需求为宗旨，以物流信息技术为支撑，以环节专业化管理为手段，强化医疗机构医用物资管理部门的全程监管，协调外部与内部需求为主导，对全院医用耗材在院内的供应、加工、配送等物流的集中管理模式。在医用耗材管理中，SPD 模式通过联动医用耗材内外供应链上的核心成员，对医用耗材进行统筹管理，实现管理效能的提高。

（二）行业发展背景

随着国家医改政策推进，国家与社会对医疗机构服务的要求越来越高，而零加成政策下医疗机构的收入正在减少，如何提高物资管理效率与效益是所有医疗机构管理者需要思考的问题。医疗机构需要一套现代化的管理模式，确保为社会提供高等级医疗服务的同时，院内物资管理亦同时达到国际先进水平。

医用物资品规多、用量大，采购、库存管理及院内流通环节耗费医护人员大量时间与精力，物资供应保障存在的风险（如科室断货、过效期等）甚至会直接影响医疗服务质量；医疗机构物资管理模式缺乏一套完美连接院内供应链与院外供应链的管理模式与相应的现代化、信息化工具，造成医疗机构内、外部供应链环节管理存在断节，如采购订单的追踪、采购计划准确性、科学性不足等；传统货票同行模式造成医疗机构大量资金占用，以领定销无法真实反映物资使用及科室医疗成本，且易造成浪费情况。

（三）研究进展与现状

医疗机构医用物资管理模式是在供应链管理理念基础上研究医用物资从供应到最终消

耗全过程的综合性管理问题，医疗机构管理者针对不同的管理情况和管理环节采取不同的管理方法，以实现整体效益的提升。为此，多国学者进行了探索性研究。澳大利亚医疗机构提出了综合性医疗机构物资管理模式，以管理数据和任务为手段处理由患者需求发起到物资最终消耗的全程式管理模式，有效降低了医疗成本，提高了医疗服务质量。Aptel 和 Pourjalali 通过分析比较美国和法国大型医疗机构物资管理模式，发现医疗机构库存管理和医疗机构、供应商的伙伴关系是导致差异存在的主要原因，并提倡将准时制生产方式广泛应用于医疗机构物资管理中。Pan 和 Pokharel 调查发现新加坡大多医疗机构普遍采取信息技术和第三方物流外包等方式提高物资管理水平，但对供应商同盟接受度较差，降低了医疗机构采购价格的优势。Kafetzidakis 和 Mihiotis 围绕物资配送流程、采购策略、库存管理以及信息系统管理等方面，对希腊因医用物资短缺导致医疗机构倒闭的现象进行分析与优化。

20 世纪 90 年代，日本学者受丰田汽车 JIT 生产方式启发，将 JIT 模式应用到医疗领域，提出医疗机构物流的 SPD 管理模式。在当时，这一管理工具被大量应用到医疗机构日常经营管理过程中，并取得了良好的效果。日本东京大学附属医疗机构采用服务外包的方式来进行医疗机构耗材物流管理即 SPD 管理模式，日常的耗材采购、验收、库存以及补货等活动均由第三方负责，根据科室使用特点将耗材包装成各类塑料包裹，并贴附纸质标签卡片以便识别耗材名称、耗材数量以及使用部门，医疗机构根据收集的卡片信息统计耗材的消耗量与供应商结算。信州大学医学部附属医疗机构采用当时先进的一元化管理理念对所有物品实施统一科学管理，减少病区物品库存量，保证医用物品有效使用期，把握临床各单位的消耗动态，降低了管理成本和护士用于物品管理的时间，使专业护理人员更专注于服务患者。

在国内，SPD 模式最早是在"药品零加成""药占比"等卫生政策要求的背景下，医疗机构为降低管理成本而引入的。国内 SPD 模式研究和应用起初主要集中在药品管理领域，大多通过引入基于第三方管理运营的 SPD 药品物流管理系统，实现医疗机构药品供应和库存管理水平的提升。国内行业人士通常将 SPD 定义为：医疗机构院内物流一体化服务，是医疗机构内部医疗物资的供应、库存、加工等物流管理集中管理的方法，有时 SPD 亦被理解为包括医疗材料供应、采购与结算在内的外部委托业务（外包）。2017（第三届）中国医疗器械供应链峰会暨第二届医疗机构内部物流（SPD）会议上，国内医疗机构对 SPD 模式重新定义："SPD 模式是一种以保证院内医用物资质量安全，满足临床需求为宗旨；以物流信息技术为支撑；以环节专业化管理为手段；强化医疗机构医用物资管理部门的全程监管；协调外部与内部需求为主导，对全院医用物资在院内的供应、加工、配送等物流的集中管理方法"。SPD 系统以现代信息技术为依托，建立了一整套完整的医疗机构院内物流供应体系；打通了医疗机构和企业信息传递屏障，有效传递医疗机构订货信息、物流信息，方便医疗机构实时获取物流状况。SPD 模式是适应当前医改、实际可行的优秀的医疗机构物资管理模式。SPD 运营模式见图 3-2-1。

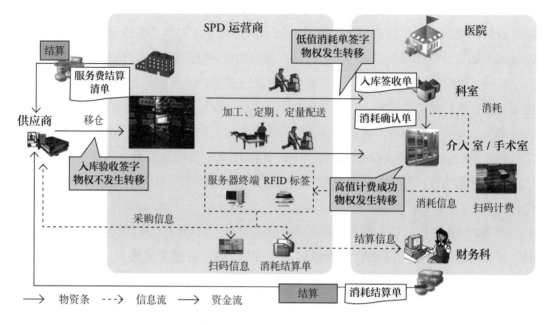

图 3-2-1　SPD 运营模式图

伴随我国医改的深入，近两年 SPD 业务发展迅速，在上海、广州、江苏、安徽等地都做了相关探索，陆续涌现出多种商业形态和运营模式案例。如：

1. **集配模式**　医疗机构将全院所有药品、耗材、试剂的采购与配送全部委托给 SPD 项目合作方，由合作方负责院内物流运营管理。

2. **运营外包模式**　医疗机构保留品种遴选和采购权，只将院内物流工作及运营管理工作委托给 SPD 项目合作方。

3. **其他模式**　医疗机构保留品牌遴选和采购权，重点体现在 SPD 项目合作方对医疗机构院内物流的协同方面。

以上几种模式各有利弊，在医疗机构对品种的选择权、产品供应商的管理、院内物流的精细化管理提出了不同的挑战。国内尚未有成熟的专业 SPD 合作机构出现，最终导致SPD 运营效果千差万别，良莠不齐，有的 SPD 项目合作方仅将运营范围覆盖至中心库库房，甚至连采购与配送信息化支持都未做到，只是形式上号称 SPD 服务。不同级别和规模的医疗机构会根据自身情况选择同步的商业模式，我国的 SPD 行业生态尚在摸索中前进。

（四）模式内容

SPD 模式以医用耗材为管理对象，借助分级库房对其进行统一管理。院内医用耗材库房可划分为一级库（中心库）、二级库（科室库）、三级库（拆零库）三个级别。一级库（中心库）为 SPD 服务中心，是院内医用耗材周转的关键区域；二级库（科室库）为医疗机构内部各二级消耗点，包括临床病区、手术室、供应室、导管室、内镜中心等；三级库（拆零库）用于临时放置二级库定数包拆零后的耗材，如诊疗室、治疗车等。根据耗材在院内的流通节点划分，SPD 模式大致可包括以下内容：

1. **采购模式** 利用库存控制模型进行库存及采购管理，当科室达到补货点自动生成补货计划，中心库达到补货点自动生成采购订单，供应商在线接收订单响应采购需求。

2. **供应模式** 不改变医疗机构原有供货关系，在医疗机构原有的供应模式上，通过供应商管理评价等管理方法，帮助医疗机构进行供应商评价筛选，从而将散乱的小供应商归集到战略供应商。

3. **配送模式** 中心库自动获取各消耗点耗材消耗数据，进行拣货、加工，并主动推送至各消耗点，保障供应。

4. **使用模式** 通常医疗机构耗材管理工作全权委托给 SPD 项目方，医疗机构各消耗点只负责耗材的取用与消耗，具体的物资库存管理与物品流通管理工作统归 SPD 项目方管理。

5. **结算模式** 货票同行，消耗后物资物权由供应商转移到医疗机构，根据耗材管理特点及要求，采取出库结算和消耗结算两种结算模式。

（五）管理载体与工具

SPD 模式针对医疗机构医用耗材管理难题和实际管理诉求，打造医用耗材管理新模式。建设院内中心库、二级库并进行标准库房建设，配备标准硬件设施设备，提升院内物流管理的物理环境；信息系统进行个性化设计开发，保证与院内信息网络环境兼容，提升医疗机构信息化管理水平。根据不同耗材的管理特性和需求，制定不同的管理办法，提升院内医用耗材的服务理念。

1. **一元化信息管理平台** 运用海量存储技术、云平台对医疗机构医用耗材基础字典数据、业务数据等进行一元化管理和应用。通过院内精益化管理系统（简称院内 SPD 系统）实现耗材的采购、赋码、验收、入库、出库、科室使用、扫码计费等医疗机构供应链中的物流节点的可视化管理；通过供应协同平台用于采购订单的线上传输与配送状态跟踪、供应等院外供应链业务进行线上化管理；运用商业智能（business intelligence，BI）报表系统对数据进行分析和挖掘，使医疗机构医用耗材运营的各种指标数值化。

2. **物流标准设施设备建设** 物流设施与设备是现代物流系统的重要内容，贯穿于整个物流系统全过程，深入到每个作业环节，是实现物流各项作业功能的物质基础要素。物流设施的布局及水平、物流设备的选择与配置是否合理，直接影响物流功能的实现与系统效益。SPD 模式通过规划改造管理区域的中心库、科室库、三级库，合理设计功能区域，配置物流及信息设备，极大地提高了物流作业的便捷性，显著提升了物流管理效率。

3. 精益化运营管理 SPD 模式根据医用耗材的使用特点和不同使用需求采用不同的管理办法，如针对消耗量大且不易拆包加工的耗材，进行中心库备货，同时为方便消耗使用及统计，对其采用定数包管理；为便于手术耗材的备货加工及术式成本核算，对手术耗材采取术式套包管理；所有在院使用耗材采用全面条码管理，实现医疗机构耗材全程追溯，便于数据统计的真实性和精准性，保证医用耗材管理质量、科学性及有效性；引入物联网、人工智能等先进信息技术，实现智能补货、智能采购，对库存优化配置，对物理空间采取分级（中心库、二级库、三级库）、分区（临床门诊、手术室等）、分类（低值、高值等）等不同维度的个性化管理，并投入智能硬件，如高值耗材智能存储柜、物流机器人等，以实现医用物资精益化运营管理。

（六）业务流程

SPD 模式主要包括面向供应商的供应管理、面向院内各级医用耗材库房的库存 / 加工管理，以及面向院内各消耗点的配送管理。

SPD 模式通过医用耗材供采协同平台跟踪供应商配送状态，对耗材、货款和发票采取线上管理，实时查询订单的核实与接收、货品的配送、货款的状态以及发票的进度等信息，并根据这些信息对供应商进行科学的评价，帮助医疗机构筛选出可靠的供应商进行合作。

SPD 模式在基于医疗机构历史数据分析的基础上确定科室库耗材的安全库存量、补货点、最大库存量等参数，同时采取"实时消耗减库存"方法，全程监测耗材在各级库存中的状态，当科室库库存降低到补货点时，系统将按照各科室预计需要量自动波次出各类耗材的拣货条码，拣货员根据条码去指定的货架拣货。

SPD 模式实行全面条码管理的办法，低值耗材采取定数包条码管理，高值耗材采取一物一码管理，对于定制及手术耗材，一般将其加工成个体化手术套包；从而实现耗材全程追溯，定数管理可以跟踪到患者的耗材实际使用量，实现按患者或单病种核算耗材成本。在 SPD 模式下，耗材定数包定期主动推送至普通消耗科室，手术套包一般采取定制配取的方式提供给手术室。SPD 模式通过引入耗材证照资质管理系统，实现证照资质自动管理，减少人为重复资质验收工作；通过 PDA 扫码验收，实现电子验收管理，实现批号效期系统自动验证和扫码入库上架。

SPD 模式实行消耗后结算的方式。科室库医护人员取用定数包时进行扫码即代表定数包被消耗，手术室护士对高值耗材进行扫码即代表耗材物权转移至医疗机构，医疗机构将按照扫码消耗的数量与供应商进行财务结算。

医用耗材传统业务模式和 SPD 模式在业务流程上存在哪些不同，具体见表 3-2-1。

表 3-2-1　传统模式和 SPD 模式在业务流程上的比较

环节	传统模式	SPD 模式
供应和采购	多数采取电话报单的方式进行采购。	实行供应商评价与考核;对耗材实行分类采购,引入供应链协同平台统一在线处理采购业务。
验货和入库	人工检查供应商证照、产品注册证、证照有效期等;手工入库。	实现证照资质自动管理,电子化验收管理,批号效期系统自动验证;扫码入库上架。
库存和拣货	各级库存独立管理,缺乏信息共享;人工估计拣货量;无分类货架。	设置中心库,对各科室实行"实时消耗——减库存",实现了医用耗材各级库存可视化管理;中心库人员根据系统自动波次的拣货条码去指定的货架拣货。
加工和配送	简单地将大包装的耗材拆零为小包装;消耗科室提出补货申请后自行领货。	库存人员结合医护人员的使用习惯将耗材加工成定数包,对于定制及手术耗材进行个体化手术包加工;库房人员根据科室实际消耗量定期主动推送,同时对手术室耗材实行定制配取的方式。
消耗和结算	货票同行,供应商送货到医疗机构即凭发票结算;科室以领代销。	科室扫码消耗拆包后,耗材物权转移到医疗机构;消耗后医疗机构按照扫码数量与供应商进行结算。

（七）业务主体及关系

SPD 模式中的业务主体包括医疗机构、供应商和合作方。医疗机构提出医用耗材需求，供应商响应需求，根据医疗机构发出的采购订单，及时、保质、保量地配送耗材至医疗机构；合作方负责协助医疗机构做好需求计划与订单响应的衔接工作，通过提供信息平台、服务人员等，保障供应采购业务的开展。

合作方是为医疗机构 SPD 项目服务的专业院内物流团队，提供高效的医用耗材管理信息平台和专业的院内耗材物流管理服务，具有专业性、独立性、契约性等特点。专业性是指提供的服务项目是依据物流作业标准而实施的，所有服务人员都需通过统一的专业化培训；独立性是指独立于供需双方，与上下游无组织上的隶属关系；契约性是指服务关系受法律保护和约束，应在契约框架内活动。

（八）SPD 相关术语定义

1. 医疗机构院内物流一体化服务（SPD integrated logistics service in hospital）　是医疗机构内部医疗物资的供应、库存、加工等物流集中管理方法。

由专业的物流服务商提供整体的医疗物资物流运营管理配套服务，通过信息系统的标准化建设和院内物流流程再造以及条码识别技术的应用，简化物流作业流程，提高作业效率，降低差错。

"S"是指 SUPPLY，供应。面向供应商的采购、供应管理。

"P"是指 PROCESSING，分拆加工。包括医疗物品的拆包、拆零、定数管理、术前物资准备、赋码等服务。

"D"是指 DISTRIBUTION，配送。面向院内各级临床消耗点推送管理医疗物品，由库房配送至药房或病区。

2. **SPD 系统**（SPD system） 医疗机构物流信息系统，是医用物资的院内物流管理平台。

3. **HIS 系统**（hospital information system） 医疗机构信息系统，是医疗机构管理和医疗活动中进行信息管理和联机操作的计算机应用系统，覆盖医疗机构所有业务和业务全过程的信息管理，利用电子计算机和通信设备，为医疗机构所属各部门提供患者诊疗信息和行政管理信息的收集、存储、处理、提取和数据交换的能力并满足授权用户的功能需求的平台。

4. **HERP/HRP 系统**（hospital enterprise resource planning system） 医疗机构资源管理系统，是医疗机构引入企业 ERP 的成功管理思想和技术，融合现代管理理念和流程，整合医疗机构已有信息资源，创建的一套支持医疗机构整体运行管理的统一高效、互联互通、信息共享的系统化医疗机构资源管理平台，使医疗机构实现"人财物""医教研""护药技"管理科学化、规范化、精细化和可持续发展的战略转型。

5. **ERP 管理系统**（enterprise resource planning system） 企业资源计划管理系统，是在商业公司范围内应用的、高度集成的系统，覆盖了客户、项目、库存和采购、供应、生产等管理工作，通过优化企业资源达到资源效益最大化。

6. **SPD 商品**（SPD goods） 指在 SPD 项目中的医疗机构所需的药品和医用耗材。

7. **定数包 / 单元包**（quantificational package） 根据临床正常的使用量，对医用耗材进行重新包装，并附标签以便精准管理的一种包装形式。目前，主要有两种设置方式，一种是根据科室耗材消耗习惯及历史使用记录，设置不同的定数包内含数，该定数包内含数一般情况下为固定值；另外一种是系统自动采集科室一定时期内，比如 6 个月内耗材消耗数据，并自动计算、设置定数包内含数，该值根据科室实际消耗数据而变化。定数包，有时也被叫作单元包。

（1）计费单位：针对可收费医用耗材，科室向患者计费的最小单位，比如：真空采血管，计费单位为"支"，指引导丝，计费单位为"根"。

（2）内含数：针对可收费医用耗材，一个定数包内含有的最小计费单位的数量，如：真空采血管，每板一个定数包，每板 50 支，该定数包的内含数即为 50。

（3）科室定数：科室定数，简称定数，项目实施前，运营人员会统计科室日常消耗用量（一般取 3~6 个月数据），经科学统计，得出该品种在当前科室的一定周期内的用量，再结合该品种内含数，分析得出为满足科室日常用量而必须常备的定数包数量。比如：某科室真空采血管每周用量为 450 支，该品种内含数 50，计算可得该品种在该科室的科室定数应为 9（包）。

通常情况下，根据该科室的配送频次决定科室常备数量，如果每天配送一次，科室则常备 1.5 ~ 2 天的用量，一周配送 2 次，科室则常备 5 天的用量，若一周配送 1 次，科室则常备 10 天的用量。

科室定数 = 科室常备用量 ÷ 内含数。

8. **定数包标签**（quantificational package label）　与定数包相匹配的标签，方便院内物流与临床扫码使用。定数包标签内容包含但不仅限于：产品名称 \ 产品规格 \ 产品生产企业 \ 内含数 \ 计费单位 \ 生产日期 \ 有效期 \ 特殊管控标记 \ 条码标签。

定数包标准，可根据项目需要，制作成射频识别（RFID）电子标签。

9. **中心仓库**（center warehouse in hosptal）　也叫一级库，集中存储医用耗材的仓库。

10. **消耗点**（clinical consumer）　也叫二级库，医疗机构 SPD 医用耗材消耗使用部门或科室。

11. **三级库**　三级库是指定数包库存从二级库出库后，库存流向该科室的"三级库"，也就是三级库，科室扫码消耗后，二级库库存减少，三级库库存增加。

一般情况下，只有科室计费品种才需要纳入三级库管理，三级库库存一般需同步给HIS 系统，HIS 计费后将品种信息传入 SPD 三级库，三级库扣减相应库存。

12. **物资编码与计费编码**　物资编码是指 SPD 系统中的耗材目录编码，一般细分到规格型号。

计费编码一般由医疗机构物价部门制定，以国家医保医用代码 + 品名 + 价格为主要区分条件，同一国家代码，同一价格，同个品种，不同规格，一般只有一个计费编码。

13. **高值耗材智能柜**　安装在临床二级库（一般在介入室、胃镜室、手术室等），用于存放高值耗材的智能柜，智能柜一般采用 RFID 方式进行智能读取，该设备的主要作用就是存放、取用的自动计数，自动盘点等。

（九）SPD 管理模式建设目标

1. **总体目标**　在保证院内医用耗材质量安全，保障科室消耗供给及时安全等前提下，进行模式创新，提升院内物流管理形象和服务水平，与国际领先的医疗供应链 SPD管理模式接轨，外部实现协同商务，院内物流实现专业化分工，实现各方互利共赢，患者利益最大化，社会效益提升。为医改零差价政策下实现降低医疗机构物流管理成本，以及践行医改降低耗占比，提供一个优秀的、可落地的医用物资管理新模式。

2. **建设效果**

（1）降低临床医护人员科室库库存管理负担，解放临床医护人员，使其回归临床。

（2）对二级消耗点可选择主动推送或者手工请领服务模式，保障二级消耗点供给安全。

（3）新的管理办法能极大降低或杜绝科室浪费。

（4）实现使用后结算管理模式，即按月统一开票。

（5）实现医用耗材在院内全程追溯管理。

（6）实现批号效期管理，近效期先出。

（7）实现货款票业务全面线上化协同商务。

（8）实现资质证照全面实现电子化管理。

（9）实现高值耗材智能化管理。

二、医用耗材 SPD 管理模式内涵

医疗机构是满足人类医疗需求，提供医疗服务的专业机构，在向患者提供诊疗服务时，所用物资的管理流程大致可分为物资采购、库存管理、结算、供应商管理、提供医疗服务等过程。

多年来，大多医疗机构一直遵循传统的供应链管理方式，职能部门设立相对分散，包括采购中心、信息中心、财务处、器械库房、药品库房、总务库房等物资管理部门，其内向物流部分仍然采用原始的流转方式。医疗机构的物流管理模式比较落后，现有的物资管理信息系统只能满足库房出入库的登记及汇总工作，供应链上大部分环节的工作需要依靠人工完成。

医疗机构医用耗材供应链由院外供应链和院内供应链组合交叉而成，它要求医疗机构不仅要考虑内部供应链的功能、业务和流程整合，还需考虑与院外供应链高效合作与协同，实现内外供应链的一体化管理。在医用耗材供应链中，院外供应链的主要环节有订单处理、分拣配货、干线运输、终端配送等，而院内供应链主要环节包括验收上架、拣货加工、科室上架、科室消耗、制定需求计划等见图 3-2-2。

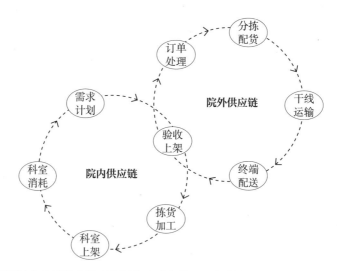

图 3-2-2 医院医用耗材内外部供应链示意图在医疗机构医用耗材管理中，SPD 模式通过整合内外供应链资源，充分利用供应链协同优化的优势，对医用耗材实行统筹管理，实现管理效能的提升。它是一种由医疗机构物资管理部门主导的、基于信息和物流技术的全院耗材一体化管理模式。在该模式中，S（supply）代表供应管理环节，P（processing）代表库存和加工管理环节，D（distribution）代表院内配送管理环节

第三节　供应商管理

一、供应商准入

供应商准入要坚持依法依规原则，规范诚信经营管理；科学透明原则，供应商的选择、评价过程透明化、制度化；稳定可比原则，评估指标稳定可靠，标准统一，尽量减少主观因素；数量控制原则，对提供同类商品、服务的供应商，提倡合理竞争，适度控制数量。其中应该包括以下内容：

（一）供应商要严格遵守国家《药品管理法》及《医疗器械管理条例》和国家相关法律法规开展经营活动，按照《药品经营许可证》及《医疗器械经营许可证》核准的经营范围、经营方式开展业务往来，绝不经营假冒伪劣药品及器械。

（二）医疗机构应建立供应商选择评估指标体系，把是否存在耗材购销领域商业贿赂不良记录，包括违法违纪、行政处罚、行政强制等信息，作为重要指标。对诚信度低或存在不良行为记录的供应商，不得违反规定列入选择范围。

（三）凡与医疗机构建立业务联系的供应商，必须经物资管理部门核实资质、审查资格。不符合要求的，不得建立业务联系。在具体采购活动中，切实加强对企业及其营销人员合法身份的核实。

（四）供应商必须向医疗机构物资管理部门备案。未经备案，不得开展。供应商要提供企业和业务人员的基本信息、资质、项目业绩、良好和不良行为记录等，对列入医药购销领域商业贿赂不良记录信息库的，不得以任何名义、任何形式购入其商品或服务。供应商必须向医疗机构作出廉洁诚信承诺，签订廉洁诚信协议。

（五）医疗机构要将供应商选择结果进行公开。

（六）各部门选择供应商，要集体研究决策。按规定应当通过招标选择的，执行招标中标结果。

二、供应商评价

为加强医用耗材供应商的服务管理，保证医用耗材及时、保质、保量供应和维护，应根据《医疗器械监督管理条例》《医疗器械使用质量监督管理办法》、各省药品和医疗器械使用监督管理办法等法规要求，结合医疗机构实际，制定相应考评管理办法。

在对供应商的考评管理办法的制定上，可结合国家相关管理条例与医疗机构管理实际，建立指标评价体系，对供应商供货质量服务水平、供货价格、准时性、信用度等进行评价，为供应商的选择奠定基础。在指标评价体系的建设中，可结合医疗机构不同岗位设置不同的评价考核项、考评内容以及考评权重，使评价体系兼具全面性、严谨性与灵活性，确保综合考评机制客观公正。

（一）面向医疗机构采购岗位，对供应商的配送能力、服务响应能力等行为进行考评
（表 3-3-1）

表 3-3-1　医疗机构采购岗位考评表

考核项目	考评内容	评价标准	类型	得分
配送能力	送货速度	根据医疗机构管理实际,结合具体内容设置梯度分值	客观分	
	缺货反馈时效性		主观分	
	缺货反馈内容准确性		主观分	
	单据提交及时性		客观分	
	开票及时性		主观分	
服务响应能力	仓库备货		主观分	
	质量问题投诉处理		主观分	
	退换货响应速度		主观分	
	退换货速度		主观分	
增值服务	积压库存处理（加分）		主观分	
	紧急送货（加分）		主观分	

（二）面向医疗机构验收岗位，主要从配送准确性、配送管理及产品质量进行考评
（表 3-3-2）

表 3-3-2　医疗机构验收岗位考评表

考核项目	考评内容	评价标准	类型	得分
配送准确性	送达耗材品种与数量	根据送货品种与订单是否一致设置得分项	客观分	
	送货单信息	实物与订单信息一致	客观分	
	送货单与实物一致	实物与订单信息一致	客观分	
	品规批号	同订单同产品不同批号的数量设置得分项与分值	客观分	
	产品有效期	根据产品效期长短与退换货保障设置得分项与分值	主观分	

考核项目	考评内容	评价标准	类型	得分
服务响应	配送地点	根据是否满足指定要求设置得分项与分值	客观分	
	配送方式		客观分	
	供货时间		客观分	
	药检报告		客观分	
	冷链运输	根据冷链运输记录完整性设置得分项与分值	客观分	
	配送人员	根据配送人员稳定性与配合度设置得分项与分值	主观分	
产品质量	产品包装质量	划分包装完整、破损、污染、受潮等不同情况设置得分项与分值	客观分	
	产品包装信息	根据信息（品规、批次、包装规格、生产日期、失效日期、消毒日期等）完整清晰程度设置得分项与分值	客观分	
	进口产品中文标签	根据信息准确程度设置得分项与分值	客观分	
	产品名称	根据与注册证名称是否一致设置得分项与分值	客观分	
	产品包装	根据合作周期内产品内外包装、包装规格、包装信息一致性程度设置得分项与分值	客观分	

（三）面向医疗机构管理岗，可从产品质量、产品证件、开票管理、遵守医疗机构规定、需求响应效率（额外加分项）等方面进行综合评定（表 3-3-3）

表 3-3-3　医疗机构管理岗考评表

考核项目	考评内容	评价标准	类型	得分
配送能力	产品合格性	根据质量问题及带来的不良事件影响程度设置得分项与分值	客观分	
	产品合法性	根据产品证件是否完整性、合法、有效性设置得分项与分值	客观分	
	质量投诉处理速度	根据响应速度设置得分项与分值	主观分	

续表

考核项目	考评内容	评价标准	类型	得分
产品证件	证件有效期	根据相关要求设置得分项与分值	客观分	
	证件真实性		客观分	
开票管理	开票准确性		客观分	
遵守医疗机构纪律	销售纪律		主观分	
	销售数据		主观分	
需求响应	需求响应速度(加分项)	根据响应程度设置得分项与分值	主观分	

在考评过程中,可根据具体得分设置不同等级,如优质(100份);良好(90~99分);一般(70~80分);合格(60~69分);不合格(0~60分);由采购岗、验收岗、管理岗共同打分,综合评定,同时,为避免最终结果争议,在采购岗、验收岗、管理岗等角色中,管理岗可执行一票否决权,并以其最终评分为准。同时,为保障考评的公平公正,医疗机构可定期进行评价,并进行公示。

该考评过程应贯穿供应商管理的全过程,既包括在供应商选择前进行的基础性评价,也包括在合同期内考核有合作关系的供应商。供应商选择指在对供应商客观、系统地评价之后,采取定性或定量的方法对备选的供应商进行客观、科学的选择,以确定部分优秀的供应商进行长期稳定的合作。

三、供应商管理

以供应商为主线,对其基础信息、资质、产品、绩效和风险等信息进行整合,通过提供统一、准确的供应商档案,对实现供应商管理的全生命周期数据共享具有十分重要的意义。供应商档案包含基础信息、合同文件、所供产品信息以及资质证照信息等。

(一)基础信息包括供应商代码、名称、地址、开户银行、开户账号、税号、联系人、联系方式等。

(二)合同文件包括供方质量保证协议、产品服务协议、合同及合同编号等。

(三)所供产品信息包括产品编码、名称、价格、规格、贮存条件等。

(四)资质证照文件则是根据《医疗器械监督管理条例》《医疗器械使用质量监督管理办法》、各省份药品和医疗器械使用监督管理办法等法规要求,医疗机构应对于拟建立供销关系的医用耗材供应商进行的资质审查,包括但不限于以下几种:

1. 经营企业的《企业法人营业执照》《税务登记证》《组织机构代码证》(或三证合一)、《医疗器械经营企业许可证》等证件。

2. 生产企业的《企业法人营业执照》《税务登记证》《组织机构代码证》(或三证合一)、

《医疗器械生产企业许可证》（第一类医疗器械生产企业登记表）和 / 或《医疗器械经营企业许可证》等证件。

3. 生产企业或代理商开具的授权委托书等证件。

4. 供应品种目录、《医疗器械注册证》《医疗器械注册登记表》《消毒产品生产企业卫生许可证》、消毒剂和消毒器械的卫生许可批件、检验报告（由 CMA 认证的实验室出具）、原厂最新的产品编码报价单等证明材料。

5. 销售人员的生产（或经营）企业委托授权书、有效身份证复印件。

6. 其他信息　销售业绩、不良记录等。

在实际管理工作中，供应商相关资质证件多，审查工作量大，后期更新维护时需耗费大量的时间与精力。SPD 模式通过录入供应商档案信息，将供应商相关档案文件由纸质转为线上管理，以医用耗材为主线，建立生产厂家、代理商、配送商等授权链条关系，与院内医用耗材管理系统联动，实时调取电子证照辅助医用耗材的入库验收，实现对供应商资质的规范化、电子化管理。

推荐阅读

[1] 屠庆，周嫣，钱正，等 . 医用耗材 "SPD 一体化供应和配送" 模式在临床护理单元的应用与效果评价 . 中国护理管理，2016，16(3): 415-418.

[2] 杨乐 . 公立医疗机构医用耗材采购环节内部控制研究 . 重庆：重庆工商大学，2021.

[3] XU HL.Design and research of hospital medical supplies management information system . Chinese journal of medical instrumentation，2009,33(2):140-143.

[4] BHAKOO V，SINGH P，SOHAL A. Collaborative management of inventory in Australian hospital supply chains: practices and issues. Supply Chain Management: An International Journal，2012，17(2): 217-230.

[5] KAFETZIDAKIS I，MIHIOTIS A. Logistics in the health care system: The case of Greek hospitals. International Journal of Business Administration，2012，3(5):2190-2208.

[6] 佐藤純司 . 中央材料室滅菌物管理に関する業務整理と一元化管理の取り組みについて . 医療機器学，2011，81(2):132.

[7] 笠原庸介 . SPD の現状と将来② SPD の定義と運営形態 . イザイ，2007，4:71-75.

第四章
SPD 管理流程

第一节　标准化作业流程总述

该部分为医用耗材、医用试剂的通用标准流程，包括了主档维护流程、中心仓库管理业务流程以及科室仓库业务流程、日清月结和结算相关流程。

一、目录管理

（一）新品准入启用流程

新品种准入是指非本院已有目录耗材，在经招标审批后同意引进耗材。需要先完成新品种准入启用流程（图 4-1-1），才能纳入采购计划中。

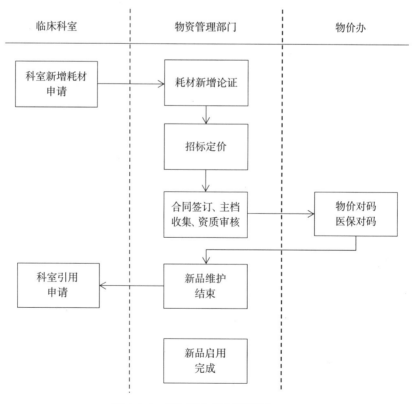

图 4-1-1　新品准入启用流程图

流程说明

（1）临床科室发起新品的准入申请。

（2）物资管理部门对新品种进行调研，并在医用耗材管理委员会进行开会讨论，通过后进行产品招标定价。

（3）招标通过后耗材管理部门审核、并收集证照信息，通过后建立字典申报。

（4）医保、物价对码完成后，耗材管理部门进行目录启用，SPD 运营中心进行目录同步。

（5）科室根据业务需求向物资管理部门进行新品引用申请，申请通过后新品启用完成。

（二）耗材停用流程

对于因授权到期、合同到期、质量存在问题的耗材，医院会对该类耗材进行停用（图4-1-2）。在主数据系统上执行耗材基础档案的停用维护的同时，会自动触发 HIS 收费系统的收费项停用（需财务管理部门在系统进行停用确认）。

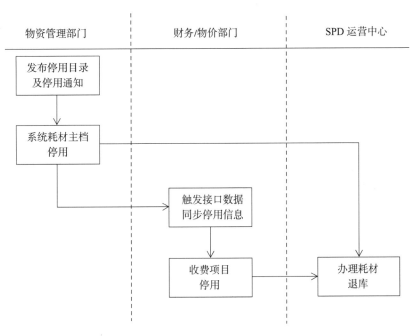

图 4-1-2 耗材停用流程图

（三）价格调整流程

对已有商品进行价格调整，调整过程（图4-1-3）涉及医工部／物资处、物价部门、医保部门；SPD 端在调价审核期间，其商品处于禁用状态，需要耗材管理部门相关人员根据 HIS 端调价、对码结果进行启用。物价调价，医保不需要调价，医保信息自动同步。

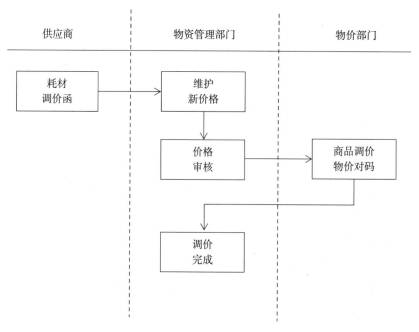

图 4-1-3　价格调整流程

（四）资质审核管理

医用耗材证照、采购合同等档案的管理是采购管理工作的主要组成部分，物资档案的信息准确性、查阅便捷性是影响采购工作效率的重要因素。

SPD 模式通过建立电子档案管理系统对供应商及其供应产品的证照信息、授权信息、与医院的采购合同等信息实行在线管理，并设置了证照效期预警提醒，在证照到期前提醒供应商及时更新。医用耗材配送至医院时，验收人员可在平台上核验供应商、医用耗材采购合同及其有效期等相关信息。纳入管理的资质证照包括企业营业执照、企业经营许可证、医疗器械注册证、产品授权书、业务员授权委托书、产品合格证、产品质检报告、冷链温湿度报告、产品注册证、备案凭证、产品授权书、采购合同等材料。查验无误后，方可执行采购计划与订单。审核流程见图 4-1-4。

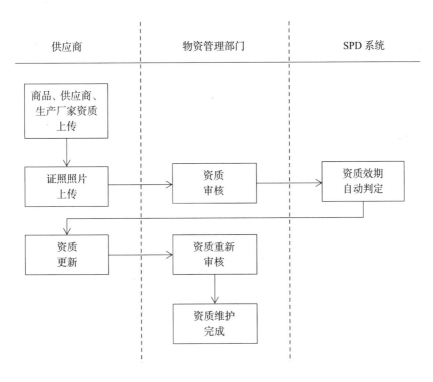

图 4-1-4　资质审核管理流程

二、中心库标准作业流程

（一）采购补货流程

1. SPD 中心库根据系统库存设定自动生成采购订单，按需向供应商发起采购计划，通过供应链协同平台实现供采协同。具体流程见图 4-1-5。

2. 流程说明

（1）临床科室发起耗材申领计划。

（2）物资管理部门汇总各科室申领计划，并制定采购计划，系统生成订单。

（3）采购计划单进行审核通过后发送至供应链协同平台。

（4）供应商在供应链协同平台客户端接收采购订单，处理采购订单，进行按单配送。

（5）供货商的接收订单、系统调整订单处理状态、采购订单的处理状态，运营中心均可实时跟踪。

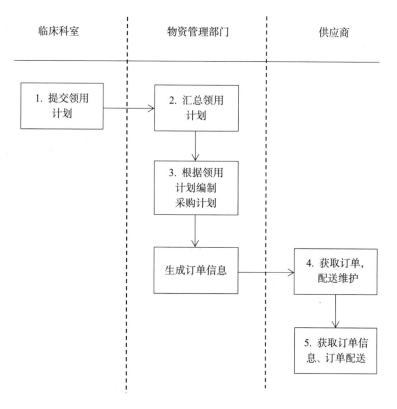

图 4-1-5　采购补货流程

（二）收货验收流程

1. 供应商通过供应链协同平台获取医院端采购订单数据后，按单进行备货送货，配送信息上传平台，SPD 按配送信息进行验收入库，见图 4-1-6。

2. 流程说明

（1）供货商通过供应链协同平台获取采购订单后，系统处理订单，制作配送单。

（2）供应商根据配送单核实耗材信息后装箱进行送货。

（3）SPD 运营中心仓库，接收耗材，依据随货通行单核对实货数量、批号、效期等。

（4）物资管理部门检查耗材资质，复核耗材信息，合格后收货完成，不合格进行退货处理。

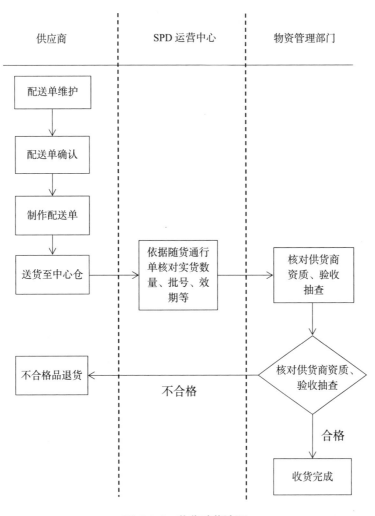

图 4-1-6　收货验收流程

（三）入库上架流程

1. 供应商将货送到 SPD 中心仓库，SPD 运营中心仓库开始进行按供应商及配送单验收、入库操作，见图 4-1-7。

2. 流程说明

（1）验收通过后，物资管理部门通过供应链协同平台进行订单确认，并在 SPD 系统中根据科室领用需要选择包装单位。

（2）SPD 系统接收入库订单，SPD 运营人员通过系统打印耗材标签。

（3）根据耗材标签对耗材进行分包和赋码工作。

（4）根据 PDA 指示将商品送到指定货位完成入库上架工作。

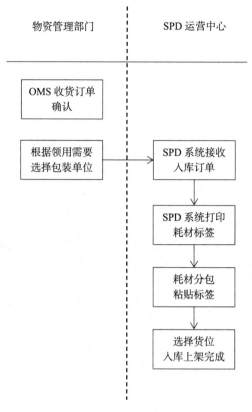

图 4-1-7 入库上架流程

（四）出库复核流程

1. 出库复核是指核对拣货单与拣货实物的一致性、完整性，通过后进行装箱配送，见图 4-1-8。

2. 流程说明

（1）临床科室通过 SPD 系统提交订单申请。

（2）运营拣货人员通过系统根据科室申领单生成科室出库单。

（3）拣货人员按 PDA 指示进行拣货。拣货完成后，打印出库单并复核装箱。

（4）出库完成后将耗材按科分类放至出库复核区。

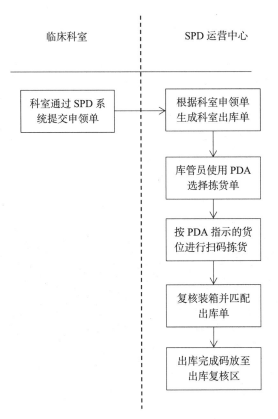

临床科室	SPD 运营中心
科室通过 SPD 系统提交申领单	根据科室申领单生成科室出库单
	库管员使用 PDA 选择拣货单
	按 PDA 指示的货位进行扫码拣货
	复核装箱并匹配出库单
	出库完成码放至出库复核区

图 4-1-8　出库复核流程

（五）配送流程

1. SPD 驻场人员按照科室要货需求将耗材配送至临床科室，见图 4-1-9。

2. 流程说明

（1）配送人员核对配送单和实物无误后，将周转箱放入摆渡车。

（2）配送人员将周转箱装入摆渡车，然后按单据送至各科室。

（3）摆渡车将耗材送入科室，科室核对无误在配送单上签字后进行科室入库。

（4）如自动验收科室，直接将耗材放入二级库；如不自动验收科室，核对单据、数量实物无误后，使用 PDA 扫码接收。

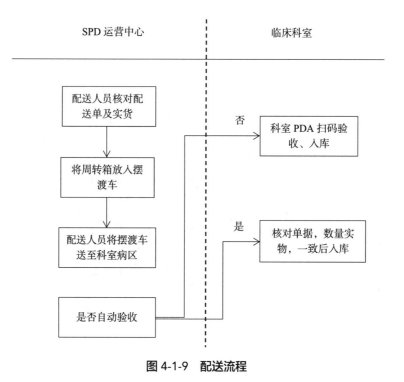

图 4-1-9　配送流程

（六）仓库盘点流程

1. 仓库盘点指的是规定日期内，对仓库的耗材商品进行盘点的工作，流程见图 4-1-10。

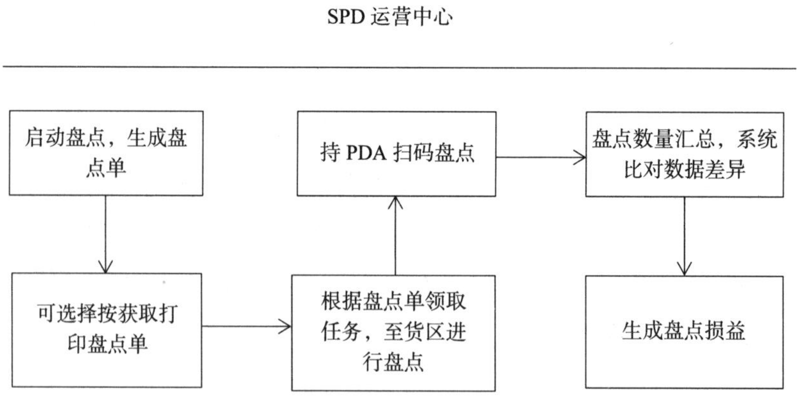

SPD 运营中心

图 4-1-10　仓库盘点流程

2. 流程说明

（1）仓库运营人员在 SPD 系统中，生成盘点单（按区域盘点）。

（2）运营人员可根据需要打印盘点单。

（3）运营人员使用手持设备扫盘点单上的条码或者直接选择盘点单，PDA上显示盘点任务，前往盘点区域进行耗材盘点。

（4）使用PDA进行扫码盘点。

（5）盘点完成后仓库实物与盘点单上的数据进行后台比对，生成盘点损溢。

（七）采购退货流程

1. 耗材退货是指耗材由仓库退向供应商。验收时的退货，由于未进入仓库，不走该流程，由供应商直接带回，流程见图4-1-11。

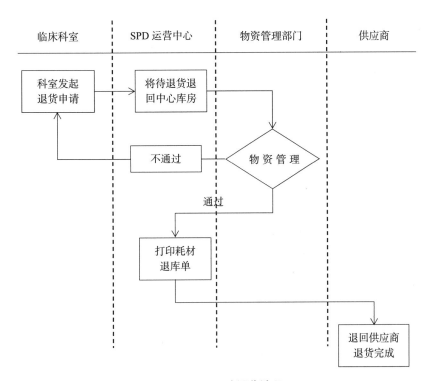

图 4-1-11 采购退货流程

2. 流程说明

（1）SPD运营仓库确认退货商品，并打印退库单，商品放置到退货区。

（2）运营人员在SPD系统进行退货操作，扫描商品条码，填写或者选择退货原因，该退货单将发送至供应链协同平台。

（3）供应商通过客户端确认退货信息，完成系统操作。

（4）供应商相关人员来提取退货耗材。

（5）供应商当场确认退货耗材并签字接收，运营人员在SPD完成退货确认操作。

三、二级库标准作业流程

（一）目录新增流程

1. 科室目录为科室日常申领耗材目录，如科室选用非科室目录内的耗材，在系统内发起目录添加申请，审核通过后正式纳入科室采购目录，流程见图 4-1-12。

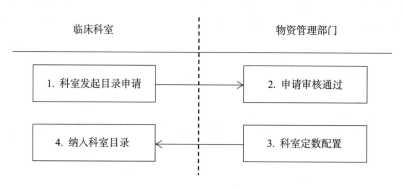

图 4-1-12　目录新增流程

2. 流程说明

（1）科室负责人按需发起耗材目录新增申请。

（2）物资管理部门审核科室新增目录，进行科室目录添加。

（3）物资管理部门确定科室定数，设定补货下限。

（4）科室确认正式纳入科室采购目录，运营中心进行配货。

（二）科室主动补货流程

1. 科室申领流程指的是系统按定数设置、科室消耗自动生成科室申领单流程；科室人员也可根据需要，在系统中进行临时紧急人工申领，流程见图 4-1-13。

2. 流程说明

（1）物资管理部门在周期内固定时间，从 SPD 系统中获取到科室消耗数据。

（2）SPD 系统自动计算出本次应配送的商品数据生成计划，SPD 人员根据计划提交单据。

（3）运营人员根据计划提交拣货单并进行拣货复核，配送人员送至科室。

（4）科室根据各自情况进行收货，使用时消耗耗材。

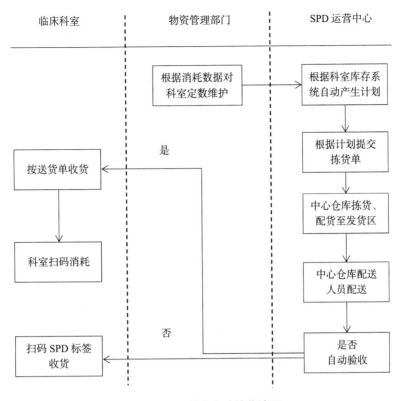

图 4-1-13 科室主动补货流程

（三）科室应急申领流程

1. 应急申领流程是指科室需要应急性耗材，通过临时维护申领耗材的过程（图 4-1-14）。

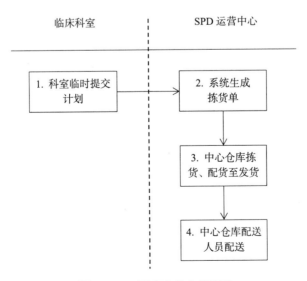

图 4-1-14 科室应急申领流程

2. 流程说明

（1）科室维护提交临时计划并通过申领审核流程。

（2）SPD 系统生成临时配送的耗材数据，生成拣货单、配送单。

（3）安排运营人员拣货、装箱、配送。

（4）科室按照配送单核对并收货。

（四）科室入库流程

1. 科室入库流程是指耗材被送至科室，科室人员核对单据、实物一致后，将耗材按规定摆放至科室仓库货架，流程见图 4-1-15。

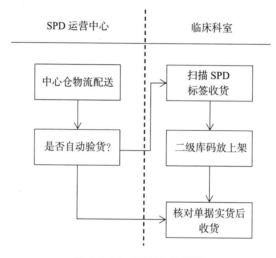

图 4-1-15　科室入库流程

2. 流程说明

（1）中心仓人员将耗材配送至临床科室。

（2）科室人员核对单据、实物一致后，通过 PDA 扫描 SPD 标签进行系统收货。

（3）验收成功后将耗材存放在科室仓库货架。

（五）科室消耗流程（高低值耗材）

1. 耗材使用流程指的是耗材在临床科室使用的工作流程（图 4-1-16），科室人员手持 PDA，直接扫描定数标签完成科室消耗。

2. 流程说明

（1）临床护士从科室仓库中取用耗材。

（2）低值耗材使用 PDA 扫描耗材商品上的标签，完成消耗使用。

（3）高值耗材使用完后，在 HIS 系统选择患者信息，绑定患者后扫码计费，完成消耗出库。

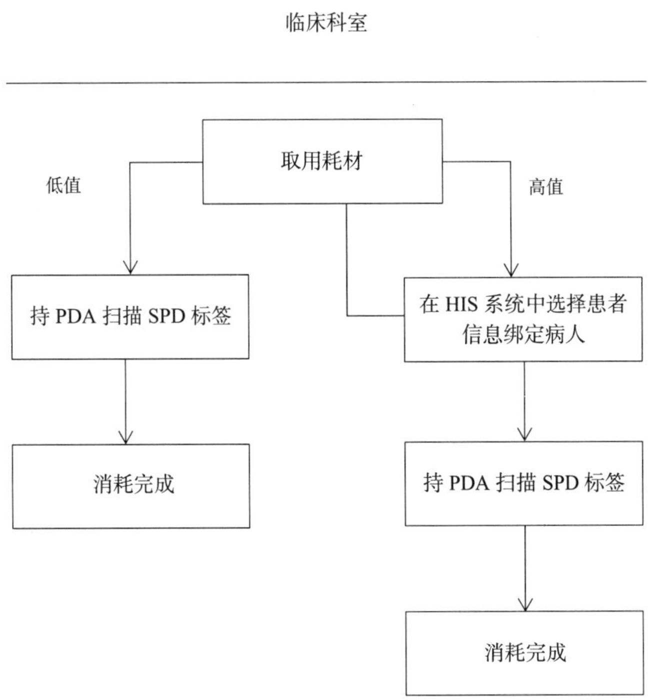

临床科室

取用耗材

低值　　　　　　　　　高值

持 PDA 扫描 SPD 标签

在 HIS 系统中选择患者
信息绑定病人

消耗完成

持 PDA 扫描 SPD 标签

消耗完成

图 4-1-16　科室消耗流程（高低值耗材）

（六）科室退货流程

1. 科室退货流程是指科室将不再使用或者快过期等商品退货院内中心仓库的操作流程（图 4-1-17）。

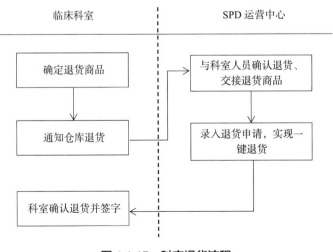

临床科室　　　　　　　SPD 运营中心

确定退货商品

与科室人员确认退货、
交接退货商品

通知仓库退货

录入退货申请，实现一
键退货

科室确认退货并签字

图 4-1-17　科室退货流程

2. 流程说明

（1）科室线下告知 SPD 运营中心需退货耗材，说明耗材退货原因。

（2）运营中心线下沟通后，对科室退货原因无异议，同意退货。

（3）临床科室将退库耗材送至中心库。

（4）运营中心仓库收到实货后，扫描条码进行退库操作并打印退货单。

（5）临床科室确认无误后签字，退货耗材放入仓库退货区，完成退货操作。

第二节　高值耗材 SPD 管理

一、高值耗材管理概述

（一）管理背景

医用高值耗材主要是相对低值耗材而言的，一般指对安全至关重要、生产使用必须严格控制、限于某些专科使用且价格相对高的消耗性医疗器械。大部分医院对于医用高值耗材的监管仍然不够严谨，管理力度在其采购、供应、使用及追溯等各个业务环节存在较大的提升空间。

随着社会的不断发展，医疗技术不断创新，高值耗材的广泛应用，相关部门对高值耗材管理制度也愈发重视。尤其是在带量采购背景下，由于高值医用耗材分类繁杂、规格型号众多，且缺乏统一的质量标准和评价体系，在以价格为导向的带量采购实施过程中存在一定产品质量和安全的风险。对高值耗材进行全生命周期管理与追溯，形成完整的、全程监控、规范化质量监督制度是当下首要任务。但由于缺乏规范的管理流程、先进科学的管理模式及可追溯系统，医院在高值耗材的管理中容易出现以下问题：

1. **采购缺乏监管，采购状态无法追溯**　高值耗材的采购方式多以电话报单为主，一方面，医院对其采购配送状态无法线上实时跟踪，耗材管理部门对高值耗材的采购信息的了解处于后知后觉的状态，无法起到有效的监管职责。另一方面，科室产生高值耗材使用需求时，直接由医院科室直接电话联系耗材供应商，不仅缺少监管部门的监督，同时也存在一定的利益安全隐患。

2. **验收环节缺失，工作量大且低效**　高值耗材在验收环节中，主要存在以下问题，即科室的自行采购和必须手术中才能确定的高值跟台类耗材，前者直接规避了验收环节，后者则在很大程度上提高了高值耗材验收的难度、复杂度和人力成本。庞大的工作量下，单据繁多，验收效率低下，急需相应信息技术和信息系统的支持。

3. **存储方式简陋**　大部分医院仍然以木柜、铁皮柜存储高值耗材，耗材存储安全性无法保证；人工登记式管理高值耗材库存、效期等信息，容易出现耗材库存不足，不能很好地满足临床需求，人工进行效期管理工作量较大占用医务人员过多的时间。

4. 计费操作不便　计费人员在手术或操作结束后，人工统计高值耗材使用情况，再进行集中收费，计费操作为人工检索收费项目确认收费，在多个耗材品规单价一致的情况下，需对多个计费项目进行甄别，计费工作操作性较差，无法实现良好的信息化管理。

5. 专职人工管理的方式较为粗放，无法满足发展需求　部分医院对医用高值耗材的申领、验收入库、使用过程及付款流程多为手工单据记录，部分医院采用手工制单加二级库房管理，部分医院采用了条形码管理，然而并没有形成完整的智能化的管理模式。不能满足医疗机构对高值耗材的严格管理要求，亦不能堵塞医护人员使用过程中存在的种种漏洞，更不能满足患者对植入自身的高值耗材进行信息了解的需求。

因此，借助智能化管理手段，更加有效地提高医用高值耗材监管力度，深入透明地实现医用高值耗材的全流程管理，提升医院整理的管理水平和形象，是各大医院的迫切需求。

（二）管理思路

针对高值耗材在管理中易出现的问题，SPD 模式下的高值耗材管理思路主要是结合医院管理情况对高值耗材的管理流程进行优化，同时借助可追溯系统、信息化技术实现高值耗材业务全流程的追溯与监管，通过智能设施设备提高管理效率、智能化水平与医院整体的管理水平与形象。

1. 集成智能化信息系统　将医院原有分散的物流管理信息系统、业务管理系统及财务结算系统相互结合，形成智能化医院综合运营系统，通过信息系统之间的互相结合，避免因不同信息系统之间衔接不上的因素而导致的工作效率低下，实现耗材从采购至消耗计费全流程的监管与跟踪。

2. 建立无人化管理的二级库房　引入智能化的存储设施设备进行耗材的存储，与智能化信息系统结合，减少人工操作带来的各种隐患，降低因落后的管理方式造成的成本问题，提升管理效率。

3. 引入条码管理　对耗材实施全面条码管控，将原有的验收、计费、入出库、盘点、计费等环节的人工记录与汇总操作转变为扫码操作，实现环节操作的高效便捷化。

（三）管理基础

高值耗材管理思路的实现基础是条码管理，而根据不同技术，SPD 模式条码管理主要有以下几种实现方式：

1. 院内码（globe standard 1，GS1）管理　GS1 拥有全球跨行业的产品、运输单元、资产、位置和服务的标识标准体系和信息交换标准体系，真正解决了企业对数据的准确、及时传送和有效收集问题，是商品在全球流通的"身份证"，是实现商品追溯的重要手段。SPD 模式下，医用耗材配送入院后，SPD 系统自动生成以 GS1 编码格式设计的院内唯一码，与耗材自身码进行对照关联，医用耗材从入院至消耗收费的各流通环节，均可通过院内唯一码追溯记录，实现耗材院内的追溯管理。GS1 条形码主要由主条码和副条码组成，主条码包含国别、厂家、产品名称、型号规格、包装级别等静态信息；副条码包含生产日期、生效日期、批号、序列号、流水号、型号、包装数量等动态信息。

2. 医疗器械唯一标识码（UDI）追溯

（1）UDI 码实施背景：近年来，医疗器械行业发展迅速，新技术和新产品层出不穷，产品的多样性和复杂性不断增加。但在医疗器械的流通和使用中，普遍存在未编码或一物多码的现象，严重影响产品的生产、流通和使用，难以实现有效监督和管理。医疗器械唯一标识系统的建立，则意味着能实现快速、准确识别医疗器械在生产、经营、使用环节的信息，实现产品监管数据的共享和整合，创新监管模式，提升监管效能，加强医疗器械全生命周期管理，实现政府与社会共同监管，提升医疗器械安全有效水平。

UDI 码实施背景医疗器械唯一标识的价值在于应用，各环节的有效应用是形成监管大数据的基础，是实施互联网＋监管、智慧监管的重要途径和手段，因此国家相关管理部门鼓励各相关方积极在医疗器械生产、经营和使用环节的管理中应用医疗器械唯一标识。如，2019 年 10 月 15 日国家药品监督管理局发布《关于做好第一批实施医疗器械唯一标识工作有关事项的通告》，开始推进医疗器械唯一标识工作；2020 年 7 月 23 日，国务院办公厅发布《深化医药卫生体制改革 2020 年下半年重点工作任务》，明确要求"重点品种实施医疗器械唯一标识"。

（2）UDI 码定义：UDI 是医疗器械唯一标识的英文缩写，该标识的实施是为了有效识别在美国市场上销售并使用的医疗器械，无论产品产自哪里，流向何方，都能通过 UDI 找到，为上市后的不良事件和召回提供了有力工具。UDI 由器械标识符（DI）和生产标识符（PI）两部分组成。DI 是固定的编码，包含了贴标企业的信息、设备特定版本或型号，而 PI 会随着生产批次而变化，包含了某台或某批器械的生产批号、序列号、生产日期、失效日期等生产信息。

（3）标识要求：美国食品药品监督管理局（Food and Drug Administration，FDA）要求 UDI 必须满足纯文本形式和自动识别技术（automatic identification and data capture，AIDC），通俗点说，就是人和机器都能够识别相应编码。UDI 的标识要求根据器械的不同使用方式大致可分成以下四类：

1）使用超过一次的器械：应在最小销售单元及上级包装上标识人机均可读的 UDI。最终要求是必须把相应 UDI 直接标识在器械上，可以以纯文本或自动识别技术标识。

2）一次性使用器械：不必在每套一次性使用器械上都标识 UDI，应在最小销售单元包装及上级包装上标识。

3）植入器械：UDI 应标识在每个器械的包装及上级包装上。

4）独立软件：软件的版本应包含在 PI 中。如果软件通过网络下载，启动软件时或使用菜单命令可显示纯文本的 UDI 即可；如果软件通过包装进行销售，除满足上述要求外，包装标签上必须具有人机均可读的 UDI。

（4）全球 UDI 数据库（global unique device identification database，GUDID）：为保证 UDI 合规、改善上市后监管，FDA 建立了 GUDID，可供公众查询，以获得相应器械的信息。该数据库根据不同器械设置有 60 多个字段信息，需要进行 UDI 标识的企业必须提交这些信息。公众不但可以直接在数据库网页输入包装标签信息中 UDI 的 DI 找到产品信息，还可以通过相应字段信息搜索（例如公司或商品名称，通用名称或者器械的型号、版本等）。需要注意的是，该数据库不提供器械的 PI 码。

（5）UDI 的编码规则：UDI 是一个由数字或字母组成的编码。由器械识别码（DI）和生产识别码（PI）组成。

UDI 编码实施之前，SPD 模式中的院内码主要是依靠依托于 GS1 编码生成的。UDI 实施之后，已申请 UDI 的耗材具备了全球唯一的名称、品规和 DI 信息，SPD 模式通过建立 UDI 编码正确的解析模型，可对编码进行解析，快速获取产品信息，以其产品自身条码作为该耗材的唯一性标识，实现 SPD 管理模式下其生产、流通、使用、监管等各环节的统一无差别识别。为确保原始 UDI 码在院内全流程追溯，避免因拆零加工造成 UDI 编码的缺失，特将 SPD 标签与 UDI 编码对照绑定，使用 SPD 标签作为 UDI 码信息的载体。

对于尚不具备 UDI 编码的耗材，则按照 UDI 编码解析模型算法，结合该商品分类编码、企业编码、规格型号、当前日期、流水号等信息，生成对应的院内 UDI 码，作为其获得 UDI 编码前的过渡方案，打印并粘贴在耗材外包装上，并以此为院内双向追溯管理的标签。

3. RFID 条码追溯　无线射频识别即射频识别技术（radio frequency identification，RFID），是自动识别技术的一种，通过无线射频方式进行非接触双向数据通信，利用无线射频方式对记录媒体（电子标签或射频卡）进行读写，从而能够在减少人力、物力、财力的前提下，快速实现信息识别、存储、传递，提高管理效率。

在医疗行业里，RFID 技术在智慧医疗、医院信息化建设中的应用十分普及。它应用于医院的医疗监护、医疗器械管理、患者身份识别、婴儿防盗、医院资产管理等方面。

SPD 模式下的 RFID 技术应用目前主要是通过 RFID 高值耗材智能柜与 RFID 智能屋实现对高值耗材的"无人值守"式管理。运用 RFID 技术将医院高值耗材进行一物一码的自动标识和识别，通过 RFID 智能终端（智能耗材柜 + 智能手持终端）的软件系统与医院手术室原有 HIS 管理系统实现信息无缝对接，从而实现高值耗材全流程闭环管理。

二、高值耗材采购、供应

高值耗材根据是否在院内备货可分为寄售制高值耗材和跟台类高值耗材两种，两者采用不同的采购供应流程。

（一）寄售制高值耗材

寄售制高值耗材，顾名思义，即在院内统一备货，采用消耗后结算管理的高值耗材。SPD 模式下，寄售制耗材的采购供应工作的高效率与智能化主要是依托库存控制模型和系统平台实现的。SPD 模式在院内在中心库及科室库建立库存控制模型，统计每个科室各耗材的历史使用规律与消耗量，经过科学合理的计算后，设定科室每种耗材的库存上下限。当科室二级库耗材库存低至下限时，SPD 系统自动触发补货，由中心库主动向科室二级库补给；当中心库耗材库存低至所设下限时，则根据科室二级库的补货需求制定采购计划，有效避免了经验式申领所导致的科室库房物资积压浪费问题，也保障了临床及时供应。其具体流程如下：

1. **采购计划** 采购需求的产生是基于耗材的使用消耗信息，当备货系统内的库存水平降低至最低库存设置，系统则根据现有库存量、使用量等信息自动计算出所需采购的品种、数量，并自动生成采购计划，采购计划信息包含申购科室、医用耗材名称、规格型号、数量、申购时间等。

2. **采购订单** 寄售制高值耗材采购计划由 SPD 服务人员汇总后经系统提交给医院医用耗材管理部门审核，审核通过后采购员在系统平台上复核订单信息并在线推送给供应商。

3. **订单接收** 供应商经供应采购平台接收订单后，按照订单信息进行备货，并在供采平台上根据配货信息如实填写统一的配送单据，单据信息包含医院、配送科室、配送品种、规格型号、配送数量等并同步配送数据至 SPD 平台。

4. **订单配送** 供应商将采购耗材配送入院进行验收。在 SPD 模式下，采购计划不再依靠人工汇总、登记，而是基于耗材的真实消耗信息自动生成，采购数据具有真实性和准确性；订单的传递也不再依赖传统的电话/短信，避免信息传递误差，管理人员只需审核采购计划与实际是否存在偏差并进行调整即可，实现了采购工作的高效化和智能化。

（二）跟台类高值耗材

跟台类耗材的使用具有不确定性，无法预知需要使用的规格与型号，只能在手术过程中才能确定需要的规格与型号。因此，目前多数医院的跟台类耗材一般不在科室备货，而是大多采用直送配送方式进行管理。

1. **采购计划** 跟台类高值耗材的采购需求来自择期手术，科室医生或者护士提前获取手术医嘱或者手术排程，并根据手术类型及名称制作采购计划，采购计划关联申请科室、术前诊断信息、拟施手术方案、主治医生、治疗组、患者姓名、患者床号、患者住院号等信息。跟台类高值耗材采购计划经科室主任审核通过后提交给采购员复核，复核通过后经系统通知供应商，由其进行跟台类耗材备货，这是一种直采模式。

2. **订单接收** 供应商经供应采购平台接收订单后，按照订单信息进行备货，并同步配送数据至 SPD 平台。

3. **订单配送** 供应商将采购耗材配送入院进行验收。

以上采购流程主要针对常规计划采购，对于临时采购情况，则由临床使用科室发出申请（填写临床使用申请单），经职能管理部门领导审核确认后，按照临床单通知供应商送货，供应商经供应采购平台进行送货，耗材管理部门按照临床单验收后，SPD 运营人员直送验收，再推送至申请科室。

跟台类高值耗材虽未实现寄售制高值耗材的智能采购与智能补货，但在系统平台的应用下，采购单的生成、审核、验收等信息均留存于系统平台中，实现了流程的信息化，很大程度上降低了以往管理模式中耗材采购的主观性、验收的难度、复杂度和人力成本，提升了管理效率。

三、验收、加工、贮存管理

（一）寄售制高值耗材

1. **验收** 供应商将耗材送至验收室后，验收人员扫描医用耗材条码时直接获取配送单及耗材的基础信息（包含配送单编号、耗材品种、耗材品规、耗材配送数量、耗材批号效期等），核对实物信息后，完成验收。验收完成后经系统平台扫描或者手动输入配送单单号，进行入库贮存。

2. **贮存** 在 SPD 模式中，为保障高值耗材存储安全，同时提高高值耗材管理效率，大多是通过智能存储设备如智能耗材柜或智能耗材屋贮存。智能耗材柜或智能耗材屋是以物联网技术为核心，将 RFID 射频技术融入订购管理、内部请领、使用跟踪等一系列流程分析中，通过射频技术快速识别、采集物品信息，实现对物品的自动识别和透明化、智能化管理，强化医用耗材现场领用管理及耗材状态的可视化追溯。随着信息技术的发展，目前除了 RFID 高值耗材柜 / 智能屋，有部分医院尝试引入光电栅计数耗材柜 / 货架，其管理原理与 RFID 识别大体一致，通过信息技术实现耗材的无人化存储。

对于通过智能存储设备管理的耗材，验收完成后生成并打印关联耗材名称、规格、型号等相关信息的 RFID 标签（含 SPD 标签），与 UDI 标签绑定后，放置于智能耗材柜或智能耗材屋，柜 / 屋内的 RFID 读写系统可实时监测柜子内的标签数量，自动识别产品信息和库存量，并将其同步至智能柜系统与 SPD 物资管理系统，完成高值耗材存储记录工作；对于不经智能存储设备管理的耗材，生成并打印 SPD 标签与 UDI 标签绑定后，送至手术室 / 介入室等科室，通过扫码验收后存放在科室库内货架的专属货位上。

3. **加工** 对于手术室内的寄售制高值耗材，为方便手术取用，提高手术耗材备货效率还可对其进行术式套包加工。术式套包加工即指根据术式特点，将手术开展过程中所需耗材定量组装至套包中的作业活动，一般在手术室二级库内完成。术式套包可关联手术名称、患者住院号、患者姓名、手术间、手术台次等信息。

手术类型的不同决定术式套包及所需耗材的不同，术式套包设置过程中需明确以下信息：术式套包的名称；术式套包对应的术式；术式套包内耗材的名称、规格／型号及数量等。术式套包加工过程中，SPD 系统通过与手术排程系统对接，自动获取手术信息，SPD 项目人员根据不同术式套包对应的耗材清单捡取耗材并进行打包，并粘贴式套包条码，所有术式套包加工完成。

（二）跟台类高值耗材

跟台类高值耗材主要是使用在跟台手术中，使用科室以骨科为主。不在院内备货（部分医院目前也尝试将部分手术中常用的骨科耗材在院内备货，根据手术类型所对应的不同需求设置为骨科材料包，采取与术式套包类似的管理方式），其流程（图 4-2-1）为手术室巡回护士或者临床科室的手术医生下医嘱时根据具体手术情况、耗材需求进行手术材料申

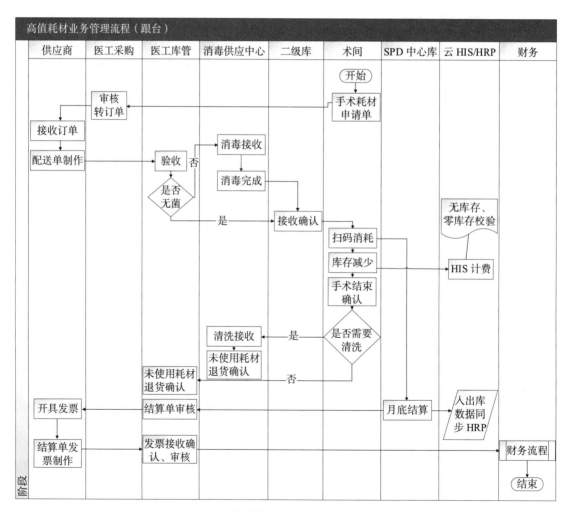

图 4-2-1　高值耗材业务管理流程（跟台）

请，系统通过供应链协同平台（简称 OMS 系统）将科室的耗材需求自动地传送给供应商，供应商接收订单信息以后，按照相应的手术和手术患者的实际情况去准备耗材，并在系统内对跟台包内具体耗材信息进行登记维护，如果一个患者手术部位在一处或者一处以上的时候，则可以与多个套包进行绑定。

跟台包订单信息维护完成以后，供应商将跟台包配送至医院。院内仓库管员与手术室库管员共同核对配送单与实物进行验收后，在 SPD 系统中扫描、打印"跟台包码"及耗材清单，并将耗材装入自封袋与跟台包码、耗材清单一同送至消毒供应室消毒；消毒供应室进行植入物清洗、打包，打包完毕后将跟台包码粘贴在消毒包表面并进行套包消毒，消毒完毕后送至术间使用。由于跟台类高值耗材属于直送配送，经赋码、消毒等流程后直接送至手术室使用，近似无贮存。

四、院内配送

（一）一级库配送

1. **配送策略**　同科室的补货任务汇总在一起，以批次为单位进行的分拣作业称之为波次。在波次作业中，综合考虑耗材在中心库内的储存位置、科室库的区域分布、楼宇分布距离、耗材需求紧急性等因素，结合中心库内的加工台数量设置波次策略和排程。同时在波次运行及释放中，根据不同科室的耗材需求紧急程度对配送任务进行多目标规划与任务调度，制定常规配送和紧急配送两种策略。具体院内配送策略见表 4-2-1。

表 4-2-1　院内配送策略

配送模式	配送策略
常规配送	通过库存控制系统监测各科室库存水平,根据设置的各类耗材库存参数确定配送量,定时、主动、按批次配送至各二级科室库。根据耗材使用区域的不同,可灵活采取人工配送及物流机器人配送两种配送方式。
紧急配送	为满足因消耗量异常增加而引发的紧急需求所制定的一种临时策略,要求以最快的速度将科室所需耗材配送至科室。例如,在同批次耗材配送中,以急诊科室和急诊品种优先。

2. **配送路径**　在进行多科室配送时综合考虑电梯位置、配送距离、配送量、适宜配送时点等因素，在及时满足各科室补货需求的前提下，通过优化配送路径实现配送效率的提升。

（二）二级库配送

耗材配送流程，若详细划分，大致可分为三个环节：拣货、配送和消耗点收货。

1. **拣货** 即按照 SPD 物资管理平台中触发的补货需求，对照所需耗材的品名、型号、规格、生产、批号、灭菌批号、有效期、数量、生产厂家等信息，贯彻"先产先出，近期先出"的原则进行拣货，拣货完成后对拣取的耗材包装、外观及数量进行检查，确认无误方可出库，SPD 库存管理员在《出库配送单》上签字。若在检查中发现有拣货差错，则停止该订单发货，将实物返回拣选作业岗位；发现有包装破损或者质量问题，则放置在退货区待下一步处理。

2. **配送** 出库配送时，应保证 SPD 系统记录与相关单据齐全，如《装箱单》《配送单》，包括出库单号、出库时间、配送人、收货科室、收货人等；根据配送耗材数量的多少与时效性合理选择对应的配送工具，保持配送耗材整齐有序；在路径的选择上，根据对耗材的需求紧急性，合理规划路径，尽量在最短时间内，及时将耗材送至对应消耗点。如体积较小或者货值较高的耗材可采用箱式物流配送进行配送，避免配送过程中的耗材交接，保障配送安全；对于紧急使用的耗材，则可以选择物流轨道进行配送，从而在最短时间内（一般为五分钟内）送达消耗点，效率更高。

3. **消耗点收货** SPD 工作人员将耗材配送至消耗点时，及时联系当班护士或其他对应负责人进行物资的交接验收，交接人员根据配送单逐一清点和核对耗材商品信息，包括品种、数量、批号、效期等，确认无误后，在《配送单》上签字确认，SPD 工作人员用手持终端扫描《配送单》条码进行科室库入库，在上架摆放过程中，应按照效期排列清楚，失效期近的放置于前面，失效期远的放置于后面，同时保证货架整齐有序。

以上配送流程主要是针对寄售制耗材，跟台类耗材不在院内存储，走直采直配流程，采购后经验收直接送至手术室或供应室消毒。

（三）三级库配送

三级库配送主要包括术式套包配送、跟台类耗材配送及术间材料的配送。

1. **术式套包配送** 术式套包的配送流程（图 4-2-2）是 SPD 信息系统通过与手术排程系统的信息接口获取医院手术排程信息，SPD 服务人员根据手术排程在科室二级库加工满足各手术类型的术式套包，由下送人员将术式套包在术前配送至各术间。

2. **跟台类耗材配送** 将跟台类耗材按照厂家、品名、规格、型号、使用部位等信息进行组套类别划分，责任医师下医嘱时根据实际需要选择手术过程中将要使用的对应跟台类耗材包制作手术材料申请单，手术耗材申请单经审批后转为手术耗材订单。供应商在线接收手术订单执行耗材配送，耗材到院验收通过后送至手术室库房，手术室库管员进行信息复核，确认无误后，由 SPD 服务人员送至消毒供应室消毒、杀菌后再送至术间备用。手术后巡回护士清点术中使用的耗材并扫码计费，手术订单内未实际使用的耗材可在手术结束后自动退库。

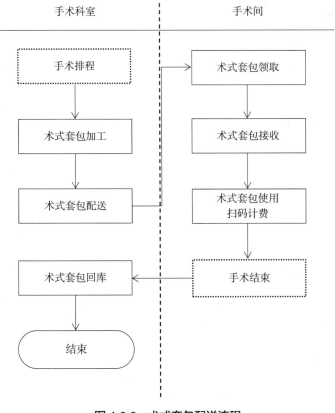

手术科室　　　　　　　　　　手术间

图 4-2-2　术式套包配送流程

3. **术间配送**　二级库服务人员在开台前按照手术排程准备耗材，并配送至术间。对于备货在术间以保证手术顺利进行的耗材，在术间库存到达补货点时，经系统自动提醒后，由手术室库房主动补货至术间，对于术中临时所需耗材，可通过 SPD 信息系统单独申领，库房管理人员拣货后配送至术间。

在耗材配送中，为提高耗材配送效率，节约人力成本，诸多医院在 SPD 项目中针对一级库配送、二级库配送、三级库配送等环节，引入相应物流机器人，以实现更高配送效率。

五、使用

（一）寄售制高值耗材

1. **取用**　对通过智能耗材柜/智能耗材屋等智能存储设备进行一物一码管理的耗材，取用耗材时，科室护理人员通过 IC 工卡/指纹权限打开智能耗材柜/智能耗材屋拿取耗材，智能柜体/智能屋内的 RFID UHF 系统会自动对于耗材取用的数量、品种、RFID 芯片号码、取用人员识别等做记录，不管何时、何人领用何种耗材都可通过 RFID 技术进行精准统计，录入系统。同时，会启动柜体的录像系统，自动对取用过程进行录制，支持必要时的追溯，无须安排专人手工登记领用信息、管理高值耗材存储等工作，改善了原先领取失控而事后弥补的工作状态。在保证耗材的存储安全同时，大大减少了临床用户每个环节的扫描动作，耗材取用方便快捷，提升了工作效率。

2. **收费** 科室护理人员领取耗材后，在术中扫码确认耗材使用，并在术后对耗材进行扫码计费。HIS 系统接口将耗材收费信息通过智能系统接口回传至 SPD 系统，完成 SPD 系统二级库库存减少，使智能耗材柜 / 智能耗材屋系统库存与 SPD 系统二级库库存保持一致。对于已取用但未使用的耗材，手术结束后，科室护理人员及时清点未使用耗材，通过指纹 /IC 卡解锁智能耗材柜 / 智能耗材屋，放入未使用的耗材，智能耗材柜 / 智能耗材屋识别产品并重新盘点柜内耗材的库存。

考虑到目前国内多数的三甲医院在护理方面都有床旁护士站，患者手上也配有腕带。因此，对于设置有床旁护士站的医院，在其高值耗材进行收费的时候，可以直接通过床旁移动设备将患者腕带信息和高值耗材信息在患者的床旁进行绑定，直接收费，无须将耗材再从床旁带到科室护士站收费，进一步避免错收费或者漏收费现象。

（二）跟台类高值耗材

跟台包经院内仓验收后送至手术室，手术护士扫描跟台包上的套包条码，获取包内耗材的具体明细，如规格、型号、尺寸等信息，并根据具体使用情况勾选所使用的耗材后，在 HIS 端计费。植入性耗材还需打印植入耗材使用清单，手术医生、手术室巡回护士、供应商三方同时在"植入物使用清单"上签字。手术完成后，将已使用耗材标签粘贴在病历本上，植入物使用清单留存备查，完成耗材的使用过程；跟台包中的未使用耗材则根据具体要求经消毒后退回供应商。

六、监测与评价

（一）监测

1. 消耗监测

（1）寄售制高值耗材的消耗监测主要通过智能存储设备实现，智能存储设备具备自动识别、自动记录、智能盘存、防丢报警等功能。科室通过智能存储设备拿取耗材，系统则自动记录耗材取用信息并自动汇总，查阅当日耗材的取用和归还记录，并与后台 SPD 系统对账，即可实现耗材真实消耗监测。当耗材被拿取一定时间（时间限制可由科室自行设置）后，智能存储设备系统未接收耗材的收费信息，则默认该耗材未使用，系统将在智能存储设备页面与 SPD 系统页面中触发系统提示，提醒科室护理人员及时将未使用耗材退回智能存储设备，或及时核查该耗材的收费状态，以免漏计费。若超过时限仍未还货且未进行收费，则触发报警信息，避免耗材的跑冒滴漏与错收费、漏收费等问题的同时，实现耗材的真实消耗。

（2）跟台类耗材的消耗监测则通过 SPD 系统中跟台包条码实现，使用完毕以后，根据 HIS 端跟台类耗材收费明细及病历本上所粘贴的耗材标签对照，完成对耗材的实际消耗监测。

2. 库存监测 通过库存控制系统时刻监测各科室库存水平，当耗材经扫码使用后，库存系统扣减相应库存，当耗材备货系统内的耗材库存水平到达最低库存设置，则触发补货 / 采购计划，耗材库存始终维持在合理范围内，实现安全保供。

3. 使用监测 高值耗材的使用监测建立在消耗监测与库存基础上。寄售制高值耗材在 UDI、GS1、RFID 智能柜 / 智能屋的全面条码管控下，耗材在每个流通节点的信息传递与识别均借助条码，通过一元化的信息系统平台将医用耗材的物流和信息流紧密结合，通过高值耗材的产品自身码或院内唯一码可向上溯源该耗材的采购时间、供应商配送时间、验收人及验收时间、验收结果、科室库的入库信息等；向下追溯该耗材在科室的消耗信息（如使用人员及消耗时间）、手术信息、患者信息等。实现医用耗材全流程条码追溯，不仅便捷了高值耗材的采购、验收、使用，通过与收费系统的数据对接实现耗材使用到收费的追溯，提升了医用耗材管理的精细化，也对临床使用耗材的行为起到约束作用。

跟台类高值耗材，在 SPD 条码管控的基础上，跟台包管理将跟台类耗材纳入线上平台化管理，支持按患者定向采购的模式，手术申请时确定患者，后续需求审核、供应商准备、消毒、手术室支持中心验收、使用均关联患者，当前患者申请的材料不能应用于其他患者，规范管理并提高手术安全性，对于植入性耗材，还需打印出植入耗材使用清单。清单上必须有手术室巡回护士、手术医生以及供应商三方的签字，并进行永久备案。手术后，未使用耗材经供应商消毒带回，耗材从采购至最终使用形成闭环追溯。

（二）分析、评价

高值耗材的评价是基于消耗、库存与使用监测和 BI 实现的。在库存、使用、消耗等数据全程监测、数据留痕的基础上，BI 智能报表以数据仓库为核心，运用统计分析、数据挖掘等技术对基础业务数据进行处理，通过医院分析模型、科室分析模型、病种术式分析模型和耗材分析模型，对耗占比指标、重点耗材使用、重点术式开展、用械安全管理等方面数据进行直观数据展示。耗材管理委员会则通过各个维度数据报表排名，及时了解耗材使用的异动情况，还可选取某一类病种或某种耗材在某些科室的具体使用数据对耗材使用行为进行分析评价，规范耗材使用流程与用耗行为，为耗材的进一步管控提供决策支持。

第三节　低值耗材 SPD 管理

一、低值耗材管理概述

（一）低值耗材管理难题

低值耗材虽价值较低，对人体安全影响较小，但品种和规格多元化、需求量大，其管理内容和难度并不亚于高值耗材，在采购、库存、使用、计费等环节同样存在诸多难题。

1. 经验式采购增加医疗机构资金占用　由于低值耗材品种多，应用科室多、临床使用量大、覆盖面广，因此大部分医疗机构普遍采用中心库验收入库、二级库领用的粗放管理模式。该模式下，中心库的采购数据主要依据科室库的主观申请数量，缺乏科学依据，采购数量不准确，易出现采购过量造成的资金浪费，或采购不足而影响临床使用。

2. 库损问题严重，造成不必要浪费　经验式申领下，各科室为保障科室耗材使用及减少申领次数，往往会申领远高于实际需求的耗材数量，造成科室库房内大量耗材积压，在传统业务模式下低值医用耗材经中心库验收入库，二级库领用，其库存即为医疗机构实际库存，一旦过有效期就造成实质性的库存损耗，造成医疗机构资金的浪费。

3. 使用监管环节缺失，增加成本管控难度　由于低值耗材价值较低，相对于高值耗材，其使用监管力度相对小，低值耗材管理环节上大部分数据与信息尚未纳入系统监管中。物资管理部门仅存在物资验收和结账环节，耗材使用环节和二级库管理监管环节缺失，低值医用耗材由二级库向中心库申领后使用，对于每一件耗材的具体去向、是否存在一些不正常缺失存在监管盲区；同时因耗材信息数据库的不健全，管理部门对于可收费耗材的实际消耗与收入是否相符，不可收费耗材的消耗量是否合理不了解。跑冒滴漏现象普遍存在，低值耗材消耗成本高，给医疗机构带来经济压力，而消耗成本或大或小的波动，也增加了耗材成本管控难度。

4. 易导致错收费、漏收费、套收费　低值耗材的品种多且复杂，每种类型的低值耗材又有多个型号和规格，护理人员在临床中通过经验来判断耗材的型号和规格，护理收费人员无法记住每一个收费项，存在使用的耗材和收费耗材之间不能完全一一匹配，易造成漏收费、套收费的现象。

（二）低值耗材管理思路

低值耗材相对高值耗材而言，价格较低，且不可收费耗材占比也相对大。因此，在无法实现像高值耗材"实现每一件医用耗材的全生命周期可溯源"的情况下，对低值耗材采用批次管理，在明确消耗去向的同时实现成本管控。对照以上管理难题，低值耗材管理思路主要从以下方面展开：

1. 智能采购与智能补货，保障科室供应　借助科学技术手段，设置库存控制模型，自动获取物资消耗信息，根据实际消耗进行智能采购与智能补货。保障临床使用的同时，合理控制库存量。

2. 中心库统一备货管理，消耗后结算　低值耗材使用科室多，使用量大，为避免各科室扎堆无须申领，采用大库统一备货，将被动发放转变为主动推送至科室的模式，确保中心库物流工作有序开展的同时保障科室供应。同时通过消耗后结算，降低医疗机构的库存成本与风险。

3. 条码管理及套包管理办法，监管耗材使用　低值耗材与高值耗材一样同样通过条码进行管控。但由于低值耗材使用量大且大多不具备独立包装，高值耗材"一物一码"的管理方式不适用于低值耗材，结合其消耗特点，可采用"套包"管理，即借助定数包、术式套包对低值耗材进行管理，在条码管理的前提下，方便耗材的取用及消耗统计，实现耗材使用监管。

4. 三级库管理，将耗材消耗与患者绑定　针对低值耗材在病区的具体使用建立追溯体系，将低值耗材的消耗与收费项建立对照管理，便捷计费操作的同时，将低值耗材的消耗去向追踪至患者，实现成本管控。

二、低值耗材采购与供应

1. SPD 中心库根据系统库存设定自动生成采购订单，按需向供应商发起采购计划，通过供应链协同平台实现供采协同。低值耗材采购流程见图 4-3-1。

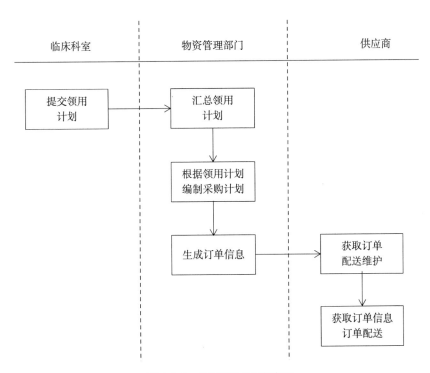

图 4-3-1　低值耗材采购流程

2. 低值耗材采购加工流程说明

（1）采购计划：低值耗材均采用备货制，其采购需求的产生与寄售制高值耗材一致，是基于耗材的使用消耗信息，当备货系统内的库存水平降低至最低库存设置，系统则根据现有库存量、使用量等信息自动计算出所需采购的品种、数量，并自动生成采购计划，采购计划信息包含申购科室、医用耗材名称、规格型号、数量、申购时间等。

（2）采购订单：低值耗材采购计划由 SPD 运营人员根据实际情况对采购计划单进行调整、修改后审核，SPD 运营人员根据实际情况也可手工生成、维护采购计划并经供应链协同平台将采购订单推送至供应商。

（3）订单接收：供应商在供应链协同平台在线接收采购订单，按照订单信息进行备货，并同步配送数据至 SPD 平台。

（4）订单配送：供应商将采购耗材配送入院进行验收。

三、低值耗材加工与贮存

低值耗材无论是在价格，还是在体积等方面，均低于高值耗材，而在用量方面则远多于高值耗材。这就意味着低值耗材难以做到"一物一码"。鉴于此，可结合医疗机构实际情况，将低值耗材分为三种情况进行加工管理。

1. 针对有独立包装、可单独赋码的低值耗材，在供应商配送入院后，进行最小单位的拆零加工管理，即把大包装拆零至不可再拆分的独立小包装，系统自动计算与打印小包装标签，运营人员按照"一物一码"的管理办法粘贴赋码，赋码后将耗材贮存在中心库的专属库位中。

2. 针对不具备独立包装的低值耗材，SPD 模式采用定数包进行管理，即将大包装的低值耗材进行拆零分装，将数量为 1 个及以上的同种耗材根据特定规格重新包装在一起形成包裹，科室根据定数包数量进行库存基数设置。

在定数包数量消耗至补货点触发补货需求，中心库房接收到科室申领订单后，运营分拣人员根据 SPD 信息系统自动生成的拣货单以科室为单位进行拣货；通过扫描拣货单条码触发系统自动生成定数包标签，SPD 运营人员可根据定数包标签上的商品属性和科室领用包装单位需要，对商品进行拆包、二次打包，再粘贴条码。赋码完成后上架到对应货架货位进行贮存。定数包扫码上架后，医护人员通过扫码取用，实现信息的高效传递，可以方便各科室和医用耗材管理人员迅速而准确地掌握医用耗材的消耗种类和数量。

3. 在手术室耗材管理中，为方便手术耗材的取用，除去定数包，还可将手术中常用的低值耗材按照不同术式进行组合打包，进行术式套包管理。其设置及加工过程见上一节高值耗材验收、加工、贮存部分，此处不再赘述。

四、院内配送

（一）二级库配送

低值耗材的二级库配送主要是指定数包的配送，其具体策略、流程与内容与高值耗材的配送策略大体相同，具体请见上一节，此处不再赘述。

（二）三级库配送

三级库作为二级库的下一层级，是指耗材从二级库出库后存放的地方。目前，行业内关于三级库不设具体、固定的场所，一般是指治疗车、术间等地方。低值耗材的三级库配送主要是指从二级库库房扫码的定数包以及低值术式套包。

定数包从二级库扫码出库后，二级库库存减少，计入三级库库存，没有实际的配送动作。

术式套包则是根据术间手术需求，将术式套包按照已对照的手术排程，经人工或机器人主动送至对应术间，具体配送流程与高值耗材无异，请参照上一节内容，此处不再赘述。

五、使用

在 SPD 模式下，低值耗材从科室二级库扫描后，耗材物权即从供应商转移至医疗机构，记作医疗机构耗材成本。因此，对低值耗材从二级库出库后至真实使用至患者身上的过程监管，是医疗机构成本管控的重点。

为加强对低值耗材的成本管控，SPD 模式建立低值耗材三级库追溯管理体系对低值耗材进行使用管理。即在二级库房下设置拆零三级库，拆零三级库是虚拟库，低值耗材定数包从科室二级库扫码出库后自动计入拆零三级库库存，科室使用并计费后扣减三级库库存，从而将对低值耗材的使用追溯从科室二级库延伸至临床，弥补对耗材临床实际使用情况的监管空白的同时，更有利于医疗机构耗材成本管控。

在具体使用中，低值可收费耗材和低值不可收费耗材，两者的使用管理有所区别。

（一）可收费低值耗材

对于有独立包装、可单独赋码的低值耗材，与高值耗材相同，采用一物一码管理，因此在使用过程中，使用 PDA 扫描 SPD 标签，完成消耗使用后，在 HIS 进行相应计费，即可完成消耗出库。移动医疗护理过程中的收费过程与高值耗材相同，但在实际操作过程中，需考虑到损耗情况的发生，详见本节第六点监测部分。

对于没有独立包装，经定数包管理的可收费低值耗材，科室医护人员使用 PDA 扫描耗材定数包的条码进行取用后，耗材使用信息同步至 HIS 系统进行相应计费，计费完成后，SPD 系统扣减库存完成消耗出库。其耗材的销售数据可直接由 HIS 系统中获取计费，将销售数据与定期盘点的实物消耗数据进行对比，则可实现对定数包中可收费低值耗材的使用管理与追溯，同时实现医疗机构人员的使用耗材准确性和规范性。

对于经术式套包进行管理的低值耗材，其可收费耗材的使用流程与定数包的使用功能流程大体相同，此处不再赘述。

（二）不可收费耗材

对于不可收费耗材，由于其无法收费，属于纯成本支出，所以管控思想主要是在满足临床医疗需求的前提下，尽可能降低使用量。低值可收费耗材通过与 HIS 联动，可以确定耗材与患者的唯一绑定关系。低值不可收费耗材由于没有 HIS 中的结算记录，所以很难与患者进行关联，难以实现全流程的追溯。在这种情况下，SPD 需要结合 HIS 中的患者信息、治疗信息、手术信息等基础信息，并配合医护人员的操作来实现耗材与患者的关系绑定，以实现低值耗材的追溯。在三级库房管理体系中，如纱布、棉签等不可收费低值耗材，由于 HIS 端无对应计费项，SPD 模式通过绑定诊疗项目进行成本配比预估，在系统中建立标准化医嘱套数据，联动 HIS 诊疗收费项目，在拆零三级库下核减低值不可收费耗材的标准消耗数量，定期与实际库存消耗进行比对，实现低值不可收费耗材消耗数量的精细化管理，降低低值耗材成本。非计费耗材使用流程见图 4-3-2。

流程说明

（1）获取 HIS 端所有诊疗项目。

（2）建立诊疗项目耗材套餐，即诊疗项目与耗材的单项关联。

（3）SPD 端扫描 SPD 标签完成非计费耗材三级库的入库。

（4）获取 HIS 端已经计费或者收费确认的诊疗项目。

（5）SPD 端根据诊疗项目和诊疗套餐，自动扣减三级库库存。

（6）周期盘点实物库存，调整诊疗项目耗材套餐品规、数量，作为后续扣减库存的依据，使非计费耗材库存管理更趋合理性。

1）本科室患者耗材使用：科室非计费耗材三级库即时库存 = SPD 端扫码消耗累计库存 – HIS 端诊疗项目套餐对应耗材的数量累计。

2）非本科室患者耗材使用：比如 A 科室患者使用了 B 科室会诊医生自带的耗材。

通常情况下，跨科室耗材数量均是通过 HIS 端收费后同步 SPD 完成调拨、库存扣减，未使用的耗材原则上由医生或者护士还回原来科室仓库。

3）门诊使用病区耗材：如果当前耗材收费科室为门诊耗材科室，则成本计入门诊科室，病区库存 = 病区 SPD 端扫码消耗累计库存 – 门诊科室 HIS 端诊疗项目套餐对应耗材的数量累计，门诊科室库存不变；如果当前收费科室为病区科室，则病区库存 = 病区 SPD 端扫码消耗累计库存 – 病区科室 HIS 端诊疗项目套餐对应耗材的数量累计。

非计费耗材三级库的管理一般很难实现精确化，主要由于线下使用和线上计费之间出现时间上、数量上的不一致，可通过 PDCA，调整、优化诊疗耗材套餐，来使其数量管理逐步趋于合理化、科学化。

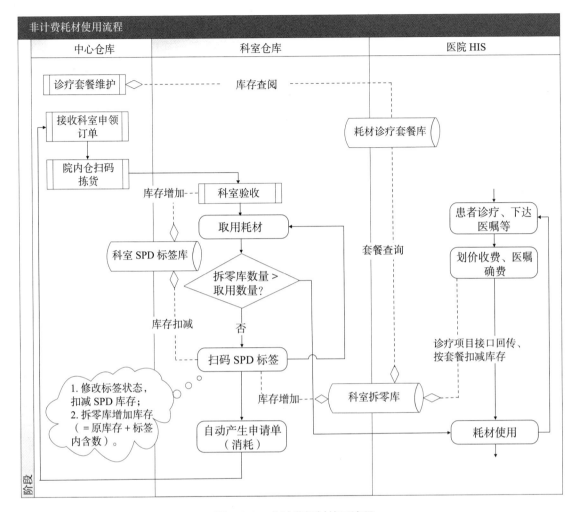

图 4-3-2　非计费耗材使用流程

六、监测与评价

（一）监测

1. **消耗监测**　带有独立包装的可收费低值耗材消耗监测主要通过 SPD 系统实现，消耗时，通过扫描低值耗材上定数包上的条码，即可实现耗材消耗信息的记录，包括规格、型号等信息，与后台 SPD 库存系统和 HIS 系统对账，即可实现对耗材真实消耗的监测。

不带有独立包装的耗材，在医嘱套包或者术式套包管理中，可收费耗材的消耗监测通过 HIS 端计费进行库存扣减；不可收费耗材的消耗监测则是通过诊疗项目接口回传，通过套餐扣减库存。

2. **库存监测**　通过库存控制系统时刻监测各科室库存水平，当耗材经扫码使用后，库存系统扣减相应库存，当耗材备货系统内的耗材库存水平到达最低库存设置，则触发补货 / 采购计划，实现安全保供。

3. **使用监测** 低值耗材的使用监测与高值耗材相同，均是建立在消耗监测与库存基础上进行的。但与之不同的是对于通过定数包管理的可收费低值耗材，由于专业及护理人员业务熟练程度，其在操作过程中不可避免地存在一定损耗，可能会造成同类医嘱对应的医嘱套包内含耗材数造成差异，因此，在使用监测中，除了常规的消耗、库存监测外，还需对其损耗进行监测。

例如：内外科的小换药操作就因为伤口创面不同造成差异；又或者高低年资的护理人员在伤口清创上所需的耗材也可能产生差异。因此，数据评价与监管需要考虑，例如口腔护理的耗材损耗一定小于换药操作。如果我们认为口腔护理的耗材损耗率为 0.5%，那么换药操作的耗材损耗率应大于 0.5%。具体的测算逻辑如下：假设 B 科室本月共执行医嘱"口腔护理" 10 次，且"口护包"包含小棉球 10 个、PE 手套 1 副；假设 B 科室本月无其他消耗，那么按照医嘱测算 B 科室本月耗材消耗量应为小棉球 100 个、PE 手套 10 付；口腔护理的耗材损耗率为 0.5%；B 科室本月棉球的实际消耗个数为 120 个，PE 手套消耗数为 12 付，经测算实际消耗值远超测算值，所以 B 科室本月消耗异常物资管理部门应对 B 科室耗材消耗情况进行干预。

（二）分析、评价

由于低值耗材采用了三级库管理，因此，低值耗材的三级库监测分析评价是其重点。

现有的低值耗材三级库监测分析评价把诊疗项目对应可收费耗材、不可收费耗材套包品规、数量维护，作为三级库按 HIS 端医嘱项目进行扣减库存的依据，在库存及使用监测基础上，由各科室专人负责每月对三级库的库存进行实物盘点，每日使用三级库的核对功能校验实际库存，及时发现消耗与收费之间的差异。盘点时打印盘点表，清点后将实际库存录入信息系统后生成科室差异化报表，差异缺失的金额作为科室成本纳入绩效考核。不同病区之间，也可进行一段时间内的差异对比分析比较，通过对耗材（或耗材分类）在不同病区的差异率进行分析，对比出不同点，作为病区物资精细管理的参考依据。通过追溯、考核提高临床所用耗材和收费之间的准确性，以便管理者对临床的数据分析作出判断。

第四节　试剂管理 SPD 管理

一、检验试剂管理概述

（一）检验试剂管理问题

作为一种特别的医用耗材，相对普通耗材而言更加严格，具备有效期较短、价值普遍高、品种规格繁多等特性，对冷链要求高，储存及使用监管要求更加严格。因此在管理中普遍存在以下问题。

1. **采购供应环节**　与普通耗材管理问题大致相同，需要试剂管理人员，根据个人经验确认下月需求，在医院手工清零时间节点统计补货信息，制作申请单后，提交汇总、申报、进行采购，供应商接收申请及备货延迟导致预估与需求不符，且供应商配送时间不集中，增加管理难度；同时，经验性预估也导致采购计划不准确。

2. **加工贮存环节**　库房缺乏固定存放区域，没有足够存放空间，加之采购环节采购计划的不准确，实际来货量与计划不符，来货量过少影响实际使用，甚至经常导致来货量过多而出现爆仓现象，需随情况拆包或调整位置，一些验收环节还会把试剂长时间处于非冷链状态；虽然检验科亚科室较多，一般各科室都会建立自用的小型冷库，配备冰箱、冰柜等用以存储检验试剂，但品牌、规格、容量不一，缺乏专业医用存储冰箱，温湿度条件控制无法保障，加大试剂质量管理风险；试剂效期及开瓶效期统计及管理难度大，损耗严重。

3. **使用环节**　每瓶检验试剂的出库信息记录较为困难，如试剂何时被取出、用在哪台设备、出具何种检验报告等，无法实现对检验试剂的出库管理。领用后试剂使用有效率无法统计，检验试剂跑冒滴漏现象严重。尤其是在管理中出错之后，无法对试剂的库存及使用过程进行有效地追溯。

（二）检验试剂管理思路

1. **采购供应环节**　采取与耗材一致的采购方式，实施在线智能采购。SPD 模式结合临床需求和历史消耗数据分析消耗规律，分析采购数据和频率，供应商响应时限，确定需求的高限和低限，库存达到低限时，系统自动触发采购任务。供应商利用供应采购协同商务平台，实现采购和订单业务的在线处理。院方人员在线实时跟踪订单执行情况，实现采购效率最大化。系统生成试剂标签条码，为试剂在院内的使用追溯提供依据，验收人员通过智能设备扫描条码标签，核对供应商及试剂资质完成试剂的验收工作。

2. **加工贮存环节**

（1）进行标准库房建设：根据试剂的常温、冷链等存储要求对中心库房进行规划设计，在院内建设冷藏库和常温库，同时根据库内作业功能将中心库划分赋码、验收、待下送区等，SPD 服务人员根据试剂存储要求在冷链状态下对部分试剂进行作业管理，以保证质量安全。另外，在科室建立标准二级库以便于科室对试剂的存储管理以及随时取用，同时根据医疗器械冷链（运输、贮存）管理指南配备相应的冷链设备，利用温、湿度有源标签，对保温箱、冰箱、冷库等存储设备，进行温湿度数据采集、存储并上报至服务器端，通过冷链监控管理平台系统实时监控院内所有冷藏设施的温湿度变化及设备运行情况，可对试剂储存温湿度异常情况进行实时报警，实现对冷链试剂存储温湿度的有效监督。

（2）双效期管理：试剂入院时，工作人员通过系统平台及手持终端进行电子化验收，实现批号效期系统自动验证和扫码入库上架。

3. 使用环节

（1）将检验试剂进行条码管理，到货、验收等线上管理，有迹可查，可追溯，最终形成医院物资的大数据，顺应智能化、大数据时代的发展。

（2）建立标准二级库，采取定数包条码管理、一物一码管理，根据临床的实际用量进行定数管理，只需科室进行扫描的定数包标签，大库自动感知科室消耗，自动推送补货。冷链设备标准化、整洁化、规范化，检验试剂消耗记录、库存情况、在库品种都实现线上管理，可以追踪查询，实现全程可追溯。

二、试剂的采购、供应

试剂的 SPD 管理与耗材的 SPD 管理有类似之处，也是通过定数化管理和申领管理。为方便试剂的采购与供应，规避以上检验试剂在管理中出现的问题，SPD 模式将检验耗材及常温试剂转移至中心大库，在医院检验科内设置专门的检验二级库，按照 SPD 常规的采购供应管理方式进行统一管理。对于需要稳定供应的试剂品种采用定数化管理，SPD 中心仓库根据系统库存设定自动生成采购订单，按需向供应商发起采购计划；需要零星采购（不在医院现有目录内的商品需要进行临时性的零散采购）的品种则采取临采方式。但两者统一通过供应链协同平台实现供采协同。

（一）采购计划

试剂采用备货制，其采购需求的产生与耗材一致，结合试剂历史月平均使用量、库存量，及在途量（已采购但尚未到达医院的试剂数量）以及其他的数据综合统计设定试剂采购数量，基于试剂的使用消耗信息，当备货系统内的库存水平减低至最低库存设置，则系统自动触发采购计划，采购计划信息包含申购科室、试剂名称、规格型号、数量、申购时间等。

（二）采购订单

试剂采购计划由 SPD 运营人员根据实际情况对采购计划单进行调整、修改后审核，SPD 运营人员根据实际情况也可手工生成、维护采购计划并提交。

（三）订单接收

供应商在供应链协同平台客户端接收采购订单，并根据配送实物信息填写耗材数量、批号、生产日期、失效日期、注册证等信息后点击配送并打印系统配送单，按照订单信息进行备货，并同步配送数据至 SPD 平台。

（四）订单配送

供应商将采购试剂配送入院进行验收。

三、试剂验收、加工、贮存

试剂配送入院后，由库房专员与供应商配送人员一起将体外诊断试剂送至检验科指定验收区域后，由检验科各小组验收人员、库房人员、供应商三方一起进行验收。库房人员配合检验科验收人员确认体外诊断试剂数量、规格、批号、生产日期、失效日期、产品质量和运输过程的温度记录等，确认无误后由检验科验收人员与库房人员共同签字，验收入库。这样可以减少试剂耗材在外流转的环节，保证体外诊断试剂全程冷链管理的要求，降低试剂耗材损坏的概率，减少院内搬运，节约了时间成本及人力成本。

在验收环节，当供应商的冷藏试剂到货，对于使用冷链包装但采用普通车辆运输的试剂，验收员需打开包装测温，并对运输方式、运输时间进行记录；若供应商采取冷藏车送货，则需打开车门，对车厢或者包装箱内的温度情况进行检测，同时读取运输全程中温度监控数据。温度不符合要求的，进行拒收处理。温度符合要求，还需按照国家对试剂的验收标准以及医院内部验收制度查验相关资质证书，并对规格、型号、生产厂家、批准文号、生产日期、批号、效期等内容进行核对。

检验科验收完成后将试剂放置在检验科特定区域，需放入冷库的试剂由专人负责放入冷库。库房人员根据签字后的配送单进行系统验收入库操作。根据系统之前设置的耗材专科专用属性，试剂在入库时系统就会自动将试剂从中心库库存出库到检验科二级库，检验科二级库自动出库到对应的检验科三级库房。验收后进行试剂条码的制作，制标完成后由库房人员将体外诊断试剂定数标签编码带至检验科，库房人员贴标签编码。该条形码包含数量、名称、规格、厂家、批号、失效日期、科室、库位号等信息。一物一码的管理，不仅在试剂出入库方面让管理人员一目了然，而且对于体外诊断试剂的效期管理也非常有意义。

SPD 模式下的试剂同样采取寄售制管理，少部分的直送试剂入院经中心库验收后，直送至检验科库房的临存站点进行入库上架贮存。大部分的试剂经供应商配送入院，需在中心库验收通过后，在系统及中心库进行上架。经 SPD 系统中试剂品种的定数包设置，自动打印出相应的定数包标签，对试剂进行拆装加工，粘贴条码后，贮存在中心库符合温度条件的相应存储设备中。

目前，在试剂的验收中大多开发智能预警功能，在入库时对批号变更、新批号入库、入库低于上次效期、注册证异常等进行智能预警，提高验收环节的工作效率及验收的安全性。

四、院内配送

SPD 管理模式下的院内配送管理以保障科室医用耗材及时供应和解放医护人员为目标，通过制定合理的配送策略和配送路径，将耗材精准、及时、高效地送至需求科室，保障科室耗材供应。

检验试剂的配送策略与配送路径大致等同于高值耗材，此处不再赘述。但在具体的二级库配送环节，检验试剂作为对温湿度有着严格要求的特殊耗材，需确保试剂在库存及运输环节均处于冷链环境。因此主要通过冷链进行配送，即通过冷链配送工具为其提供适宜的外部温度环境，以保证检验试剂在流转过程中质量不发生变化。配送工具如表 4-4-1 所示。

表 4-4-1　检验试剂冷链配送工具

配送工具	名称	用途
配送设备	冷链推送箱	为检验试剂提供适宜的存储环境，保证试剂的存储安全。
	温湿度数据采集器	利用 RFID 无线射频技术，通过内置的温、湿度有源标签对推送箱内的温湿度数据进行采集、存储并上传。
监控系统	冷链监控管理平台系统	具备预警功能，实时监管冷藏设施的温湿度变化及运行情况。

科室取出检验所需试剂，扫描试剂包装定数条码消耗确认，系统获取消耗数据，自动生成补货预警；SPD 服务人员运行波次任务，系统自动生成科室当日试剂应配送的品规与数量；SPD 服务人员在适宜的环境下完成试剂的拣取、加工、装箱作业后使用冷链箱将试剂推送至科室，见图 4-4-1。

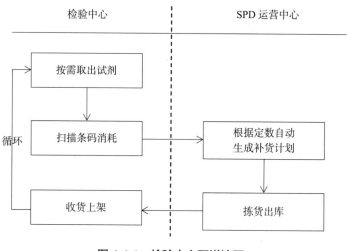

图 4-4-1　检验中心配送流程

五、使用

在使用环节，各检验小组根据权限登录智能检验试剂柜，选择相应目标仪器，取出所需试剂，试剂柜会自动显示取用试剂品名、规格、厂家、批号、失效日期、使用人等信息，并在系统中记录，实现了试剂消耗的追踪管理。在试剂消耗后，通过和 LIS 对接检验报告信息，将使用信息与检验报告相关联，自动核对人份消耗。

六、监测与评价

（一）监测

1. **库存监测**　SPD 模式下的检验试剂同样采取中心库备货制，与耗材一样通过条码进行管控。因此，针对试剂的监测同样是通过库存控制系统实现。库存控制系统时刻监测各科室试剂库存水平，当备货系统内的库存水平低于最低库存设置，则发起采购计划，实现安全保供。

2. **消耗监测**　试剂的消耗监测是基于 SPD 系统对检验试剂的条码管控，以及和 LIS 系统、HIS 系统的对接实现。在 SPD 系统中完成检验试剂进、销、存的统一编码、统一配送、统一管理；借助高精密的智能试剂管理系统及智能硬件协助班组库精细化管理每一支试剂。通过与 LIS 平台的对接，智能化分析和管理检验人员、检验设备、检验项目、试剂使用情况，检验人员根据智能提示的试剂消耗情况及时补充试剂，通过系统可实现每一支试剂检验设备登记、检验人份的核对，结合试剂管理功能模块中的消耗汇总、利用率分析，实现对试剂成本及设备饱和度的消耗监测，为检验科室提供了良好的绩效管理、设备优化的决策工具，从而做到检验试剂从入院到上机的全闭环追溯。

3. **使用监测**　收费卫生试剂耗材与 HIS 系统收费情况相互关联，通过科室收入与领用消耗的实时配比进行总量控制。从用申请的源头即对检验试剂进行成本事前控制；到通过与实验室信息管理系统（laboratory Information Management System，LIMS）、监控检验试剂消耗情况，对检验试剂出现异常消耗情况进行系统预警，告知相关工作人员，进行人工干预，避免造成过多浪费的事中管控；对接 HIS 端收费与体外诊断产品（in vitro diagnostic products，IVD）端，实现检验试剂消耗自动对账、对账审核、待开票数据审核管理等，对试剂的消耗过程进行追溯，实现精确到人份的成本管控，避免跑冒滴漏；再到对管控物资进行大数据分析，智能商业报表展现，分析原因和提出改善管理方法的事后管控。

（二）分析、评价

试剂的分析评价维度与高值耗材分析评价类似，通过汇总统计试剂消耗信息，进行全院全年试剂消耗占比趋势对比分析，全院检验试剂科室对比分析，全院科室检验试剂使用排名分析，全院年度、月度检验试剂使用排名分析，检验设备共用试剂融入检验项目耗用分析，全院年度手术及手术检验试剂耗用分析（从医生、科室、金额等不同维度的分析）等。在分析评价过程中，试剂主要侧重在试剂的成本设备消耗成分分析、质量管理成本分析、批次成本分析等内容，但同时也包括对供应商服务质量分析和运营服务商服务质量分析。对供应商的服务质量分析包括供应商配送及时率分析、供应商到货率分析、供应商退货率分析等；运营服务商服务质量分析包括科室保供分析，科室配送及时率分析，过效期近效期分析，在库库存分析等。

通过对以上数据的分析，挖掘试剂在使用及管理过程中的隐藏问题，为管理决策提供依据。

第五节　质量与安全管理

SPD 模式下的质量与安全管理主要包括供应质量、存储质量与使用质量三个方面。医用耗材质量与安全控制体系建立的目的是保证医用耗材在使用时是安全有效的并被正确地使用。SPD 模式从供应、存储和使用三个主要环节把控耗材在院内流通过程中的质量安全。

一、供应质量

（一）确保供应安全及质量

资质证照管理是耗材全流程规范化管理的重要环节之一，资质证件的完整性关乎耗材是否符合国家法律法规和质量安全要求。SPD 模式通过证照管理系统追溯供应商授权链路，确认生产商、代理商均具备相关资质，从源头严控证照不齐或者证照与实物不符的耗材进入医院，保证耗材来源安全可靠；在验收环节，通过 SPD 系统在线查验医用耗材批次、效期，按照 GSP 标准进行商品验收入库，确保耗材和注册证信息相符，批号管理和效期管理符合 GSP 管理要求，其次，根据医院管理要求对到达库房的耗材再次进行验收，通过双重验收与检验确保临床使用耗材的合法性和安全性。

（二）规范采购制度与供应业务流程

1. 规范相应制度　结合《医院医用耗材管理办法（试行）》，完善遴选采购、目录外耗材临时采购、公益事业捐赠物资等相关制度与管理体系，确保操作管理环节合规，把控好耗材的遴选采购。

2. 规范业务流程　通过统一供应配送单据格式、赋码规则、供应商评价体系，同时对院外配送业务员开展规范化操作培训，以规范院外供应链的供应业务流程，保证医用耗材供应的效率和质量。

3. 保证供应服务及时性　供应商应对其所提供的医用耗材采购订单处理、质量安全保证、使用规范指导、不良事件处理、临时性紧急需求等需求应及时快速响应，保证医院临床活动正常开展。

其中，由于检验试剂的特殊性，在验收时，除了供应商具备相应的冷链仓库条件外，验收人员需对运输工具的温度情况进行核验、记录，同时要求供应商提供试剂在运输过程中的完整的全时段冷链监控数据，以确保供应商供应过程中试剂的质量，降低质量风险。

二、贮存质量

院内的贮存环节，主要包含中心库贮存、二级库贮存与三级库贮存。因此，贮存质量把控也主要从以上三个方面进行。

（一）中心库贮存

1. 低值耗材

（1）分区管理：医用耗材的存储环节对其质量有着重要影响，为保证医用耗材存储安全，SPD模式划分专属库房，对其进行分区管理，各库区标识清楚，各项记录清晰、准确、及时。合格品库（区）、发货库（区）挂绿色标识，待验品库（区）挂黄色标识、退货品（区）挂黄色标识，不合格品库（区）挂红色标识。

（2）合理堆垛：对具有效期或使用期限要求的商品，按商品批号分别堆垛，并按批号和有效期的远近实行"先产先出、近期先出、易变先出"的原则。杜绝过期、失效耗材出库。医用耗材散货或拆除外包装的零货医用耗材应当集中存放，有避光要求的，要有相关的措施。商品按批号堆码，不同批号的医用耗材不得混放，且间距不小于5cm，与库房内墙、房顶、温度调控设备及管道等设施间距不小于30cm，与地面间距不小于10cm。定数包存放应根据医用耗材存放要求，按同一品种（含规格）、同一产地、同一批号的原则放入一个货位。一次性使用无菌医用耗材和植入/介入类医用耗材及其定数包储存应防尘、防污染、防虫、防鼠和防异物混入等，无菌医用耗材应与其他医用耗材分区储存。定数包摆放也应根据按批号和有效期的远近实行"先产先出、近期先出、易变先出"的原则，利于定数包及时、准确地拣配。

（3）温湿度监控：严格按照产品属性、材质对存储环境进行温湿度设置与把控，进行存放；发现温度和湿度异常时，应及时开启设备采取措施，并通知质量部门应做好记录。加强库房内温度、湿度管理，每日至少检查1次，做好温度和湿度记录，发现异常立即反馈，并采取相应措施，做好记录。

（4）质量养护：SPD库存管理员对库存医用耗材质量养护工作负责。SPD库存管理员对医用耗材库存环境实行现场管理。按耗材的理化性能和管理要求，合理存放于相应的库区（位），杜绝混区（位）、混批、横置、倒置等现象的发生。加强库区温度和湿度控制，发现温控系统出现异常应督促设备管理员及时采取措施，调整或维修设备，并要求做好相应的记录。对医用耗材、包材储存的定制化管理和标识及可追溯管理实施监控。负责检查库区防护措施、卫生环境及防尘、防虫情况。SPD库存管理员按常规养护和重点养护相结合的模式负责库存耗材循环养护检查工作。常规养护由计算机管理程序从入库之日起以3个月为周期，自动生成循环养护品种目录。循环养护品种以商品验收入库日或前次养护检查日为程序控制起始点。库存医用耗材质量养护检查方式：

1）对定数包外观、包装、定数包标签等质量状况进行检查。

2）对不破坏定数包即可看到性状的，在质量养护中应仔细观察外观性状是否有异常。

3）对医用耗材散货或拆除外包装的零货医用耗材应检查外包装，查看有无异状、有无污染。

养护检查发现异常或不合格品的处理：养护检查发现不合格品，由相应负责人报 SPD 服务供应商，按《不合格品管理制度》和《不合格品确认处理操作规程》执行。养护检查发现异常，难以定性或对检验结论有异议者，报 SPD 服务供应商认定。医用耗材养护应由 SPD 库存管理员建立医用耗材养护档案，为保证耗材在使用环节的质量，SPD 模式对耗材流通环节进行标准制度和标准流程管理，通过派驻专业运营服务人员负责医用耗材管理工作，提供专业化物流服务，确保耗材安全和质量，确保患者使用安全。

（5）效期管理：医用耗材的贮存管理重点即为效期管理。有效期指经相关监督管理部门批准，在规定的储存条件下，保持医用耗材质量稳定性的期限。对于灭菌商品，即在灭菌有效期限内保管和使用。为保证医用耗材在有效期内正常销售和使用，SPD 服务中心对医用耗材有效期在 SPD 服务供应商系统中实行公示管理。SPD 项目经理、SPD 现场运营经理、SPD 库存管理员等相关岗位可以从 SPD 系统上查询并了解库存医用耗材的有效期状况。

近效期商品销售和出库管理遵循安全性原则，特殊需要调入的近效期商品验收入库后纳入近效期商品控制程序；退货回来的近效期商品验收合格的直接纳入近效期商品控制程序。医用耗材入库应查验医用耗材的生产日期、产品批号及有效期等，并建立入库商品有效期数据库。医用耗材养护管理应将有效期作为监控内容，近效期品种加强养护检查，实行重点监控管理，对有效期在 1 年内的纳入重点养护品种目录。医用耗材配发严格执行出库复核制度。核对生产日期、产品批号、有效期等项目，并做好销售跟踪记录，严禁超过有效期医用耗材出库，规范养护记录，形成养护分析报告，其可作为进货质量评审依据之一。

2. 高值耗材　对于高值耗材，目前有两种贮存方式：针对全院科室普遍使用的高值耗材在中心库做备货处理，专科专用耗材在科室二级库贮存；另外一种则是高值耗材统一在科室二级库贮存。

在高值耗材的中心库贮存质量管理中，相较于低值耗材还需对安全性多加把控。在存储设备上，可选择采取带有权限设置的智能设备，以确保贮存安全。同时，其放置要求、养护标准同上（对于具有特殊要求的则按照存储要求执行操作）。高值耗材在使用前还要做好临床使用评估和合理性审查，签署知情同意书。

3. 检验试剂　SPD 模式下的检验试剂和耗材一样，采取中心库备货制。为保障试剂在中心库的安全备货，在试剂冷链库房规划中，需设置中转应急冷库，用于后续的冷链配送运营。冷库的建设规划需按照国家药品经营质量管理规范（good supply practice，GSP）标准与医院实际需求，进行相关规划方案的设计，以满足其在整个耗材仓库中的职能定位。仓库严格按照3色5区标准进行改造。同时，可以安排冷链温度监测系统，通过短距离无线测温设备，实现温度的实时显示，历史数据、曲线的显示，报表的自动生成打印，并能在出现异常情况时实现声光报警。通过接口程序将冷链温度监测系统和短信平台、同库房进行对接，实现报警的短信提醒、库房记录体外诊断试剂存储温度，从多个方面保障试剂在存储环节的质量安全。

（二）二级库贮存

1. 低值耗材　低值耗材由中心库主动推送至二级库后，放置在科室库房货架上的专属库位上进行存储。库房内的日常盘点与质量养护等同于中心库养护标准。此处不再赘述。

2. 高值耗材　高值耗材在二级库贮存中，主要存储在智能柜及智能屋中，实现了一种无人值守的高值耗材存储模式。同时，智能柜与智能屋具备效期提醒功能，也减少了人工核查耗材效期的工作量，保障了高值耗材在二级库存储期间的质量安全。

3. 检验试剂　科室建立标准二级库以便于科室对试剂的存储管理以及随时取用，并配备相应试剂柜用以存储。其中，冷链试剂柜需具备智能温湿度监控功能，实时显示设备中的温湿度情况，并对温湿度异常情况实时报警，确保存储条件，保障贮存安全。

在效期维护中，验收时可对接 HIS 系统，将试剂的批号效期自动导入到系统内，系统自动判断效期后，借助颜色标识指引近效期试剂，实现贮存环节的"先进先出"，避免过期浪费。

（三）三级库贮存

高值耗材从二级库出库后即被扫码计费取用，无三级库贮存过程；低值耗材的三级库管理是一个模拟库存的状态，不存在实际的库存空间。因此，三级库贮存主要是对检验试剂的三级库贮存进行描述。检验试剂的三级库与低值耗材类似，是指试剂从检验组冰箱中取出后的过程，也无具体的贮存空间。

三、使用质量

（一）高值耗材

高值耗材的使用质量把控主要是通过人员管理及追溯体系实现的。在 RFID 智能柜的应用下，通过设置智能柜的开门权限，即可实现对相关使用人的管理，结合一物一码的条码管控追溯体系，实现高值耗材在使用环节与使用人的绑定与精准化追溯，责任到人，确保使用质量的管理与追溯。

（二）低值耗材

低值耗材的使用质量也是通过条码管控实现的。在定数包、术式套包等管理下，使用人取用耗材时，需用 PDA 扫码方可进行消耗，在扫码过程中，系统实时自动记录取用人、取用数量等信息，实现人与耗材的绑定。

（三）检验试剂

试剂与高值耗材类似，也是通过智能存储设备和条码进行管控，因此，其使用质量管理路径与高值耗材相同。但由于试剂本身的特殊性，其使用质量不仅责任到人，还需对每一次上机操作的使用质量进行把控，SPD 模式则是通过消耗与使用过程的监测（见上一节检验试剂监测评价部分）来实现对试剂使用质量的管控。

推荐阅读

[1] 唐庆. 基于"零库存"的医院高值耗材管理系统设计. 成都：电子科技大学，2014.

[2] 王惠珍，牛荣，行辰，等. 手术室高值耗材管理现状调查. 中国医学装备，2019，16(04):120-123.

[3] 闫慧. 基于 SPD 模式的医院高值耗材管理系统的设计与实现. 呼和浩特：内蒙古大学，2019.

[4] 张湖. 医院高值耗材智能化管理研究. 昆明：云南大学,2018.

[5] 杨静，张瑜，倪伟中. 基于三级库房信息管理系统的医用低值耗材闭环管理及效果分析. 中国医疗设备，2019，34(10):140-144.

[6] 冯丽萍，李金亭，卢奕桐，等. 检验试剂全程精细化管理研究. 中国卫生质量管理，2020，27(02):109-111.

[7] 金宇亭，刘丽姣，黄晶. 运用信息系统强化检验试剂及耗材精细化管理的实践. 检验医学与临床，2021，18(22):3351-3354.

[8] 吴积耀. 医院检验试剂管理探讨. 卫生经济研究，2016，(01):46-47.

[9] 张丽颖，金小娟. 医院检验试剂三级库的管理探析. 中国管理信息化，2018，21(01):90-91.

第五章
SPD 运营管理

第一节　SPD 实施计划管理

一、项目实施计划

SPD 项目实施一般分为两个建设阶段，整体建设时间一般不超过 6 个月，完成建设阶段后转入完善期，具体实施时长根据医院实际建设情况调整。

第一期建设：项目实施计划并行，在 3 个月内完成一期建设，建设内容包括但不限于一级库管理、普通住院病区二级库管理、供应商协同平台等基础功能模块的上线运行；建设方配置项目所需设施设备及人力资源，双方共同完成医院开诊前期所需医用耗材的主数据创建、一级库入出库及各二级消耗点的供应保障工作。

第二期建设：自项目启动之日起 6 个月内完成二期建设，即普通住院病区二级库低值耗材主动配送管理、高值耗材闭环追溯管理、高值耗材柜 RFID 智能化管理、资质证照电子化管理模块。

完善期建设：第二期验收合格日起至项目结束为完善期，其间建设方需配合医院集成系统及运营的持续优化。主要包括项目方案规划、系统集成规划、硬件集成规划、仓库物流规划、运营团队规划。具体见表 5-1-1。

表 5-1-1　项目实施计划

阶段	实施内容	周期
启动阶段	项目调研,初步方案制作,成立项目组,启动项目	2 周
规划设计阶段	1. 本院一级库房、科室二级库房、试剂库房、手术室库房、内镜室库房改造装修规划方案 2. 信息系统接口对接方案 3. 项目实施实际计划方案 4. 设备硬件方案	2 ~ 4 周

续表

阶段	实施内容	周期
基础建设阶段	1. 与 HIS、HRP 高值柜等系统接口对接 2. 院内 SPD 系统针对性开发 3. 场地规划改造施工 4. 硬件入库安装部署 5. 库房人员系统培训 6. 临床科室人员培训	8 ~ 10 周
上线阶段	SPD 系统功能实施上线	4 周
运营阶段	系统进入运营维护阶段	

注：HIS. 医院信息系统；HRP. 医院资源规划系统。

二、项目实施工作内容

项目实施工作内容包括项目目标和项目实施步骤，见表 5-1-2。

表 5-1-2　项目实施工作内容

项目目标

搭建院内耗材 SPD 管理模式。从耗材的供应、分配、处理等多个环节进行管理,降低耗材库存资金,提高耗材的使用率,实现耗材的精细化管理。

项目实施步骤

1. 成立项目小组

2. 业务需求规划

1)按院内耗材管理部门模式设计业务流程图,并与各科室进行流程沟通

2)对关键业务点进行会议评审

3)对关键业务的变更,需项目小组成员全员评审

3. 软件系统设计

1)软件原型设计与确认

2)数据库设计图

3)系统架构设计

4. 软件定制开发

1)供应链云平台 OMS 开发

2)院内耗材管理部门系统开发

3)智能设备集成开发

4)高值耗材追溯系统开发

5. 智能设备选型、开发及调试

6. 物流改造

7. 接口调试

1)HIS,HRP,ERP 接口调试,RFID 调试

2)智能柜接口调试

8. 软件实施
1)软件培训
2)软件系统试运行
3)业务优化培训
4)系统优化
9. 项目正式上线、系统优化
10. 项目验收
11. 现场维保

SPD 实施计划管理下，其项目工作内容主要包括以下部分：

1. 系统集成与 HIS/HRP/LIS 等院内系统集成开发；与上游供应商 ERP 系统集成开发。

2. 储存建设中心仓库建设、平台科室二级库建设、试剂冷链库建设。

3. 设备集成高值耗材智能柜部署与集成调试。

4. 数据采集耗材字典采集与梳理，与计费项对码、与上游 ERP 对码（ERP 是指供应商自己的人、财、物的管理软件，与供应商对码并进行接口对接后，即可从业务流程上将医院采购流程与供应商的配送流程无缝对接），科室人员等数据采集，科室目录与定数设定等。

5. 实施培训供应商培训、采购中心培训、科室护士培训、运营团队培训。

6. 项目上线低值耗材盘点并分垛处理，自然消耗；高值耗材库存盘点，按供应商分别入库；SPD 系统正式上线使用；运营团队接管仓库管理及院内配送。

7. 运营稳定运营维护，各项项目目标达成。

三、项目实施培训方案

作为项目实施的一个重要组成部分，对相关技术人员进行全面、细致的培训是不可或缺的，通过安排有经验的实施工程师向 SPD 运营团队及医院的相关管理人员、技术人员、操作人员提供技术培训，使运营人员达到熟练操作并了解 SPD 的系统操作及运营全过程，以便对项目的实施进行有效的管理。同时，项目验收移交后，能够有一班训练有素的人员来胜任项目的运行管理和操作维护，并能对故障作出及时的分析处理，对系统的各种设备能进行常规保养和维修。

（一）培训总论

1. 提供满足项目单位及业主方培训服务要求的培训机制。

2. 提供系统的培训模式及高水平内容。

3. 提供具有丰富项目经验的培训教员。

4. 提供较完善的培训课件、文档及影像资料等。

（二）培训地点

培训地点：医院指定位置。

（三）培训时间

第一次培训：15 天项目试运行前。

第二次培训：15 天项目正式上线前。

注：如实际情况有变动，则相应调整培训日期，但培训内容不变。

（四）培训教员

培训教员应参与项目实施。

（五）课程内容简介（表 5-1-3）

表 5-1-3　课程内容

课程名称	系统业务流程讲解及 SPD 模式介绍
培训目的	使驻点人员了解 SPD 运营模式，整个项目建设涉及的阶段及工作内容等，科室人员熟悉 SPD 的操作
培训天数	阶段性培训
培训对象	项目驻院团队及院方系统操作人员
培训地点	院内
教材提供	SPD 项目团队
课程内容	SPD 业务模式、专业名称介绍、耗材种类划分、各个用户角色分工及业务内容等
课程名称	系统业务流程讲解及 SPD 模式介绍

（六）培训对象

耗材管理部门管理人员、耗材库采购人员、库管、物流配送人员、各病区护士站护士长、各科室耗材验收人员、各科室耗材使用人员、手术室护士等。

（七）培训策略

1. 培训过程全程跟踪与监控　每一期培训都会安排培训负责人对培训的过程进行跟踪，包括前期的培训准备工作的开展、培训的通知发放、培训签到、培训记录、培训效果反馈、培训考试等各个环节进行控制，以保证培训过程能够按照规范有序地开展，达到好的培训效果。

2. 有针对性地培训　由于本系统是一套功能完善的应用系统，涉及的人员众多，培训对象也包括业务管理人员、系统操作人员及第三方技术人员等，针对不同人员安排不同的课程，采取不同的培训方式，培训的详细程度也会不一样。

3. 与项目实施紧密结合 本项目规模大、系统复杂，项目实施路径多，培训工作需要分阶段进行，与项目实施紧密结合，更好地为项目建设服务。

4. 采用授课结合练习的方式 每一期培训班的内容将设置多个环节，每一个环节都分为授课和练习两部分，授课部分将按照培训讲义对当期培训班所设置的内容进行详细介绍，并配有培训教材以做参考。练习部分要求学员按照事先准备好的案例进行实际操作，以加强对所学知识的记忆和理解。并且在练习中还要实现教师和学员的互动，不但对学员的操作进行辅导，还将对学员们提出的疑问予以回答。

5. 会议培训 提供多种形式的培训教材，提供多种形式、全面和标准的文档给用户，其形式包括：电子文档、视频文档、纸质教材，以成为其后系统稳定应用的保障，其中电子文档、视频文档将放在系统中供随时下载。

（八）需医院协助事项

1. 耗材管理部门

（1）为项目方案制作提供业务流程、业务单据及历史数据支持，为项目组提供方案指导意见；协调医院其他部门，与项目组共同制作和确认《耗材管理制度》《耗材运营方案》《耗材院内物流设施设备方案》。

（2）协调医院各部门资源配合项目实施，为项目组提供必要的支持。

（3）协调各供应商，配合医院耗材 SPD 项目的实施工作。

（4）与 SPD 运营团队共同完善耗材商品目录、属性、对码等基础性工作。

（5）提供项目组必要的办公条件。

2. 信息科

（1）提供 SPD 系统运行所需要的服务器资源、网络资源（无线覆盖等，清单另附），并支持项目组的硬件实施工作。

（2）协调 HIS 与 HRP 与 SPD 完成接口的谈判、开发、调试等工作。

3. 其他供应商

（1）按 SPD 项目组要求，在 SPD 供应链平台上完成耗材商品的自然属性登记、证照登记、采购信息获取、配送信息上传、条码打印等工作。

（2）统一"消耗后结算"模式，与医院及 SPD 运营团队达成相关协议。

四、项目资源计划

（一）人力资源计划

1. SPD 实施队伍配置计划 项目实施队伍分为项目领导小组、项目实施经理与方案经理。

2. 驻院团队配置计划（表 5-1-4）

表 5-1-4　驻院团队配置计划

角色	职责	参与方式
驻场项目经理	整体把控项目进度和质量,配合协调医院、驻院团队等资源	长期驻场
信息员	负责 SPD 日常运维、系统配置、培训指导,能解决系统基础问题	长期驻场
数据专员	负责 SPD 系统基础资料整理,资质证照数据整理、科室产品目录,科室权限,人员科室账号等	长期驻场
系统操作	负责请购采购、请购出库、外网订单确认、发货等系统操作支持科室在紧急情况下的自动申领补货	长期驻场
库管	负责供应商耗材验收、入库、上架、拆零、盘点	长期驻场
加工	中心库拣货、加工贴码	长期驻场
配送	配送、科室库上架、科室库盘点	长期驻场
角色	职责	参与方式

（1）五星服务标准，包括以下七项内容：

1）科室配送及时送达，当日需求当日送达，送达及时率达 99%。

2）医护人员耗材管理时间下降，减少医护人员盘点时间，减少医护人员申领时间。

3）一级库库存周转率达到 1∶1 左右。

4）供应商供货及时率达到 99%。

5）高值耗材全流程追溯覆盖率达到 100%。

6）耗材质量风险管控成熟度，耗材验收合格率达到 100%，耗材一级库出库合格率达到 100%，科室使用不良事件率小于 0.01%。

7）科室满意度调查达到 95% 以上。

（2）为更好地做好项目服务，根据安全、运营、客户、财务 4 个维度制定完善的考核指标（图 5-1-1），对标监测驻院团队服务质量，不断优化，提升科室满意度。

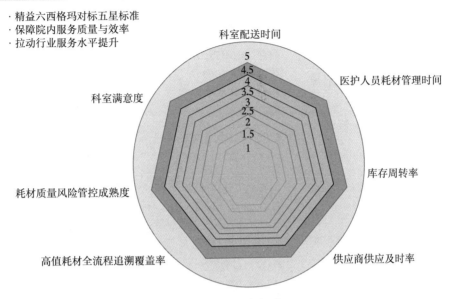

图 5-1-1 五星服务标准

（二）软硬件资源计划

1. 系统应用环境（表 5-1-5）

表 5-1-5 系统应用环境

角色	系统及部件（推荐仅供参考）	支持架构
WEB 应用服务器	Windows Server 2012 企业版 / 标准版 SP2 或 Windows Server 2008 企业版 / 标准版	64 位 x64
	Java 环境变量、nginx 负载均衡	
	消息队列、mysql 数据库、SPD 前后端业务程序	
前置机服务器	Windows Server 2012 企业版 / 标准版 SP2 或 Windows Server 2008 企业版 / 标准版	64 位 x64
	Navicat premium、txp 数据同步系统	
客户端	Windows 10 专业版 Windows 7 家庭普通版 / 旗舰版	32 位 x86 64 位 x64
	chrome 浏览器 / 火狐浏览器、lodop 打印控件等	

2. 硬件设备清单（表 5-1-6）（配置与数量仅供参考）

表 5-1-6　硬件设备清单

设备	描述	参考参数	数量
数据库服务器	用于 SPD 系统数据存储管理	CPU：≥ 2 颗，2.0GHz 以上 内存：≥ 64Gb，DDR4 硬盘：300Gb×3 HBA 卡≥ 8Gb 网口≥ 4	2
应用服务器	SPD 内部应用服务以及供应链服务平台	CPU：≥ 2 颗，2.0GHz 以上 内存：≥ 32Gb，DDR4 硬盘：300Gb×3 HBA 卡≥ 8Gb 网口≥ 4	2
存储	存放数据	SAS600Gb，15Kb	10
防火墙		LAN 接口数量≥ 4 WLAN 接入口：千兆网口 LAN 输出口：千兆网口 支持 AP 管理、上网行为管理、内置 AC 管理、企业 VPN	1
激光打印机	单据打印	黑白激光。支持无线网络、USB 接口，幅面 A4（白色支持自动双面，节省纸张，鼓粉分离，月负荷 20 000 页）	根据医院实际需求配置
RFID 打印机	高值耗材 RFID 标签打印		根据医院实际需求配置
针式打印机	发票打印	高速针式打印机，支持 USB 接口，前后进纸，钢骨架结构	1
条码打印机	定数包条码标签打印	300dpi，标配网口	30
手持终端（PDA）	条码扫描	安卓 5.1 SIM 卡插槽≥ 2，支持 4Gb Wi-Fi RAM ≥ 2Gb ROM ≥ 16Gb 内存卡 32Gb 充电插座 电容式触摸屏 5 英寸以上，1080P 一维二维扫描头	30
二维扫描枪	单据扫描	二维，有线，USB，键盘，RS232	根据医院实际需求配置
服务器操作系统		Windows server 2012R2	4

设备	描述	参考参数	数量
数据库管理系统		Oracle 11g 或 SQL server2012	1
客户端操作系统		微软视操作浏览器(10.0 版本)	与客户端数量一致

五、项目实施方案

（一）项目实施策略

1. 项目实施管理策略 在实施规划前，项目经理要和相关人员和组织确定项目在内部的定位和分类，同时根据项目难度和风险分析，确定项目实施与项目管理的指导原则。项目实施策略贯穿项目整个寿命周期，在项目实施的各个阶段、各个时期都需要制定相应的实施策略。

在项目实施的整个过程中，项目规划是非常重要的一个环节，项目启动阶段，我们将制作详细的工作任务分析（work breakdown structure，WBS），将一个项目分解成易于管理的几个部分或几个细目，以便确保找出完成项目工作范围所需的所有工作要素。它是一种在项目全范围内分解和定义各层次工作包的方法，WBS 按照项目发展的规律，依据一定的原则和规定，进行系统化的、相互关联和协调的层次分解。结构层次越往下层则项目组成部分的定义越详细，WBS 最后构成一份层次清晰、可以具体作为组织项目实施的工作参考。

在项目规划过程中，我们在"总体规划，循序渐进，快速见效"的原则指导下进行WBS，每期或者阶段都有相对独立的实施路线和实施计划，分阶段实施的一般顺序是：先基础，再深化，后优化。这样，经过项目分期或分阶段规划后，一个漫长、巨大、难以控制的大型项目就变得可计划、可控制了。

SPD 总体解决方案是在对客户进行详细的业务调研前提下，根据需求调研报告以及各级管理者的管理要求，在进一步分析医院实施业务的基础上进行业务流程的重新设计，并提出的系统总体解决方案，总体方案作为各子项目业务解决方案设计的基础。

2. 项目需求管理策略 如果项目需求变化过于频繁，缺乏有效的管理机制，势必造成重复的实施活动，严重影响项目进度和质量。根据前期达成的共识，以及客户对个性化需求的投入情况，项目经理要根据项目的投入产出、质量、长期利益等方面权衡，制定对个性化需求的平衡和决策策略。

（1）需求识别：在意向提出阶段，业务部门发现需要由信息化手段来实现的业务需求，并提出建设信息化系统的期望。

（2）需求分析：SPD 项目组归集各个业务部门的业务需求后，要组织业务部门进行讨论，新的需求是否合理、是否符合项目总体规划。对于不符合要求的业务需求要作出相应处理，比如：将该计划纳入下一项目建设计划，采取过渡方案，替代方案等。

在受理了项目的意向以后，就进入对项目需求的分析阶段。这一阶段需要有业务需求分析小组，对业务需求进行详细的调研与分析。采用的方法主要包括各业务层次人员访谈、会议。制定需求分析报告的框架，针对关键点形成文档等。一般来说，需求分析包括业务分析和需求评审。

（3）需求评审：需求分析报告形成以后，还需要组织对需求的评审，以达成项目关系人对需求的一致认可，形成系统总体设计方案。

（4）需求确认：需求需要得到双方签字确认后生效，具体的签字流程见图 5-1-2。

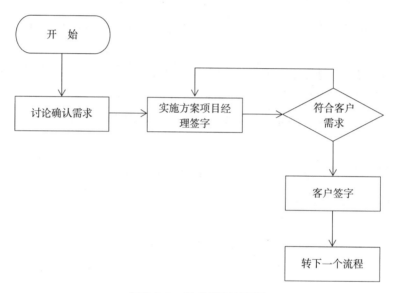

图 5-1-2　需求确认流程图

（5）需求变更：针对需求变更的情况约束行为和规范，应当根据变更内容对项目进行的影响来决定，大致可以根据实施点的不同确定对项目的影响。

方案确认前：所有的需求变更都可以纳入方案调整计划，如果牵涉到项目范围外的变更则可以交由商务处理，如果是项目范围内的项目需求变更，可以根据再次变更讨论的结果重新制订方案，并对第二次做的方案进行再确认，将需求变更内容做到文档需求变更控制页内。具体流程见图 5-1-3。

方案确认后：如果出现项目范围外的需求重大变更，则转入商务处理阶段，如果处于项目范围内的需求重大变更，则需客户方提交需求变更单，并对新的需求变更对当前项目的影响作出评估，对实施计划和项目进度的影响作出修订，如果是项目内非重大变更，则对需求文档作出需求变更记录，并按照甲方的要求进行修改。具体流程见图 5-1-4。

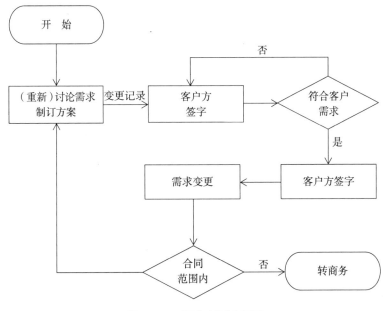

图 5-1-3　需求变更流程图

3. 项目干系人管理策略　项目一开始，主要任务在实施方，客户项目领导小组和关键用户处于观望状态，他们对项目实施比较担心，这个阶段客户项目领导小组和关键用户会对项目小组提出各种要求和建议，双方思维模式、对项目的认识等差异很大，经常会引起各种矛盾冲突，为项目实施造成不利影响，虽然客户出发点和目的都是良好的，都想把项目做好，但往往事与愿违。良好的愿望，却为项目带来了麻烦，甚至是危害。

根据项目各阶段实施计划安排，客户方需要配备信息管理人员、相关业务部门骨干员工担任关键用户，承担方案讨论、方案测试、用户培训、问题沟通处理等相应的实施任务；项目负责人负责牵头组织重大问题讨论并负责项目的内部实施推动。

项目经理要获得领导支持，充分调动关键用户参与项目的积极性，鼓励关键用户和实施顾问共同承担项目实施任务。项目规划方案中一定要明确关键用户的职责，关键用户要按照项目实施规划方案和实施计划的要求积极配合项目经理工作，按质、按量完成各项实施任务。项目组成员在项目实施过程中要"主动参与、密切配合、集思广益"，任何部门和个人不得为项目实施设置障碍。只要全体项目参与人员积极参与、共同努力、密切配合，项目实施必将顺利成功。

4. 项目沟通策略　项目沟通策略包含内部沟通计划、外部沟通计划、沟通参与人以及方式、频次等。

项目组采用多种形式，在不同的时间点就项目目前的实施情况进行积极沟通汇报。主要沟通机制如下：

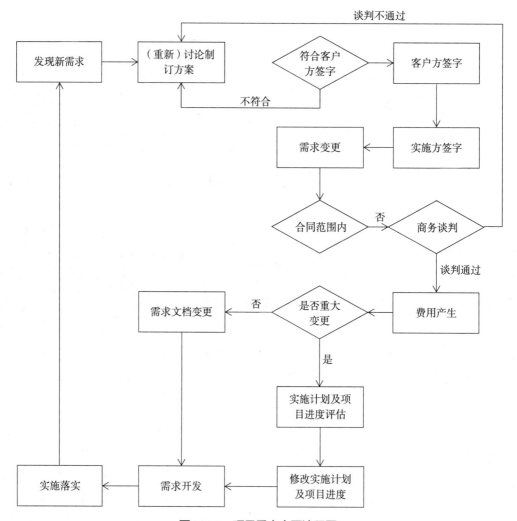

图 5-1-4 项目重大变更流程图

（1）定期沟通

1）沟通内容：项目管理团队、技术团队就项目的短期执行情况进行沟通，沟通工作完成情况、主要问题、制订下周工作安排、更新项目进度。

2）涉及人员：SPD 运营团队、医院的项目管理团队、该阶段重点工作涉及的技术实施小组。

3）沟通形式：日报、周报，抄送 SPD 运营团队项目领导及院领导。

（2）非定期沟通

1）项目启动会、项目重大阶段汇报会（通报）、重大问题决策会：

涉及人员：SPD 运营团队领导、医院领导；项目管理团队、项目实施小组。

沟通形式：专题汇报材料；主送汇报对象；抄送和 SPD 运营团队项目领导及医院领

导、项目实施团队、各技术小组。

2）项目阶段各类讨论、评审会议：规划、需求设计、测试、上线、故障处理、培训、移交等讨论评审会议。

涉及人员：SPD 运营团队、医院领导、专家委员会、技术管理小组。

沟通形式：根据项目管理要求灵活执行。

5. 项目知识转移策略　信息化项目同时是一项管理变革，会带来管理模式和业务流程的调整，同时信息化建设是一个长期持续过程，因此，我们需要在客户内部培养一批真正全面理解先进管理理念、理解高层管理者管理需求和意图的管理层。这就需要关键用户要身体力行地全程参与实施过程，培训和练习相结合，才能真正实现知识转移。知识转移往往在企业的中低层认识度不高，但高层是比较容易接受的。实施工作重在能力提升和知识转移，通过各种层次的培训，建立起各级知识能力，并辅助客户建立内部运行维护的雏形，充分调动企业内部的人员参与项目的积极性，参与和投入到信息化建设的良性发展的轨道。

6. 项目质量管理策略　通过对项目进度，软件需求沟通，功能设计，软件测试，软件编码，文档管理等方面的质量监督和质量控制，以便达到客户的需求目标。

7. 项目验收策略　项目实施应有始有终，项目经理必须推动项目验收关闭。项目验收的基本条件是：系统已经正式投入运行，原旧系统关闭，各项业务均在系统中正常处理。

8. 项目验收的有利条件

（1）清晰、明确、无歧义的项目范围。

（2）准确定义验收标准。

（3）实施成果明显并被广泛接受。

（4）双赢思维，项目组成员之间互相信任。

9. 项目验收策略

（1）根据项目实施情况，分阶段组织验收。

（2）提供支撑材料，为项目验收创造条件。

（3）组织项目验收会。

（4）起草验收报告。

（5）宣布项目结束。

总之，项目经理要根据项目的具体情况审时度势，制定恰当的实施策略，控制好项目范围实际上项目就已经成功了一半，项目实施过程就是与医院之间反复沟通并取得共识的过程。

（二）项目组织结构

本项目组织结构主要由两个单位组成：医院与 SPD 运营商，具体内容如图 5-1-5。

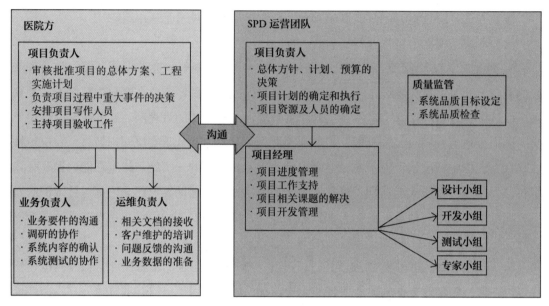

图 5-1-5　项目组织架构图

医院与 SPD 运营商分写在项目中具体承担角色和职责详见表 5-1-7。

表 5-1-7　医院与 SPD 运营商角色分工

所在单位	岗位/角色	说明
医院	项目总负责人	作为本项目的使用单位，院方需指定一位项目总负责人，担任本项目的总体领导职能，负责院内各部门及资源的总协调工作，一般为分管耗材的副院长担任。
	耗材管理部门	耗材管理部门是医院耗材管理的主体管理部门，同时也是本项目的主要实施对象。
	临床科室	临床科室是医院耗材使用部门，也是本项目的主要实施对象。
	信息科	本次项目涉及医院信息系统的部分改造，信息科作为信息管理主管部门，承担医院信息系统建设和改造的管理与协调职能。
运营商	项目总负责人	作为本项目运营方，对项目承担督导和外部资源的协调职能。
	现场项目经理	本项目运营驻现场负责人，负责协调现场内外部资源，指导驻现场物流团队工作，推进项目有效开展。
	接口开发小组	本次项目涉及与医院 HIS 计费系统的接口工作，由系统开发小组承担该部分工作，以完成 HIS 与 SPD 的对接。

所在单位	岗位／角色	说明
运营商	运营商物流小组	本项目对医院耗材院内物流进行流程再造,及管理上的变革,运营方承担本项目的院内物流操作职能。
	SPD 信息小组	负责本项目的信息系统设计、开发、测试、实施工作。
	智能硬件小组	负责本项目的硬件设备的选型、验收、安装、调试等工作。
	物流建设小组	负责本项目的物流设计及安装施工等工作。
	SPD 产品支持组	负责本项目的 SPD 软件产品的主要需求实现及现场实施的支持工作。

（三）项目岗位及主要业务对应表（表 5-1-8）

表 5-1-8　项目岗位及主要业务对应

	业务	医院领导	耗材管理部门	运营商库管员	运营商订单员	运营商配送员	科室护士	财务人员
基础数据维护	添加新品种	●	●					
	制订限额计划以及维护定数		●				●	
采购入库	制作采购计划		●					
	审核限额计划			●				
	确认入库单		●		●			
	打印条码标签		●		●			
	拆包、分包、贴码			●				
	扫码上架			●				
	打印入库单		●					
配送出库	制作出库单		●	●				
	扫码出库		●	●				
	装箱			●				
	配送					●		
	出库单签字						●	
	回收签收单					●		

业务		医院领导	耗材管理部门	运营商库管员	运营商订单员	运营商配送员	科室护士	财务人员
科室退货	申请退货						●	
	检查并确认退货		●	●			●	
	退货上架			●				
	退货单签字		●				●	
退供应商	申请退货		●		●			
	生成退货单		●		●			
	确认退货出库		●		●			
结算	科室消耗单		●					
	打印明细核对单		●					●
	核对发票		●					●
	明细核对单签字	●	●					●
	审核单据							●

六、项目软件质量管理

（一）软件版本发布

用户确认需求后，项目团队进行产品设计，软件开发测试团队根据功能设计进行开发并完成测试，主版本经过测试，与需求一致后，将进行版本封装，按照版本号规则进行版本命名，软件版本及版本说明文档交版本管理员进行发布，版本管理员是获取版本的唯一途径。对于补丁版本，功能开发测试后，按照补丁版本命名规则进行命名，版本说明文档中需要明确此次补丁的修改原因、范围、测试环境及测试结果，由版本管理员发布。

（二）软件测试方案

1. 单元测试　单元测试的对象是软件设计中的最小单元模块。单元测试人员根据单元测试计划对已完成的系统单元进行测试，确保已完成的系统单元符合相应部分系统详细设计说明书所规定的要求。如果单元测试发现系统单元与其相应的详细设计说明书不符，则此系统单元必须修改以最终符合说明书的规定。

单元测试主要采用白盒测试技术，用控制流覆盖和数据流覆盖等测试方法设计测试用例；主要测试内容包括单元功能测试、单元性能测试和异常处理测试等。

单元测试流程分为单元测试设计、单元测试准备、单元测试实施和记录、单元测试错误跟踪。

单元测试设计即单元测试用例设计，由系统设计人员在详细设计的同时完成。

单元测试准备为按照测试用例的要求，准备单元测试驱动数据和驱动模块，由开发人员在开发过程中完成。

单元测试实施和记录由开发人员在编码完成以后进行。

单元测试问题跟踪由开发人员和系统设计人员共同完成，根据引起问题的不同原因进行不同处理。如果测试问题为编码错误，则由开发人员完成纠错后重新测试。如果测试问题为设计阶段引起的问题，则需要进行设计变更。

通过单元测试的程序，进入配置管理系统。

编程组组长组织、指导开发人员根据《系统设计说明书》，编写所负责代码设计模块的《单元测试用例》，设计单元测试脚本。

2. 代码评审　编程组组长组织人员进行代码检查。若所写的代码不符合编码规范，即使已实现了系统功能，仍然认为不合格的，需要重写。

（1）代码检查的意义：

1）保证代码编写的规范。

2）保证代码编写的过程不产生 BUG。

3）代码检查的依据。

（2）检查代码是否有更新

1）检查存在问题是否有更新。

2）检查存在问题是否已解决。

3）问题已解决，则填写《代码检查记录》。

3. 集成测试　集成测试是指根据《系统概要设计》及《系统集成与开发详细设计》，对系统的各单元进行组装。把分离的系统单元组装为完整的可执行的计算机软件。集成测试的目的是检查软件单元部件是否能够集成为一个整体，完成一定的功能，并找出单元测试中没有发现的错误，包括数据定义有没有重合与冲突，接口会不会产生错误，组合以后的模块功能会不会互相影响，组合的系统是不是达到预期的效果等。

集成测试采用白盒测试和黑盒测试相结合的测试技术和渐增式的测试策略，用数据流等测试方法设计测试用例。主要测试内容包括单元之间的接口测试、全局数据结构测试等。

集成测试包括集成测试设计、集成测试准备、集成测试实施和测试记录、集成测试问题跟踪和结束测试等阶段。

集成测试设计由测试组组长根据项目计划和开发计划编制《集成测试计划》，设计《测试用例》。

测试计划和测试用例应当通过项目经理的审查。

集成测试准备需要系统测试组组长建立独立的测试环境。测试环境包括测试硬件环境、网络、数据库、应用服务器等以及测试对象（程序）的安装和初始化工作。

集成测试实施和测试记录是由系统测试组组长组织人员按照测试计划和测试用例要求进行测试，并且记录测试过程和测试结果。

集成测试问题跟踪是在测试过程中发现的问题由系统测试组组长根据测试记录提交测试问题报告，并由系统设计人员和开发人员解决每一个问题的过程。

测试结束指测试问题报告中的问题解决后，进行回归测试。当测试问题降低到一定程度并通过测试通过准则时，系统测试组组长提交测试总结报告结束测试。

（三）项目软件技术支持服务

1. 全面技术支持服务　SPD 项目服务商应向医院用户多种技术支持和服务，包括但不限于：

（1）系统规划的咨询。

（2）业务需求分析。

（3）应用系统的客户化（系统的本地化开发、安装和调试）。

（4）系统的安装和调试。

（5）系统的测试及数据转换，包括：集成测试、验收测试、压力测试等。

（6）模拟运行支持。

（7）系统验收测试支持。

（8）数据移植与新旧系统切换。

（9）系统上线及实施。

（10）与系统运行相关的技术问题咨询、修正。

（11）业务人员和技术人员培训。

（12）系统维护技术支持服务。

2. 多样化服务手段　为客户提供多样化的服务手段，包括电话支持、ECS 远程服务、定期服务、应急服务，需求变更开发等，确保在项目软件开发工作中，沟通便捷高效，以确保项目顺利推进。

七、技术服务与响应

（一）故障类型分类

将故障类型分为四个级别（表 5-1-9）。

表 5-1-9 故障类型分类

级别	说明
一级故障	系统瘫痪,用户业务停机
二级故障	系统性能下降,严重影响客户业务
三级故障	个别设备故障,只影响局部,不影响全局业务
四级故障	安装、配置等技术难点,业务不受影响

（二）故障处理响应时间

根据对故障级别的定义，工程师在严格规定的时限内，对客户进行响应和故障处理。

对于院内耗材物流项目，为了保证服务的及时性，要求在半小时内通过电话响应，工作日 2 小时内提供现场响应，非工作日 3 小时内提供现场响应。

（三）定期预防性维护

预防性维护服务是系统日常维护的一个重要组成部分，3 个月一次安排专业服务工程师到现场进行预防性维护服务，对系统进行全面测试和分析。确认设备运行状态，检查系统错误记录，排除隐患故障并进行设备保养工作。

1. 编制系统维护服务方案。

2. 指派专门的服务人员对系统依照服务方案进行维护。

3. 根据具体使用情况提出系统优化意见，在符合医院管理实际的情况下进行系统优化工作。

4. 技术专家不定时支持，以保障服务质量。

（四）技术咨询服务

向医院提供免费的技术咨询服务，主要包括以下内容：

1. 问题的分析与诊断

2. 侧重于问题诊断技术的传授，包括

（1）各种类型问题的诊断过程。

（2）诊断工具的使用。

（3）系统信息的分析。

第二节 SPD 运营团队管理

SPD 中心仓库组织机构建设为 SPD 解决方案的重要内容之一，其组织结构采用职能型组织结构进行构建（图 5-2-1）。SPD 中心仓库由 SPD 运营中心经理统筹管理，下辖库内组、配送组、会计组及维护组 4 个小组共同完成医院所有医疗耗材的打包、配送、维护、财务及系统维护方面的工作。

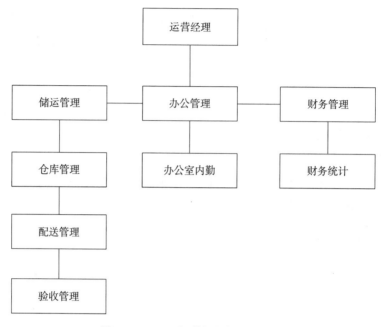

图 5-2-1　SPD 运营组织架构图

一、SPD 运营中心职责

1. 贯彻 SPD 管理思想，制定 SPD 管理运营方法，制定运营业务流程，制定标准作业流程（SOP）并指导实施。

2. 制定各 SPD 涉及部门的部门职能、岗位职责，制定 KPI 考核机制，并对运营中心员工执行 KPI 考核。

3. 建立 SPD 运营优化 PDCA 机制，不断发现运营中存在的问题，提出优化方案，协调物流、器械、医院以及信息供应商等，共同完成优化方案的落地。

4. 负责与医院管理层，耗材管理部门、科室沟通，解决突发问题，并通过不断优化运营机制，提高满意度。

（一）运营经理职责

1. **岗位名称**　运营中心经理。

2. **所属部门**　SPD 耗材运营部。

3. **直接上级**　SPD 耗材运营总监。

4. **岗位性质**　在运营总监的直接指导下，负责在运营中心各部门员工中贯彻执行国家有关法规和公司的方针目标；负责组织、制定本中心各级人员的职责与权限、工作与服务规范；对各部门负责，对参与的工作质量、服务质量全面负责；对各部门负责的工作有指挥、考核权。全面组织、制定、修订、落实部门内各部门的工作计划和经营预算；督导、检查各营业部门的日常运作，确保为医院及各供应商提供优质高效的服务；通过完善制度与协调能力，完成医院制定的工作要求。

5. 主要职责

（1）负责驻院办的日常管理工作，每周编制运营周报，每日召开 SPD 项目方运营中心办公例会，支持部门主管会议、协调关系，布置和总结工作。

（2）向耗材管理部门主任及 SPD 专项负责人汇报运营中心情况、出现不良事件及时上报。

（3）做好运营中心运营预测，分析市场动态、动向，保证服务质量的不断提高；严格控制各部门运营流程；加强各种物品管理，降低成本。保证各部门良好有序的运行。

（4）负责处理院内突发事件，做好重要各项工作预案，收集院方、供货商投诉的处理工作，有问题及时采取纠正和预防措施，不断提高运营中心的管理服务水平及美誉度。

（5）协助其他岗位处理应急业务，做好运营中心账目统计、核对工作，负责和供应商按时结款。

（6）订货审核及跟踪，并确认到达时间。

（7）配送跟踪，充分了解科室使用情况，并定期组织对科室长期未使用耗材进行盘查。

（8）加强并组织驻院办所属人员业务技能培训，熟悉品种、价格及科室消耗量。

（二）办公室管理岗职责

1. 岗位名称 办公室主任。

2. 所属部门 运营中心办公室。

3. 直接上级 部门经理。

4. 岗位性质

（1）负责运营中心档案管理、入职培训、员工考勤等各项管理组织工作。根据 SPD 项目方的发展规划，通过管理与开发，激励员工、提升员工的工作效率，为 SPD 项目方的可持续发展提供人力保障。

（2）完善、健全运营中心各项规章制度，推动运营中心规范化管理，对运营中心的工作现场纪律，会议纪律进行监督，提醒记录，组织并宣传 SPD 项目方的企业文化，提高员工的凝聚力，丰富员工的生活，提升员工的素质。

（3）辅助运营中心经理处理运营中心内部事宜，做到上传下达。

5. 主要职责

（1）负责各部门考勤、请假记录等工作。

（2）办公室供应商资料管理，以及公司下达各种文件整理归档。

（3）接收耗材管理部门耗材库商品资料并维护，包括耗材库新增和减少。

（4）保管各供应商的配送单、退货单等。

（5）科室商品资料配置维护，接收院方通知、维护医院新增和减少商品目录。

（6）保管耗材库留存的拣货单、随货同行单、入库单、退货单、定数调整单等。

（7）加强业务技能学习，熟悉品种、价格及科室消耗量。

（8）运营中心人员入职培训、员工考勤和各项办公品发放管理工作等。

（三）办公室内勤职责

1. 岗位名称 办公室内勤。

2. 所属部门 运营中心办公室。

3. 直接上级 办公室主管。

4. 主要职责

（1）做好内勤日常事务工作，负责有关行政公文的收发、登记、递送、催办、归档及文档保管等工作；处理、保管一切商务来电来函及文件；对上级下达的意见和建议要进行及时传递、处理。

（2）掌握中心各文件开具，记录和传达重要电话内容，负责收发信函。

（3）负责办公用品的领取、使用、管理和维护各类，责任到人。

（4）耗材中心各项单据保存、汇总工作，负责跟踪每日订单收集。

（5）严格考勤制度，并按时如实上报会计，方便会计核算员工工资。

（6）协助处理运营中心报销单据汇总、登记、采买申请等工作。

（四）储运管理岗职责

1. 岗位名称 储运主任。

2. 所属部门 运营中心储运。

3. 直接上级 部门经理。

4. 岗位性质

（1）负责运营中心人员院内耗材验收、审核、流通、存储、配送、出库等工作。根据运营中心的发展规划，调整部门员工工作岗位，确保部门工作正常运行。

（2）完善、健全部门运行制度，严格按照运营中心的工作现场纪律，会议纪律进行开展工作，提高部门员工的凝聚力，丰富员工的生活，提升员工的素质。

5. 主要职责

（1）按部门用人需求标准，做好各岗位人员调配工作。

（2）商品来货验收复核，对照调拨出库单检验实到货物，发现不符，联系公司仓库保管员。

（3）组织本部门培训，并检查落实培训计划。

（4）确保本部门工作高效、无差别运行。

（5）协调各岗位之间分工，对各岗位进行监督指导工作。

（6）确保各岗位工作符合公司各项规章制度。

（7）确保配上准确无误，工作顺利，照章工作，无违规操作。

（8）审核出库、盘点保证软件与实货相符。

（五）仓库岗位职责

1. 岗位名称　库管员。

2. 所属部门　运营中心储运。

3. 直接上级　储运主管。

4. 主要职责

（1）货物上架，货位维护。

（2）打印拣货单、配送单、做好仓库日常事务工作，负责耗材上架、核对、打包、发放工作。

（3）拣货、做定数包装，分装商品贴条码、装箱。

（4）拒收公司发错货品种，做退货处理。

（5）登记每日仓库货物入库、出库记录，核对每日发货明细。

（6）日常盘点，跟踪，临时处理突发情况。

（7）加强业务技能学习，熟悉品种、价格及科室消耗量。

（六）物流配送岗职责

1. 岗位名称　配送员。

2. 所属部门　运营中心储运。

3. 直接上级　储运主管。

4. 主要职责

（1）科室配送商品复核，科室耗材配送的时效性。

（2）给科室送货，科室验收后在单据上签字，留一联给科室，其余带回交给办公室。

（3）科室拒退品种，做退货处理。

（4）向主管反馈科室反映的问题，并跟踪至彻底解决。

（5）送货时动态盘点科室定数库存。

（6）加强业务技能学习，熟悉品种、价格及科室消耗量。

（七）验收岗职责

1. 岗位名称　验收员。

2. 所属部门　运营中心储运。

3. 直接上级 储运主管。

4. 主要职责

（1）验收经耗材管理部门检验合格产品，按照国家相关规定复核验收医疗耗材。

（2）核对各项医疗耗材资质文件（随货同行、质量检测报告、包装、数量、效期），并留存相关文件。

（3）确保入库医疗耗材符合国家相关规定。

（4）检验各项证照真伪，做到对医院负责，对 SPD 项目方负责。

（5）对各项证照进行查验工作，做到首验收责任制。

（6）加强业务学习，熟悉每一个医疗耗材特性。

（7）负责不合格医疗器械的确认，对不合格医疗器械的处理过程实施监督。

（八）财务管理岗职责

1. 岗位名称 财务主管。

2. 所属部门 运营中心财务。

3. 直接上级 部门经理。

4. 主要职责

（1）负责管理耗材运营中心的日常财务工作。

（2）负责对本部门内部的机构设置、人员配备、选调聘用、晋升辞退等提出方案和意见。

（3）负责对本部门财务人员的管理、教育、培训和考核。

（4）负责耗材中心会计核算和财务管理制度的制定。

（5）严格执行国家财经法规和公司各项制度，加强财务管理。

（6）参与耗材运营中心各项资本经营活动的预测、计划、核算、分析决策和管理，做好对本部门工作的指导、监督、检查。

（7）负责监管财务历史资料、文件、凭证、报表的整理、收集和立卷归档工作，并按规定手续报请销毁。

（8）审核员工报销费用及采购申请。

（9）负责每日记账金额统计、审核。

（九）二级库岗职责

主要职责

（1）做好内勤日常事务工作，负责有无菌耗材发放、收集、养护工作。

（2）掌握每天手术耗材使用情况、库存数量。

（3）负责无菌耗材入库验收确认工作，分类存放录入系统，并做手工记录。

（4）手术完毕后未破碎无菌耗材回收入库工作，系统消耗录入工作，纸质单据回收留存工作。

（5）协调各岗位做好消耗复核工作，针对库存作出补货计划。

（6）做好库存盘点、做到日清月结库存无差异。

（十）供应室岗职责

主要职责

（1）做好内勤日常事务工作，负责耗材清点、归类、清洗、验收工作。

（2）协助二级库人员做好消耗登记、复核工作。

（3）做好耗材验收、消毒工作，严格执行国家及医院制定验收、消毒的各项规章制度。

二、岗位及主要业务对应表（表 5-2-1）

表 5-2-1　岗位及主要业务对应表

业务		医院领导	耗材管理部门	运营商库管员	运营商订单员	运营商配送员	科室护士	财务人员
基础数据维护	添加新品种	●						
	制订限额计划以及维护定数						●	
	临采申请			●			●	
采购入库	确认入库单		●					
	打印条码标签		●		●			
	拆包、分包、贴码		●					
	扫码上架		●					
	打印入库单		●		●			
	制作出库单		●					
	扫码出库		●					
配送出库	装箱		●					
	配送					●		
	出库单签字						●	
	回收签收单					●		
	申请退货						●	
	检查并确认退货		●	●			●	

续表

业务		医院领导	耗材管理部门	运营商库管员	运营商订单员	运营商配送员	科室护士	财务人员
科室退货	退货上架		●					
	退货单签字		●				●	
	申请退货		●		●			
	生成退货单		●		●			
退供应商	确认退货出库		●		●			
	科室消耗单（签字单据）			●				
	打印明细核对单			●				
结算	核对发票		●					
	明细核对单签字	●	●	●				
	审核单据			●				●

三、运营保障方案

为了保证 SPD 系统及 RFID 高值耗材智能柜系统等软、硬件系统在医院的正常运行，针对此项目给医院提供属地化服务，做到人员医院统一管理、人员常驻医院、定期巡检等工作，并能对院领导提出的各种问题及系统改进等问题及时解答与解决，具体服务项目如下：

（一）人员统一管理

所有驻院项目人员归医院及 SPD 项目合作方双重管理，医院提供库房场地、高值耗材智能柜安装场地及办公场所，项目人员相关费用由公司支付，驻院项目人员必须严格遵守医院相关规章制度，对违反相关规章制度者，经医院相关领导同意进行处罚，情节严重者予以开除。

（二）人员现场支持

在系统运行期内，SPD 项目合作方将会派驻不少于医院要求人数项目人员常驻医院现场对系统及智能柜等进行现场维护，对整个系统及智能柜进行检测检修，对系统及智能柜存在的潜在安全或故障隐患进行分析，并提出相应的解决方案，对于系统故障和其他现场问题随时响应并处理。

（三）定期巡检服务

在系统运行期内，将定期（具体周期以医院实际管理情况而定）派出技术人员对项目系统及相应设备设施进行巡检维护，保证院方业务正常运转，并将巡检日志反馈给技术中心，针对巡检结果和巡检中的问题对系统及设备设施进行日常维护计划和应急预案的提升和完善，提出相应防范措施，保障系统和业务的稳定运转。

同时，鼓励逐步引进自动巡检机器人，实现 7×24 小时的全自动巡检工作，以智能化、自动化技术保障系统正常运转，确保业务的稳定。

（四）远程技术服务

医院医用耗材智能化管理及服务建设工作，技术支持中心将设立 7×24 技术支持 / 售后服务的微信 /QQ。用户可通过拨打服务热线电话进行故障报修保修或技术咨询。同时，将项目技术支持中心负责人的手机，该手机 24 小时开机，在接到用户服务请求后 10 分钟内进行响应，并在 1 小时内进行问题解决，提供全年 7×24 小时的全天候服务。

另外，用户可通过短信、即时通信工具 QQ、微信、邮件等通信方式获得支持服务。

四、应急预案

（一）管理信息系统应急预案

系统部署时充分考虑容灾备份，包括系统容灾、数据容灾和网络容灾。

应具备一套成熟高效的紧急情况管理体系。由于提供了 7×24 小时开机的常驻医院专职技术负责人和项目经理手机，任何时候医院都可以及时找到服务工程师对紧急情况进行处理。

系统出现突发问题影响业务正常进行时，将在接到突发问题反馈的 1 小时内，安排现场驻点技术负责人员进行现场应急处理并同时向公司上报；若无法解决，则由公司开发人员进行远程调试，需要开发人员现场解决的故障，将于问题上报申请现场开发服务后 1 小时内到达用户现场进行故障排查、解决，并将故障情况上报公司研发中心。

对于对客户业务造成较大影响，较为复杂的紧急情况，启动危急情况处理体系。由专职服务经理负责，成立危急情况处理小组，调集相关的资源。该小组需每天向公司汇报处理进展，每小时更新紧急情况处理系统的相关记录。该小组具有高度权威，能快速调动相关资源，咨询具有丰富经验的行业专家，防止问题处理的任何环节出现延迟，以尽快解决问题。

（二）管理设备应急预案

针对此项目，对其提供的所有硬件设施设备，在服务保证期内提供设备的正常运行维护以及相关所需备货。当设备突发故障造成院方业务中断受到影响时，启用应急预案：

（1）对于 PDA、一体机电脑、打印机等设备出现故障时，第一时间由现场人员进行解决，涉及需要返厂维修或者更换部件时，将会启用灾备设备进行临时替代使用，确保业务不中断。

（2）对于智能柜等大型设备出现故障时，要在 2 个工作日内派出相关技术专家到现场进行故障排除工作，确保设备尽快恢复正常工作状态，同时在故障修复期间由现场驻点人员进行业务调整，确保院方业务不因设备故障而中断。

（三）配送人员应急预案

针对派驻院方常驻服务人员的请假、疾病、离职等会对医院业务持续产生影响的情况，应具备完整的应急预案：

（1）在项目启动和实施阶段，就开始对当地分支机构人员进行操作和技术培训，作为人员储备应急编制。

（2）驻点人员休假，需提前至少1周向SPD项目组申请，并经由院方相关负责人批准后，方可休假。将在其休假期间派驻储备的驻点服务人员进行工作承接，直至休假结束。

（3）驻点人员疾病，将在其发生疾病离岗24小时内，派驻工作人员进行工作承接，确保院方业务不受影响。

（4）驻点人员离职，需提前至少1个月向SPD项目组提交离职申请，并经由院方相关负责人批准后，由在人员离职申请提交后48小时内重新派驻相应岗位工作人员到岗，并进行工作交接。

（四）物流配送应急预案

为应对医院突发事件，及时有效供应物资，维护医院的正常工作，将突发应急事件对医院的影响降至最低程度，针对医院实际情况特制定应急保障预案。

1. 常备应急库存 SPD项目方针对医院日常使用耗材品种情况，细致分析，做到品种适宜、数量充足、常备不懈，确保应急物资能够应对突发事件。保证配送的所有货品质量安全、采购渠道合法；能够拆零配送；一般耗材、应急物资耗材配送最长时间2小时；同时具备以下伴随服务：

（1）实施所配送物品的现场搬运或入库。

（2）提供物品开箱或分装的用具。

（3）对开箱时发现的破损、有效期不足3个月的耗材、不合格包装物品及时更换。

（4）其他卖方应提供的相关服务。

2. 人员统一管理，统一调配 SPD项目方在医院内设置驻院办事处，将办事处地点设置在医院院内。如医院耗材管理部门以及各科室有任何突发事件，SPD项目方驻院人员将马上到位，根据实际情况在驻院主管的指挥下配合医院立即开展应急突发事件的工作准备。

3. 节假日值班制度 SPD项目方在节假日期间安排驻院业务人员值班，值班人员以及驻院主管电话24小时全开，保证信息及时准确接收，做到与医院相关部门、SPD项目方总部密切协调配合，使应急保障工作迅速有效。

4. **物资紧急预案**　建立医用耗材紧急配送制度，为急诊手术等其他应急情况的耗材配送提供绿色通道而制定此预案。已在院但院内无现货的耗材，原未在医院医疗系统当中录入的耗材或其他因临床需要急需临床使用的耗材，须由术者及科室主任在"医院应急使用耗材申请单"签字，交耗材管理部门主任签字后，厂家将相关耗材连同相关资质证照交由院内配送服务人员，由院内配送服务人员按照正常验收流程，做好记录和拍照签收工作后交由手术室相关请领人员。

若为非院内配送时间出现此情况，则由厂家人员将相关耗材交由手术室负责人员，手术室负责人员做好相关产品和资质证照信息的详细核对工作（包括产品名称、规格、型号、批号、保质期、生产厂家、供应商信息、注册证号、相关检验检疫证明或合格证），并在相关随货同行单上签字，签署接货日期及时间。待院内配送人员上班后，手术室负责人员有义务将随货同行单及相关应急耗材的照片交由配送人员，由配送人员送至耗材管理部门老师处，按照医院应急耗材采购规定进行耗材录入及报废。

对于已在院且有存货的耗材，在二级库人员下班时，根据临床科室的需求情况，将所需储备的耗材放入至高值耗材柜，若无高值耗材柜的，交由手术室负责人员，二级库人员须与手术室负责人员做好备货交接，且在"手术室应急备货交接单"上签字，待次日上班后，根据实际使用情况，进行储备货品的清点及回收，并再次在"手术室应急备货单"上由二级库管理人员签字。对于已使用的货品做好资料存档和记录工作。

5. **配送货品退、换货方案**　对于医院在集中配送中的滞销、近效期、破碎及不合格产品，SPD 项目合作方负责及时退换货，并根据产品特性提供各种服务以满足临床需求。公司内部 ERP 系统内有效期预警功能，近效期 3 个月的货品将不出现在医院科室。对于科室使用过程中出现的因滞销而导致近效期的存货，SPD 项目合作方将负责及时退换货。

第三节　SPD 相关管理制度

SPD 管理不是简单的信息系统或者提供几个人或者几台智能设备这么简单，它是一个管理项目，一个基于院级的整体管理项目。在管理过程中，SPD 运营商作为整个项目的重要构成，对项目管理的质量起决定性作用。因此，为规范 SPD 运营服务商内部员工管理，优化中心内部管理体系，建立相应的管理制度进行人员、培训和档案的管理显得尤为重要。

一、人员管理制度

SPD 服务供应商为了开展 SPD 服务而派驻医院的工作人员，无论其是否属于劳务派遣性质，均是 SPD 服务中心团队成员，以下工作人员指 SPD 服务中心团队成员，包括

SPD 项目经理、SPD 现场运营经理、SPD 辅助人员、SPD 物流配送员等，以下统称工作人员。涉及人事管理由 SPD 服务供应商人力资源总部负责协调，SPD 现场运营经理负责执行。工作人员须遵守派遣公司及 SD 服务供应商的员工手册、派驻医院各项规定，服从医院的工作安排。

1. 一般情况管理

1）基本资料：被录用的工作人员必须符合相应岗位任职要求，办理入职时须提供真实的个人信息资料（劳动手册、退工单、身份证复印件、银行卡复印件、公积金账号，1寸证件照 2 张、户口簿户主及本人页复印件、派遣人员信息登记表、学历学位复印件，职称证书、体检报告等）。

2）工作人员的工资、社保统一由派遣公司管理，薪酬标准将根据岗位、职称及承担职责等核定，薪酬福利按劳动合同约定执行。

3）工作人员在工作期间学历、职称以及个人信息发生变化的，需要在 1 个月内将相关材料的原件及复印件交 SPD 项目经理。

4）工作人员如因公负伤，由本人提供相应材料，在国家规定时间内向派遣公司提出申请，由派遣公司负责申报工伤认定工作，其医疗期限和待遇按照国家有关规定执行。

5）工作人员离职，应提前 1 个月向 SPD 服务供应商及派遣公司提出书面申请（试用期内提前 3 个工作日），并完成工作移交后方可办理离职手续。

2. 员工形象管理　注重个人仪容仪表，随时保持最佳形象，并牢记以下注意事项：男员工应定期理发，胡子与鬓角须修饰整洁，男员工不戴耳钉、耳环；长发女员工必须扎起保持整洁；上班前应该检查制服是否干净整洁，天热时必须穿长裤及指定工作鞋，禁止穿七分裤，九分裤等可能在工作引发伤害的服装；禁止当班时间在公共区及室内抽烟，必须去医院指定点；坚持每次送药前后洗手，养成良好的卫生习惯；不许留长指甲（标准是前端多余白色部分不超过 2 毫米）。

3. 考勤制度　为加强 SPD 服务中心工作人员劳动纪律管理，维护正常工作秩序，由 SPD 现场运营经理记录工作人员的每日记录每月考勤，报 SPD 现场运营经理。日常工作实行打卡制，驻场人员按照医院规定作息时间上下班，上班提前 10 分钟打卡。职工公休按国家相关规定执行。

4. 请假管理制度　为适应 SPD 管理发展需要，维护正常工作秩序，执行严格的请销假管理。1 日内病假由现场运营经理审批，超过 1 日需经公司主管领导审批；当日请事假一般不予批准，须至少提前 1 个工作日申请；2 天内事假现场运营经理有权审批，超过 2 日需要上报公司由主管领导进行审批。

当日如有急事需请事假，事后需补交 1 份不少于 200 字的详细补假申请及有效证明，交上级负责人讨论，如理由不充分将做旷工处理。如确属突发事件而无法事先书面请假的，须电话联系部门负责人，在得到口头允许下，方可休假。在休假结束后，须及时办理补假手续，否则视为旷工。员工请病假需持公立医院诊断证明书，方可批假；员工请事假一般先使用年休假，待年休假用完，再作为事假处理。

5. 实习人员管理制度　SPD 服务中心实习人员一般指以医院推荐或 SPD 服务供应商派遣为主的实习员工。由 SPD 现场运营经理负责实习人员实习、带教与管理。实习人员上岗前需要定岗定责，定岗后由相应岗位老员工进行工作流程、软件使用、日常工作等方面的培训，培训结束后进行岗位考核，考核通过后方可独自上岗开展工作。

6. 人员轮岗制度　为多岗位锻炼、培养 SPD 供应链服务人才，激励员工、创造职业宽度。由 SPD 现场运营经理负责安排 SPD 所有岗位进行定期轮岗。轮岗时间为一季度，每季度 SPD 驻场经理负责安排各岗位员工进行轮岗，每次轮岗各岗位轮岗人数不得超过50%。各工作组组长轮岗期限为 1 年，各组组长负责轮岗员工的工作考核，考核通过后方可开展工作。

7. 健康管理制度　为保证直接接触医用耗材工作岗位人员的身体状况符合《中华人民共和国药品管理法》《无菌医疗器械生产管理规范》等相关法规规定，杜绝人员污染，确保耗材质量。SPD 驻场工作人员必须每年至少体检一次。新员工要求进行入职体检。

8. 考核制度　为进一步促进 SPD 工作人员的工作与学习，提高业务素质，落实岗位职责，考核结果将作为奖惩和聘任的主要依据。此项制度适用于 SPD 服务中心所有人员，指由劳务派遣公司统一派驻 SPD 服务供应商有限公司与医院合作项目的驻院支持、库存管理、综合管理、辅助管理、SPD 库存管理员等，以下统称工作人员。由于 SPD 现场运营经理负责工作人员的考核与评估。

考核根据不同工作岗位的职责和要求，力求做到规范化、标准化。考核内容包括职业道德、基本素质、业务能力、工作业绩、工作量。

每月考核由 SPD 现场运营经理统一记录，同时根据工作人员的实际表现发放绩效奖金。对因工作中出现严重工作差错，造成不良影响或给用人单位造成直接经济损失的，SPD 现场运营经理将追究直接责任人相应的责任。工作人员除每月考核外，每年须参加至少 1 次工作考评，考评结果作为一次性奖励、合同续签等依据。工作人员合同到期 1 个月前，由项目经理评估，对符合岗位要求的，由派遣公司与其续签劳动合同；对不能胜任的，SPD 服务供应商人力资源总部将派遣人员退回派遣公司，由派遣公司处理合同事宜。工作人员试用期满后需填写试用期转正表格，由项目经理评估后方可转正。在派遣存续期间，工作人员不能胜任工作岗位要求或出现严重违规违纪行为，质量安全上出现重大责任事故的，经 SPD 服务中心提出，SPD 服务供应商人力资源总部将工作人员退回派遣公司安排。

二、培训制度

SPD 现场，运营经理负责制定培训总体规划。SPD 现场运营经理负责培训计划的编制和实施。

1. **培训计划** 根据岗位技能标准，结合员工技术技能的实际水平，分阶段开展继续教育及岗位培训。组织员工参加医用耗材相关专业知识、岗位技能、职责及岗位操作规程等的培训，接受继续教育。

2. **培训要求** 按"先培训、后上岗"程序，新进员工须接受培训，经考核合格后方可上岗。转岗员工需进行管理制度、岗位职责、SOP 和安全等的培训后，方可上岗。在岗员工按岗位技能标准和技术晋级标准参加在岗培训和继续教育。工作人员每年须参加耗材法规、质量管理、专业知识、技术技能及职业道德诸方面的培训。管理类岗位及驻场支持、库存管理、综合管理、辅助管理等岗位员工每年应参加医院及公司组织的上述耗材管理及培训。冷藏及有特殊管理要求的耗材需要每年进行安全培训及考核，考核合格后方可上岗。

3. **培训考核** 员工参加新员工及转岗位培训，应参加相应考试或考核。以考试或考核合格作为通过岗位培训的依据。接受在岗培训再教育，未达标者应调离岗位。员工所获得的学历证书，技术等级证书，岗位合格证书等列为选拔、使用、晋级的依据之一。员工质量教育培训工作作为该部门方针目标考核内容之一，具体培训内容由 SPD 现场运营经理制定。

4. **培训档案** SPD 现场运营经理应建立员工学历教育、继续教育、专业知识培训、技术技能培训等方面的个人培训档案。建立员工培训登记，按内部培训、外送培训（或继续教育）分类记载每位员工接受培训的情况。培训档案管理包括员工学历教育、技术职务、职业准入资格等档案，作长期保存并形成电子文档，由 SPD 现场运营经理管理。员工个人培训档案、质量培训记录，作长期保存，由 SPD 现场运营经理管理。

三、档案管理制度

将 SPD 服务中心全体人员的人事档案管理工作制度化、规范化，维护人事档案材料完整，防止档案丢失、损坏，便于相关人事档案材料的借阅和使用。人事档案分：入职档案，培训档案、职位档案、薪酬考核档案以及其他档案。

推荐阅读

王兴鹏 . 现代医院 SPD 管理实践 . 上海：上海科学技术出版社，2019.

第六章
SPD 信息化建设

第一节　建设原则

　　医院信息化建设是医院现代化管理的重要工具和手段，医疗卫生管理对信息系统的要求也越来越高，新医改将医疗卫生信息化建设确定为医疗卫生改革的重要支柱之一。

一、信息化建设特征

　　SPD 模式的信息化建设是运用现代信息化技术，结合物联网、机器人、大数据、云等先进技术实现医院医用耗材院内、院外闭环供应链管理，提升医院医用耗材精细化管理的信息技术应用的过程，其具有以下特征：

（一）智能化

　　智能化是 SPD 模式信息化建设的核心特征，也是区别传统物流系统的主要标志，它实质上是物流信息化和自动化的高级形态。在物流作业活动中，通过采用智能化技术使机器能够部分或全部代替人的工作和决策，从而有效地提高物流作业的效率和安全性，减少物流作业的差错。在物流管理中智能化地获取、传递、处理与利用信息和知识，从而为物流决策提供服务。

（二）全面感知

　　依靠 RFID、传感器、语音识别、图像识别等技术在物流过程可以自动获取物流中的数据标志与信息，实现对物流的全面感知，为物流的智慧管理提供数据基础。通过智慧物流信息网络实现不同物流信息系统之间的互联互通，确定物流全过程中所有发生的事件，实现供应链全过程的可视化，解决物流的跟踪、追溯、防伪等难题，让物流更安全、更快捷。

二、信息化建设设计步骤与理念

　　医院信息化系统建设是根据医院规划建设目标，以各科室业务需求为导向，以患者为中心，以"质量，安全、服务、效率"四个关键维度为核心的信息化建设项目，促进临床诊疗、医疗管理与质量控制的可持续改善，建立健全医院运营管理体系，实现运营与医疗的高效协同。

（一）信息化建设步骤

随着信息化的概念在国内的逐步发展与成熟，加之政策法规对医疗机构提出的管理要求，越来越多的医疗机构开始着手信息化建设。由于医疗机构信息化工作是一项复杂的系统工程，它需要医疗机构大量人力、物力、资金和时间的投入，为更好地规划、实施，保证最快、最有效的实施结果，医疗机构信息化建设前应做好以下工作：

1. 掌握当前信息化发展方向 随着信息技术的快速发展和应用的普及，信息化已经成为全球经济社会发展的重要推动力，充分发挥信息技术的先导和拉动作用，解决经济社会发展中的重大问题和关键需求，使信息技术成为改造传统产业、缓解资源环境压力，提高经济运行效率、增强企业特别是中小企业竞争力、改善公共服务的有效途径，是当前形势和未来发展对信息化提出的迫切要求。而在医疗行业，医疗服务信息化是国际发展趋势。随着信息技术的快速发展，国内越来越多的医院正加速实施基于信息化平台、HIS 系统的整体建设，以提高医院的服务水平与核心竞争力。信息化不仅提升了医生的工作效率，使医生有更多时间为患者服务，更提高了患者满意度和信任度，无形之中树立起了医院的科技形象。因此，医疗业务应用与基础网络平台的逐步融合正成为国内医院，尤其是大中型医院信息化发展的新方向。

2. 了解自身管理现状 实际上，医院管理特点受到区域、管理者思想以及发展阶段等因素影响而呈现个性化的特点，这就决定了医院信息化建设不能走简单复制、盲目照抄的路子，必须正确认识自身个性化管理特点，有针对性地找到合适的产品及解决方案，量体裁衣才能水到渠成。

3. 合理制定信息化建设规划

（1）由浅入深，分步骤实施：信息化建设是一项长远、复杂的工程，切忌贪大求全，急功近利，必须遵循由浅入深，分步骤实施的基本原则。建议一方面从医院管理瓶颈突破，选择医院管理最薄弱环节、最需要解决的环节作为突破口，带动医院整体管理水平的上升。另一方面从医院独有优势入手，提高信息化建设的成功率，为医院下一步信息化建设打下良好的基础，增强医院对信息化建设的信心。

（2）信息化建设与业务流程重组互相推进：实际工作中，由于彻底的业务流程重组涉及医院管理的方方面面，推行起来难度大且风险也大，医院管理者往往望而却步。因此在信息化建设过程中，对局部的业务流程进行重组，逐步推进，可以使医院尽早地看到成果，在医院管理层中营造乐观、积极参与变革的气氛，减少人们的恐惧心理，以促进信息化建设在医院中的推广。

（3）对管理软件的适应和修改：现有的软件产品一般都有其标准流程，必然与医院现有的业务流程存在这样或那样的差别，一味地迎合管理软件的要求，并不是最明智的方法。对软件所要求的工作条件和环境，医院应该结合自身情况对难以适应的部分进行二次开发，修改这些不适用的部分，使之能与企业的现状较好地融合在一起，提高其实际应用价值，是医院信息化建设成功的关键所在。

（二）医院信息化建设理念

医院信息化系统建设的设计理念述如下：

1. 在框架设计上，在单一应用系统的建设和点对点业务系统互联的基础上，向医院信息平台业务集成方式转变，利用纵横交互的平台技术实现统筹规划、资源整合、互联互通和信息共享，提高医院医疗服务水平和监管能力。

2. 在业务内容上，以患者为中心、以医务人员为主体，利用互联网技术（IT）促进医疗服务模式创新优化工作流程，促进医院管理和机制创新，全面提升全体员工的信息化应用素质和管理层的决策辅助支撑能力，促进经营管理和决策更加科学。

3. 在实现路径上，从追求单个系统规模向促进以电子病历为核心的临床一体化和以财务为核心的运营管理一体化方向转变，建立健全医院数据标准体系，以促进信息资源在临床医疗和运营管理中的高效利用，实现医技科室独立运行，在区域范围支持实现以患者为中心的跨机构医疗信息共享和业务协同服务。

三、信息化建设原则

我国的医疗保健制度改革和医疗保险制度的发展，对医院的发展与生存都提出了挑战，医院信息化是医院适应改革的必然选择。信息化是实现医院科学管理，提高社会经济效益，改善医疗服务质量的重要途径。

鉴于信息化对于医疗机构的重要作用与意义，在SPD信息化建设中，必须把握好以下几个原则：

（一）可扩展性原则

在信息化建设过程中，应采用平台模块设计，分布式部署；界面设计简单明了，操作方便。系统的可维护性是一个重要指标，对于较大的系统，统一规划、结构化设计，设备、软件尽可能统一采购、统一管理，选择合格的供应商是保证系统可维护性的关键。要遵循相关技术标准，重视发展的连续性。医院信息化建设将是一个大的互联互通的集成系统，各子系统的开发必须考虑标准化的数据接口。采用标准硬件、操作系统、网络和通信协议，提供开放式通信协议，支持第三方系统集成。

医院信息化建设作为医院整体建设与发展的一部分，必须适应医院的整体建设和长远发展。信息化建设本身是一个庞大复杂的系统工程，建设周期较长，各个阶段各个项目方案的制订和具体实施必须充分考虑其整体适应性和是否便于长远发展，以免对整体建设和长远发展带来不利影响和对医院造成不必要的经济损失。

（二）应用性原则

在实施过程中，不仅需要着眼于目前的信息技术水平，也要对未来信息技术的发展有所预见，使标准体系能适应各项应用技术的迅猛发展。尤其是基础设施的建设中，要充分考虑未来的发展，为未来的发展留足空间，以避免成为阻碍信息系统继续发展的因素，同时，在采用信息化的新技术、新应用时也需紧密结合医院实际情况、充分考察，科学论证，在基础设施，尤其是网络基础建设要超前，但在新技术、新应用的采用中要切合实际。

（三）标准化原则

1. 在医院信息化每个环节的系统实施前，必须先完成管理流程的标准化、信息编码的标准化、基础数据的标准化，确定好系统的接口标准。

2. 信息标准化建设中坚持引用和开发相结合的原则，关注国际信息化、标准化的发展，等同等效应用国际标准，宣传贯彻国家标准，开发和研制行业标准，推广和普及现有各项标准。围绕卫生信息化需求，有针对性地研制、推广普及和管理各种卫生行业或地方性标准。遵循统一的电脑技术和网络互联标准，并统一卫生信息分类和编码标准，在信息表达的标准化、信息流程的标准化、信息交换的标准化及信息处理过程的标准化方面严格遵循现有的国家标准（如职业名称代码、行政区划代码）、国际标准（ICD 码）、行业标准（如药品编码）、地方标准（如组织机构代码）、病案首页的代码则遵循省卫生厅规则（如入院时情况、出院情况、麻醉方式代码）。对目前还没有标准的代码，应根据具体情况逐步完善和补充。

（四）安全性原则

信息化建设根据国家有关信息网络安全系统建设的法律法规和建设标准，利用完整的整个信息系统的安全机制，包括安全组织体系、安全管理体系以及安全技术体系，确保系统的物理安全、运行安全和信息安全；要制定和完善安全保密措施和制度，落实安全保密工作责任制；对专网、内网和外网之信息交换，必须严格监控，防止泄密；对外部接口也必须采取严格的安全保密手段，控制访问、防止破坏和篡改。

同时，因为医院工作性质的要求，医院信息系统要以"365×24"的工作模式不间断运行，系统发生故障就会影响医院业务工作，严重者，甚至会出现系统瘫痪，造成重大经济损失，所以医院信息化建设必须切实落实系统的各项安全保护措施，确保系统运行的安全与稳定。

（五）可维护性原则

在操作平台的选择或是软件功能的编制，都要有一定程度的超前性。开发工具应为结构化及可视化编程语言，尽可能实现三易一原则（易学、易用、易维护及合法原则）。信息系统允许增加模块、数据库、字段等。采用开放式的系统软件平台，确保系统可灵活地扩充基础功能，并可与其他业务系统进行无缝互联，医保系统及医疗设备的连接将是重点。

（六）有序性原则

医院信息化建设是一项长期艰巨的任务，建设工作应统筹设置，科学安排，所以必须坚持分步实施的原则，同时必须紧跟医院建设发展的步伐，确定医院信息化建设发展的顺序，抓住各时间段内系统建设的重点，把有限的资金充分利用好，促使医院信息化建设有序、高质量、高水平地向前发展。

（七）性价平衡原则

现行的医院信息系统绝大多数是主框架＋分系统模块式结构，总体造价主要依据主框架的技术先进性、容量、速度以及分系统模块数量的多少来确定。因此，医院应根据自身的特点、目前的功能需求和未来发展的需要来选择，以经济适用、适度超前、可扩展为原则，确定系统的技术性能和分系统模块数量的多少，达到系统性能与总体造价的平衡。

医院的信息化建设使医院实现医疗质量持续改进，保证医疗安全有据可循，科学规范，改善医疗服务质量，对医疗资源进行精细化管理，降低成本，加强和改善内部控制，为医院管理决策提供有力的依据。随着计算机技术的日新月异，SPD 信息化系统应用的深度和广度在不断延拓，构建高实用性的信息系统成为当今网络建设的潮流，SPD 信息化系统将医院管理向低成本、高效率的模式转变，从而为医院带来更大的效益。

四、信息化建设目标

（一）统一标准、互联互通

在 SPD 信息化建设中，将先进的信息技术、智能技术等技术与物流管理技术集成；各物流业务系统如院内物流精细化管理平台、智能柜管理系统与供应采购协同商务平台等集成；供应链环境下各企业信息系统集成。通过应用集成技术，将物流系统各种功能及不同的信息系统有机地集成在一起，解决医疗机构与供应商企业之间各个信息孤岛的软件和硬件的异地和异构问题，实现医疗机构乃至整个供应链的基础信息的统一、互联互通、信息共享，从而使医疗机构、供应商等整个供应链在较短的时间里作出高质量的经营决策，有效地缩短交货期、降低成本，提高医疗机构乃至整个供应链的竞争能力。

（二）业务支撑提高效率、质量和安全

信息技术的应用可实现对物流的全面感知，为物资的智慧管理提供数据基础；不同物流信息系统之间的互联互通，实现供应链全过程的可视化，解决物流的跟踪、追溯、防伪难题，让物资管理更安全、更快捷。通过专业管理信息系统，能够使医疗机构、供应商及厂家之间进行高效传递和信息服务共享，实现协同运作与管理。整体信息化建设下，物资流通全程透明化、可视化，供应安全、质量有保障，业务管理更高效、更便捷。

（三）提升管理决策水平

基于信息化建设，医院管理部门通过信息系统可了解耗材在每个流通节点的具体情

况，清楚地判断耗材使用的具体流向、使用情况、哪些耗材使用率高、增速较快等，从而实现对耗材的精细化管理与运营；对于运营中大数据的整理分析，医院可以合理地预测医用耗材的用量走势，指导采购，掌握全院的效益及成本支出等，辅助管理者作出正确的决策。

五、经济及社会效益

（一）经济效益

医院物资管理需要涉及医院的各个科室与多个部门，需要各科室部门相互配合协作、流畅执行，才能保证医院的物资管理运转精准高效运行，才能为广大患者临床用耗提供安全保供的服务。SPD 信息化建设中，基于信息化平台建设，医院基础数据规范化、信息管理一元化，医院整体运作的流程管理、运营管理、质量控制、绩效提升、信息的传递执行等每一个环节均有所提升，管理更加便捷、科学、准确，有效节约了医院物资管理运营成本。

（二）社会效益

目前，随着公立医院高质量发展及智慧医院建设热潮，信息化建设已成为医院管理改革不可规避的大趋势，快速优化供应链管理，提升医院竞争力成为现代医院提高管理质量的关键，SPD 信息化建设通过对信息流、物资流、资金流的控制，将患者、医护人员、制造商、销售商、供应商连成整体网链的功能结构模型，实现药品和耗材信息流从上游供应商到最终患者的全程贯通，提高了医院医用耗材供应链的管理水平。

六、项目建设的可行性

（一）国家医疗卫生领域信息化政策要求

2016 年 10 月，中共中央、国务院印发了《"健康中国 2030"规划纲要》。随着原有的加成取消，医院药品、耗材等在院内流通所需的人员、仓储、物资投入等将无法直接创造经济价值，反而会逐渐成为医院的成本中心。新医改在降价、控费的同时，提供了一套切实可行的解决办法——推进药品、医疗器械流通企业向供应链上下游延伸开展服务，形成现代流通新体系。

供应链延伸服务（SPD），即医院通过与专业的第三方合作，基于"零库存""用后结算"原则建立一套全新的供应链服务和管理体系，通过将院内仓储、物流及服务工作交给第三方，医院仅针对临床实际消耗进行用后结算，从而降低医院的管理成本与资金占用，提升院内物流的管理水平，提升药事、耗材服务质量。该模式在国外，尤其是经济发达国家，已经有了相当成熟的应用。

（二）提高医疗服务质量

医院竞争的关键要素是内部医疗服务质量，现代医院经营发展中，需要对内部事务的管理流程、管理内容和管理标准予以规范，为患者及其家属提供更加高效、高质的服务。现代信息技术的发展为人们的生产、生活带来巨大便利，医院信息化管理有利于内部医疗信息的整合、调用，提高医务人员工作效率的同时增强医院患者及家属的就诊体验满意度，对医院医疗服务水平和质量提升具有重要作用。

医院信息化管理主要是指在医疗服务工作执行和管理过程中利用现代信息技术手段提高工作效率，减少人工操作失误，提升患者的服务满意度。SPD信息化建设，通过集成化、一元化信息系统建设，对院内医用物资管理进行集中化信息化管理，医用物资从采购入院至最终消耗使用的全过程均实行信息化管理，利于医用物资管理的透明化追溯，对于提升医院内部管理效率与管理水平明显的提升意义，在一定程度上也解放了医护人员，最终利好于医院医疗服务质量的提升。

（三）加强医院精细化管理、运营决策支持

SPD信息化建设，在其管理过程中，通过追溯条码的应用和一元化的信息系统平台，将医用耗材的物流和信息流紧密结合，实现医用耗材从入院到患者使用的院内全流程条码管理及全流程追溯，加强了医院精细化管理；管理过程中通过建立大数据中心，商务智能（BI）报表系统可以有效利用数据资源，结合各类算法，快速准确地提供各类报表及决策依据。

第二节　系统总体架构

医院信息系统是指利用计算机软硬件技术和网络通信技术等现代化手段，对医院及其所属各部门的人流、物流、财流进行综合管理，对在医疗活动各阶段产生的数据进行采集、存储、处理、提取、传输、汇总，加工形成各种信息，从而为医院的整体运行提供全面的自动化管理及各种服务的信息系统。

现在的信息技术在医学当中的应用已不仅只限于对医院日常事务的信息管理，而是上升到医学数据处理的更深层次。随着近几年医学信息快速发展、用户数量的不断增加、医疗数据的急剧膨胀，医学信息的发展对医院信息系统提出了新的需求，医院在引入新的信息系统以适应医院信息化管理发展需求的同时，也需要考虑其是否具备良好的信息系统架构，是否符合医院长远发展的需要。

SPD系统是医院物资管理过程中对物流、信息流、现金流进行精细化管理的重要支撑，其系统架构是否标准与规范将直接影响管理成效。因此，本节内容主要从信息系统架构、信息系统技术标准与要求、信息系统技术标准与规范三个方面进行阐述。

一、信息系统架构

在SPD模式下，医用耗材信息系统的构建是一项复杂的工程。医用耗材信息系统架

构（图 6-2-1）主要包括六个层次，即用户层、平台服务层、基础构件层、资源层、支撑层和感知层。

（1）用户层：主要是面向最终用户服务的，包括耗材供应商、耗材管理部门、科室、手术室和主管领导五个主要用户，属于最高层次。

（2）平台服务层：可分为平台高级服务和平台业务服务两类，其中平台高级服务包括供应管理、耗材需求预测、模型定制等八项服务，平台业务服务包括供应采购平台、院内物流精益化管理系统等六项服务。

（3）基础构件层：主要由模型应用、系统构件和大数据处理三个部分组成。

（4）资源层：指为实现信息系统管理所需的各类数据资源，包括耗材数据库、供应商数据库等各类数据库。

（5）支撑层：指支撑信息系统开发和运行的软硬件条件。

（6）感知层：是整个平台获取信息的基础，包括所有的基础技术工具，主要通过它们获取医用耗材的信息实现平台的各种功能。

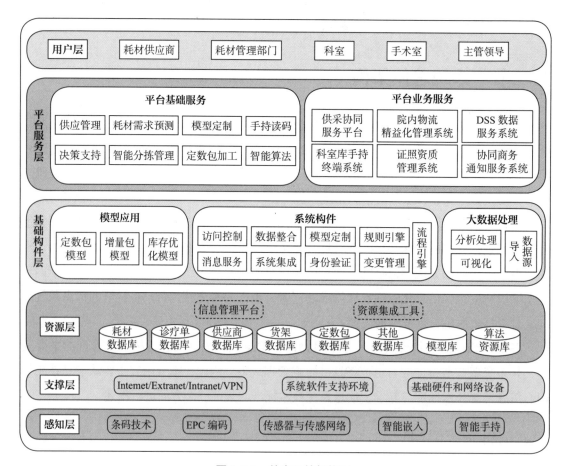

图 6-2-1　信息系统架构图

（一）物理网络拓扑

信息网络是 SPD 模式信息系统的重要组成部分，是整个系统的"神经"，可实现物流信息系统之间的信息共享与传递。SPD 模式信息网络，是在物联网、云、大数据等先进技术基础上，针对物流与供应链协同运作管理的需求，依托互联网、电信网等通信基础设施，连接物流信息孤岛，提供物流信息交换与大数据服务的高效、可靠、安全、标准化的物流信息共享服务体系，支撑 SPD 模式创新服务的实现。SPD 管理信息网络拓扑图如图6-2-2 所示。

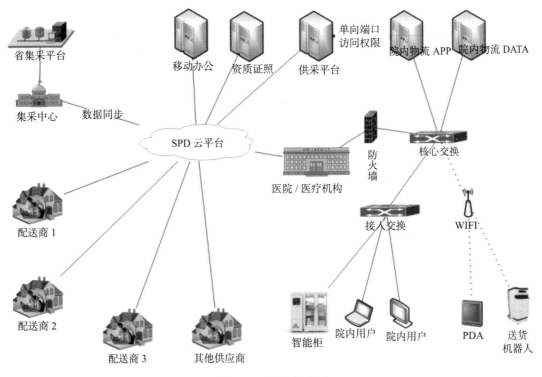

图 6-2-2 网络拓扑图

由于医院涉及患者的隐私信息，所以在整个网络设计及建设过程中，需要特别关注如何保障医院信息网络安全，在医院内部的服务器需要与外界的服务器共享信息时，除了采用防火墙、网闸等专业网络安全设备，以及建立隔离区外，还会采取一些安全的策略。例如，只能让医院内的服务器单向访问外部的服务器上传数据；限制传输数据大小；限制数据传输时间等。当然，限制越多，也会加大系统建设难度，甚至导致数据同步出现问题，系统的维护成本也会相应提高。

（二）系统拓扑

SPD 供应链管理信息系统将医疗机构、供应商及政府监管平台联系起来，实现数据交互共享，提高协同工作效率。系统拓扑结构如图 6-2-3 所示。

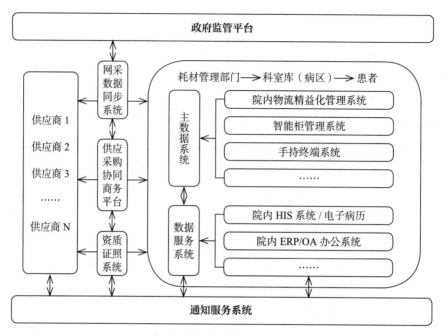

图 6-2-3　系统拓扑结构

（三）数据库架构

数据库架构见图 6-2-4。

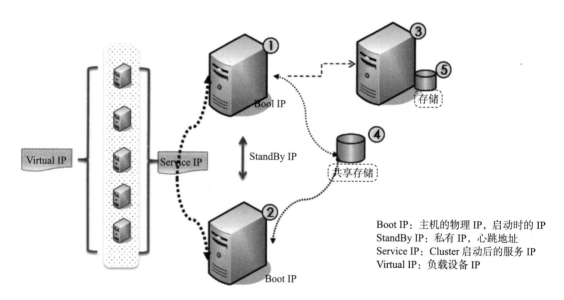

Boot IP：主机的物理 IP，启动时的 IP
StandBy IP：私有 IP，心跳地址
Service IP：Cluster 启动后的服务 IP
Virtual IP：负载设备 IP

图 6-2-4　数据库架构

（四）高速缓存架构

高速缓存架构见图 6-2-5。

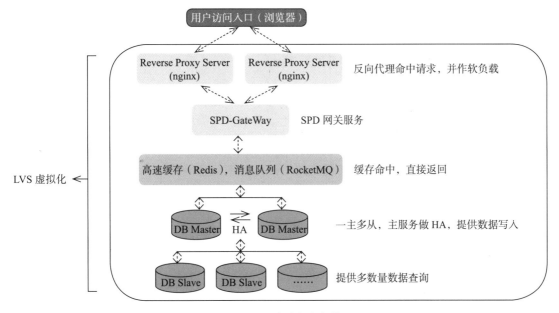

图 6-2-5　高速缓存架构

（五）平台逻辑架构

SPD 供应链管理信息系统的平台逻辑架构见图 6-2-6 所示。

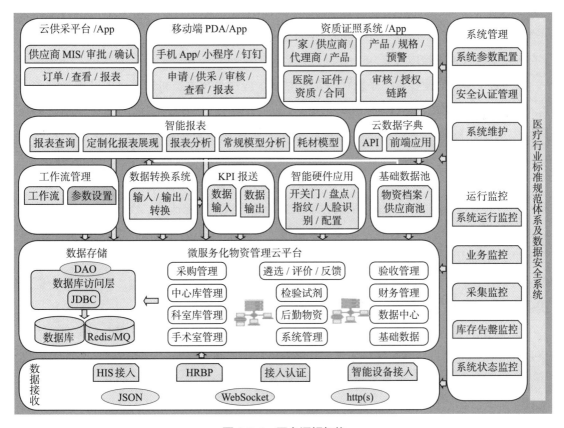

图 6-2-6　平台逻辑架构

二、信息系统技术标准及要求

（一）软件系统技术设计标准

1. 系统功能模块的数据元素、业务功能、表单格式等应遵循国家、省及地方相关标准；应提供相应的安全机制保证系统的安全性。

2. 系统应能保证与现行系统实现有效衔接，实现信息的共享和集成；支持跨平台和开放数据接口，按照甲方要求进行源码级定制修改，能进行软件集成和系统整合；系统应保持好的扩展性，有利于逐步升级。

3. 信息系统项目相关需求说明书、概要设计、详细设计、数据字典、数据表结构、接口说明、管理手册、用户手册、信息安全保护技术措施等。

（二）软件系统技术系统架构

整个系统采用基于浏览器/服务器模式（B/S）或客户端/服务器体系结构（C/S）的开发模式，能够实现多层信息的传递、动态与静态数据的展示，运行环境如下：

1. 操作系统为保证系统的安全性和处理能力，所选的操作系统必须能支持网络连接、用户访问权限控制和数据备份等，必须是市场主流的操作系统。

2. 数据库系统应能够支持 Oracle，DB2.Microsoft SQL Server，MySQL 等多种主流关系型数据库，能够实现高效、快速的数据索引技术，轻松地处理数据的查询搜索问题。

（三）软件系统技术性要求

1. **统一用户管理要求**　系统可以实现对多个应用系统人员机构信息的同步复制和分发；提供对各应用系统的注册和管理服务，统一管理用户对不同应用系统的系统级访问权限；完成用户的统一身份认证，并在此基础上实现应用系统间跨域的单点登录及退出功能。

2. **接口要求**　系统应能保证与现行系统实现有效衔接，实现信息的共享和集成。支持跨平台和开放数据接口，按照采购方要求进行源码级定制修改和二次开发，系统应该能够按照医院的需求进行个性化定制及二次开发，完成医院关于供应室、手术室、物价办、运营办、招标办等科室所使用的系统功能对接整合，能进行软件集成和系统整合。系统应保持好的扩展性，有利于逐步升级。医院要求的扩展功能及源码级定制二次开发部分需要提供源代码及标准接口方式、接口文档等材料。

3. **系统扩展要求**　系统能够支持二次开发，具有较强的应用集成能力和扩展能力，采用开放式标准接口，满足医院所需的功能开发定制需求。

4. **友好易用性**　系统界面美观，功能菜单栏展示方式合理、浏览便利，页面简约、人性，查看方便，填写表单简洁合理。整个页面采用目前流行的可响应式布局，自适应各种大小的屏幕，可兼容各种主流浏览器；支持对化学符号或特殊字符的查询及显示。

三、信息系统的技术标准与规范

（一）智能化（表 6-2-1）

表 6-2-1 智能化功能模块项目及建议参数

序号	项目	建议参数
1	智能采购	根据中心库剩余库存、库存容量及历史消耗分析耗材应采购数量,自动生成采购计划。
2	智能补货	根据科室剩余库存、库存容量及历史消耗分析耗材补货数量,自动生成补货计划。
3	智能拣货	根据科室缺货情况,仓库位置,智能分配补货计划优先级,生成拣货任务,按照商品库位给出路径最短的拣货顺序。
4	BI 报表	图形化报表,从全院范围、时间范围,耗材分类范围、效益成本等多维度分析。

（二）集成化（表 6-2-2）

表 6-2-2 集成化功能模块项目及建议参数

序号	项目	建议参数
1	与院内系统对接	与 HIS 系统、HRP 系统等对接,实现数据流转。
2	与供应商系统对接	与供应商供应链系统对接,实现订单、配送单、结算单、发票等数据线上流转。
3	与政府监管平台的对接	实现医院采购、消耗等数据的上传。
4	与智能硬件对接	如智能机器人、智能柜、智能屋,替代或者降低人工操作。

（三）柔性化（表 6-2-3）

表 6-2-3 柔性化功能模块项目及建议参数

序号	项目	建议参数
1	手工请领	支持手工请领、手工制作采购计划,以处理需临时采购或者使用的品种。

序号	项目	建议参数
2	收货模式	既能支持供应商送货至中心库验收,又要支持直送科室验收。
3	多种结算模式	既要支持货票同行模式,又要支持消耗后结算模式。

(四)全面感知(表 6-2-4)

表 6-2-4 全面感知功能模块项目及建议参数

序号	项目	建议参数
1	智能语音	实现术间语音输入请领物资数据,方便临床操作;证照资料录入,方便供应商维护资料。
2	图像识别	识别唯一器械标识码,完成耗材商品信息快速、准确录入。
3	RFID 应用	实现耗材自动出入库记录。
4	传感器	自动采集温度、湿度等环境信息。

(五)全程可视化(表 6-2-5)

表 6-2-5 全程可视化功能模块项目及建议参数

序号	项目	建议参数
1	条码管控	一物一码,自进入医疗机构时,置上唯一的身份识别码,实现物资从采购到使用到患者身上全程跟踪记录,全闭环管理,适用于高值耗材。
2	定数包	同种物资、同批号以相对固定的数量打包成一个包并进行赋码的管理方式,适合低值,不需要精确到单件物资跟踪的管理方式;以一个定数包进行精确管理,可以精确管理科室库(二级库)的出入库及盘点业务,真实展现现库存数据。
3	三级库管理	管理到各病区存放的物资数量,通过二级库扫定数包消耗增加三级库的库存,执行护理医嘱消耗时扣取库存的方式,来得到病区理论的物资库存,了解物资的去向及消耗合理性。
4	物资的全过程可追溯	从采购到消耗,每一个过程都能查询到并清晰可见。
5	数据存储时限要求	非植入类耗材,有效期后 2 年,无有效期的 5 年;植入类耗材,永久保存。

（六）自动监控预警（表6-2-6）

表6-2-6 自动监控预警功能模块项目及建议参数

序号	项目	建议参数
1	资质证照过期预警	过期前3个月预警,时间可以自定义。
2	产品近效期预警	过期前6个月预警,时间可以自定义,并且不同品种,预警时间不一致。
3	供应商送货排程提醒	中心库可查看到正在配送的商品,提前做好接货准备。
4	冷链温湿度报警	超温自动报警。 常温保管温度要求0～25℃; 阴凉保管温度要求0～20℃; 冷藏保管温度要求2～8℃; 相对湿度均应保持在45%～75%。
5	产品滞销预警	产品在库时间超过45天预警,时间可以自定义。
6	采购订单超时预警	供应商响应订单超时自动报警提醒,时间可以自定义。
7	设备运行异常报警	智能柜、服务器等设置异常时,自动报警。

（七）无纸化办公（表6-2-7）

表6-2-7 无纸化办公功能模块项目及建议参数

序号	项目	建议参数
1	PDA拣货上架	扫物资条码,自动提醒上加库位,扫库位码,自动完成上架。
2	PDA拣货下架	根据拣货任务,扫库位码,扫物资条码,完成拣货下架。
3	PDA动态盘点	无须锁定库存,扫物资条码,完成库存盘点,自动生成盘盈盘亏记录。
4	线上采购与补货	系统单据,物流过程系统流痕,院内不需要打印纸质单据。

第三节 数据交换与共享

随着医疗机构对医院管理由粗放转向精细,各级卫生管理机构都将信息化建设作为医疗机构管理的核心,同时国家卫生健康委员会、国务院等陆续出台文件,将"加强人口健康信息化建设"纳入规划的主要任务中。然而,医疗机构的信息化建设是一项既全面又琐碎、既需要时效性又需要持久性的工作,如何有效地在医疗机构推动信息化建设,目前在国内尚未形成具有可操作性的理论体系。虽然我国很早就引入了卫生信息管理（health information management,HIM）这门学科作为对当前各级医疗机构卫生信息管理工作的职业要求，但是其主体还是侧重病案管理，随着信息技术层出不穷和医疗卫生信息覆盖范围越来越广，当前定义下的 HIM 越来越难以满足医疗机构信息化建设的需求。

在医疗卫生信息缺乏较好的管理理论框架的情况下，美国卫生信息管理协会提出了信息治理（information governance，IG）的概念。信息治理是多学科结构、政策、程序、过程和控制的集合，用于在整个机构层面上对医疗卫生信息进行全生命周期管理。其中，数据治理信息技术应用所产生的最直接的结果，是评价工作效率、治疗效果和医疗安全的最有力的支撑，因而也是医疗机构管理者进行医院信息化建设时期望值最高的一项产出。因此，数据治理是信息治理中的最重要的一部分，而数据交换与共享则是数据治理的基础，确保数据的真实与有效性，在数据互联互通的前提下，数据治理才有脉络、有依据，更客观、科学。

一、数据交换与共享概述

（一）数据交换与共享意义

我国大多数的医院在信息系统建设过程中，因为没有充分考虑各个业务系统的集成问题，或是因为在建设时还没有进行集成应用的能力，所以"信息孤岛"问题十分严重。如此以往，利用数据的范围被限制在一个个科室之内，各个业务系统各自为政，独立采集和存储患者医疗信息，而这些数据的共享问题往往被忽略。一个患者完整的一次就诊过程被医院内部的异构业务系统强行分割成若干个子过程，信息反复录入、业务互无交流，医疗信息的有效、及时的交互共享无从谈起。

（二）数据交换与共享方式

数据交换平台属于系统服务软件，在操作系统层和应用层之间工作。它连接两个或更多的应用程序，为其提供连接和协同工作的功能，简化不同软件应用系统之间的通信，具备多元融合、一体化和多业务，支持多种协议，具有多层交换能力，具备高度的可靠性和安全性，以及灵活性、简单性、可扩展性和高性价比；管理能力强、用户界面友好，以各类信息交换为核心的数据交换平台，通过建立底层结构来联系横贯整个医院的异构系统、应用软件、数据库资源等，支持不同处理业务、不同软硬平台对不同结构数据交互的要求，满足各种医疗信息系统、办公自动化、内外门户网站的需求，以及其他应用系之间的共享和交换数据的需要将不同系统各自独立的数据源连接整合起来，实现数据的交换和共享。

1. **用户界面的集成** 系统集成方法中通过用户界面的集成，使包括医生、患者、药师、护士以及行政后勤在内的所有用户，都能单独通过该界面进入集成系统，并将所有应用程序和终端窗口的功能实现与基于 Web 浏览器图形用户界面的一一映射的标准界面，来代替遗留系统的电脑（personal computer，PC）端图形界面和终端窗口，为用户提供一个统一全新的运行界面。与此同时，每个用户将通过系统的功能性分类，在进入系统后根据自身的角色设置进入对应的用户界面。针对电子病历（electronic medical record，EMR）部分，就已经集成了 LIS、PACS（picture archiving and communication systems）以及 HIS 等系统，使其能够通过基于 J2EE（Java 2 platform, enterprise edition）、AJAX（asynchronous Javascript and XML）的能够实现动态刷新技术的 Web 浏览器，就能够查看开设医嘱以及查看开立化验申请单等工作。此外，还可以根据医院本身的实际需求，将不同系统集合为同一个用户界面。

2. **数据集成** 数据集成是通过各应用间的数据交换与共享来解决数据的分布性和异构性的问题。在数据集成的运行过程中主要通过对分布的应用系统和数据库等数据源的数据信息抽取，进而执行数据的集成、传输和交换，并加载到目标系统所需要的数据信息形式。对于非数据集成的方式，存在相异程序间处理数据的问题，即需要从两个不同应用程序的独立端获取数据信息时，比如手麻系统，在对数据层响应流程进行处理时，为了从 HIS 端获取患者诸如个人信息、手术申请单等基本信息时，不需要对 HIS 进行接口的改造，仅仅依靠视图的创建就能够实现数据信息的高度共享。与此同时，还可以用数据中间件技术，进行数据信息的复制等方式。

3. **应用接口集成** 通过调用函数的方法，完成了在网络环境中跨平台以及应用程序间的集成应用，使其能够有效地解决修饰技术差异和现有程序功能无法复用的问题。由于跨区域与跨系统是一个辅助的有机体，因而需要该操作必须通过应用程序的接口集成与各个不同系统之间的应用整合，来实现数据信息的协同传输。应用接口的集成在医院管理经营中主要体现在以下工作中，即在医保结算的操作中，为了有效地实现医院端和中心端的良好对接，需要调用中心提供完成应用程序编程接口（application programming interface，API）进行的各类交易结算，而中心端则需要通过撰写包括触发器等各类技术的结构化查询语言（structured query language，SQL）操作过程，进而实现实时结算。关于该集成方法具有较高的数据集成安全以及高效运行等，但是对于需要修改的程序方面，又具有较慢实现的弊端。

4. **业务集成** 业务集成主要是指包括跨医院作业流程与医院内部业务流程的集合，为现有的应用程序提供面向具体业务的接口，从而将多个应用程序间的规范与约定有效地联系起来。关于以上所说的应用接口集成，不是相互孤立的个体，而是与具体的业务处理相互联系在一起，它是与业务处理联系在一起的，可以为业务的处理提供较为完整的后备支持。

在业务集成部分，需要面向服务架构（service-oriented architecture，SOA），能够有效地实现系统功能划分，即通过发布接口的方式服务于其他应用程序，并将系统间的功能模块调用为服务。同时，由于 SOA 是一个组件的模型，因而需要相应的具体技术来实现。在这些技术中，包括以下常见的对象管理组织（object management group，OMG）的公用对象请求代管者体系结构（common object request broker architecture，CORBA）、广发的 Web Service 以及 Microsoft 的分布式组件对象模型（distributed component object model，DCOM）。在这些技术中，广泛普及的 Web Service，仅仅是建立在现有规范与技术的基础上，并非一种全新的技术，而在这些现有的技术和规范中包括诸如网络服务描述语言

（web services description language，WSDL）、等。医院运用 SOA，主要是医院的各种应用系统利用的 Web service 技术是实现手麻系统与 LIS 间的集成，是一种基于服务而非对象的组合应用，提高了医院数据信息较高的可重用性和安全性。

在以上的介绍中，不难看出数据集成方法所具有的较高执行效率和实现方式简便的优点。所以在执行过程中，无须改动应用程序本身，数据信息的一次性输入可以实现多次的重复使用，在保障了数据信息完整性与一致性前提下，很大程度上提高了工作运行效率。因此，SPD 模式下的数据交换与共享主要是基于数据集成引擎实现的。

数据集成引擎的本质是一种接口，是基于消息队列，通过分布式服务，利用 WebService 方式，实现各系统间数据的分发同步对接。

数据集成引擎给每个系统都建立了独立的用于数据对接的消息队列，有外部业务数据更新或基础数据更新都会生成消息插入需要对接的系统消息队列中，实时和异步实现各系统间数据同步与互动，数据传输效率高，基于事务处理，保证数据一致性。

二、信息平台对接方案

SPD 在院外与供应商的 ERP、WMS 系统对接，实现供应商管理；在院内，与医院 HIS、HRP、智能柜、LIS 等系统进行对接，实现医院业务系统统一化接口管理。

接口采用 WebService 标准方式，支持 HL7 标准，交换格式支持 XML、JSON 格式，以满足不同系统不同封装和调用方式。通过标准格式支持医院现有集成平台、医院指定的系统完成医院字典主数据的接口同步。数据对接内容见图 6-3-1。

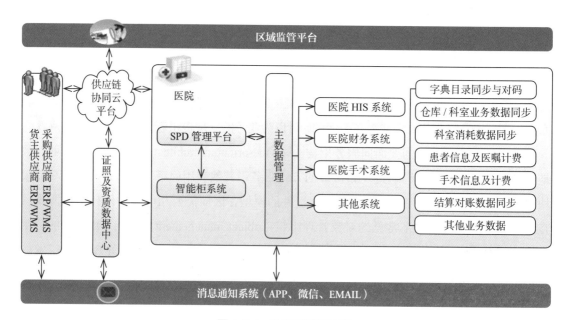

图 6-3-1　数据对接示意图

三、ERP 接口设计

本节只设计了具体的接口业务，接口字段可参考对应的接口文档。

（一）接口列表（表 6-3-1）

表 6-3-1　ERP 接口列表

序号	管理内容
1	物资字典数据对码（ERP → SPD）
2	基础字典数据对码（ERP → SPD）供应商字典、仓库字典
3	物资采购（SPD → ERP）
4	供应商响应（ERP → SPD）
5	物资配送（ERP → SPD）
6	物资验收（SPD → ERP）
7	物资退货确认（SPD → ERP）
8	物资增损（SPD → ERP）
9	物资盘点（SPD → ERP）增损（SPD → ERP）
10	物资盘点（SPD → ERP）增损（SPD → ERP）
11	物资消耗结算量同步（SPD → ERP）

（二）物资字典数据对码

初次入院的物资（之前完全没有进入过医院的物资管理系统和未做过数据同步的物资，以及原有物品中"规格""产地"等关键基础信息发生变化的物资）进入医院时，由医院物资管理人员在 SPD 系统中录入该物资的相关信息。

如果已有物资，当需要对非关键信息（规格、ID 等）进行修改时，由医院物资管理人员在 SPD 系统中进行对应修改。具体系统业务流程见图 6-3-2。

【流程说明】

1. ERP 端提供编码下载服务，提供 WebService 地址，以及函数名称、入口参数。

2. SPD 端定时到 ERP 端下载新增的耗材编码目录，包括对耗材基本属性修改。

3. SPD 端解析 ERP 传出的 JSON 字符串，保存在 SPD 数据库中。并提示操作员进行对码操作。

4. SPD 在同步 ERP 数据时，按 ERP 定义的编码进行同步。

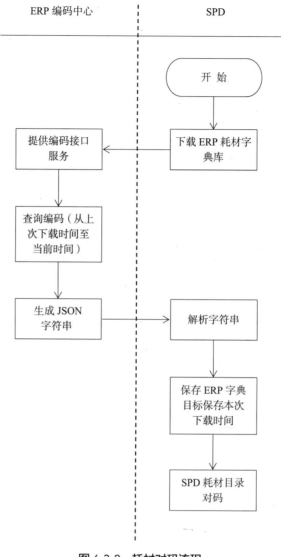

图 6-3-2　耗材对码流程

5. 具体字段参考技术对接方案。

同步保障机制及异常情况处理：

采用定时加人工的模式进行数据下载。

（三）基础数据维护

基础数据主要包括 ERP 系统中的供应商信息和仓库信息。具体系统业务流程见图
6-3-3。

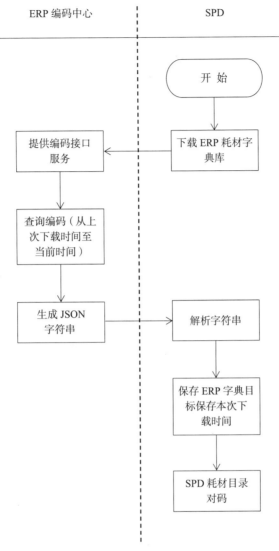

图 6-3-3 字典对码数据交换流程

【流程说明】

1. 通用类字典均按此接口进行数据交互与对码。

2. 现设计有供应商字典数据接口以及仓库字典接口，需按此接口模式进行数据交互。

3. 字典的对码工作由 SPD 完成。

同步保障机制及异常情况处理：

采用定时加人工的模式进行数据下载。

（四）物资采购

SPD 操作人员登录 SPD 系统，按物资消耗量生成采购计划，经审核后将采购计划单同步到 ERP 系统。具体系统业务流程见图 6-3-4。

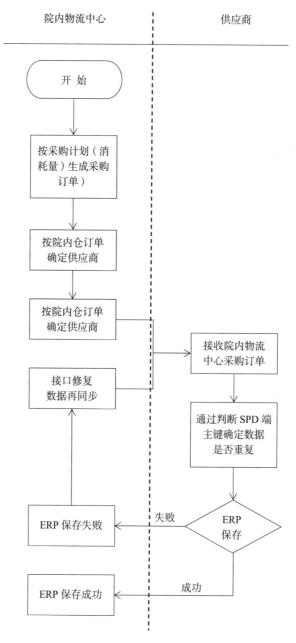

图 6-3-4　耗材采购数据交换流程

【流程说明】

1. 院内耗材管理部门按消耗量或定数单元包生成采购计划单，自动按供应商拆分为多张订单。

2. 针对不同的供应商进行耗材编码转换，生成对应供应商需要的数据格式。

3. 将订单数据同步到 ERP 接口。

4. ERP 接口接收到数据后，对数据进行拆分，保存。

5. ERP 保存成功，SPD 端更新数据同步标记，表示当前数据 ERP 端已接收成功。

6. ERP 保存失败，SPD 端更新数据同步标记，表示当前数据 ERP 端已保存失败。

7. 针对保存失败的数据，由 SPD 端人工检查数据，同时 ERP 端检查接口。

8. 对同步失败的数据进行再同步处理。

同步保障机制及异常情况处理：

紧急情况下，因接口异常无法进行数据同步，采用 Excel 模式进行线下数据交互。同时将该订单状态的同步标记置为已同步状态。

（五）供应商响应

供应商在接收到 SPD 的采购订单后，对订单进行审核响应。并将审核结果反馈到 SPD 端。具体系统业务流程见图 6-3-5。

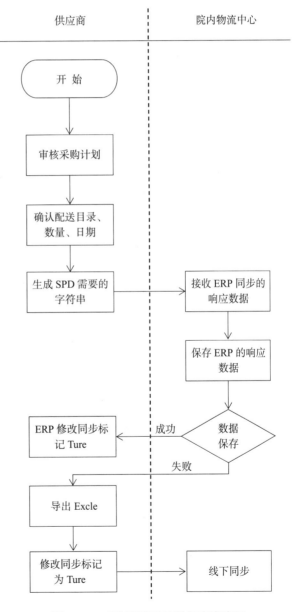

图 6-3-5　耗材采购响应数据交换流程

163

【流程说明】

1. 供应商接收到 SPD 的采购订单后，需要在 48 小时以内完成响应业务。即对订单的目录、数量、预配日期进行审核。

2. 按 SPD 需要的字段生成 JSON 字符串，将数据同步到 SPD 端。

3. SPD 接收数据，并对原采购计划进行更新。

4. SPD 保存成功后，ERP 端更新接口同步标记为 True。

5. SPD 保存失败后，ERP 端通过导出 Excel 模式，线下将响应数据同步到 SPD 端。同时 ERP 端将接口同步标记更新为 True。

（六）物资配送

供应商 ERP 系统按 SPD 系统的请领计划单，生成配送单，并将配送信息同步到 SPD 系统。具体系统业务流程见图 6-3-6。

【流程说明】

ERP 端按 SPD 系统的采购请领单，生成配送单。

多条采购请领单不进行合并处理。但实物可以进行合并配送，实物也可以分批次配送。

同一条请领单里，如果请领数量与实配数量不一致时，以实配数量为准，且不再进行补配业务。

1）ERP 端生成的配送单里，按 SPD 端的请领单，依次输入耗材的目录、批号（批次）、效期、数量等基本信息。

2）ERP 端按 SPD 系统的需求，生成 SPD 系统需要的字符串。

3）ERP 端调用 SPD 系统提供的接口地址，将数据同步到 SPD 系统端。

4）SPD 对接收到的数据进行解析，将配送数据保存到 SPD 数据库。

5）如果保存失败，则 ERP 对 SPD 系统的同步状态置为 False，但不影响 ERP 端的其他正常业务。ERP 端可继续进行出库业务。

6）ERP 检查接口数据，或通知 SPD 系统检查接口，在接口问题得以处理后，将接口数据同步到 SPD 端。

7）如果接口无法修复，则 ERP 通过导出 Excel 模式，将本次的出库数据进行线下同步。

8）同时 ERP 端将同步标记置为 True，避免 ERP 端再次同步。

9）配送员将实物配送至院内仓，如果配送数据已同步完成，SPD 端直接验收入库即可。

10）如果配送数据未能同步，则通过手工导入 Excel 模式，将本次配送数据导入到 SPD 系统操作页面，再由操作员审核保存至数据库。

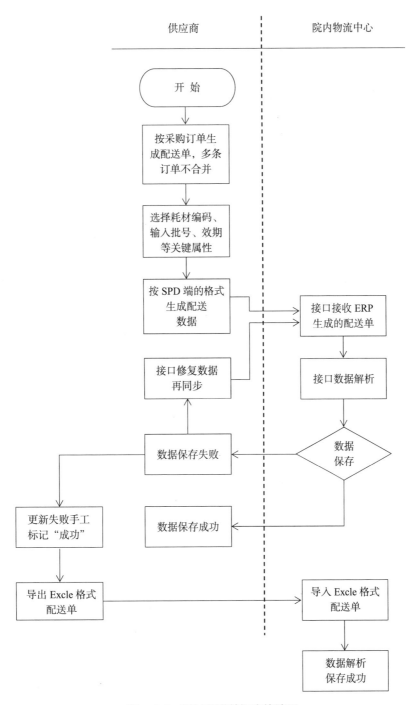

图 6-3-6 耗材配送数据交换流程

同步保障机制及异常情况处理：

1. ERP 配送数据同步时，如果接口数据无法及时同步，ERP 端可自行保存数据，接口业务不能影响 ERP 自身业务。

2. 如果导出的 Excel 格式有误，或数据不正确，由 SPD 操作员在入库页面进行数据校验，手工修正数据。

3. 对于 ERP 端还没响应的采购单，不影响正常入库业务。暂时不考虑采购单响应与配送之间的关联。

（七）物资验收

物资验收是科室操作人员登录 SPD 系统，系统与实物的品名、规格、数量等比对无误后，通过扫描枪或者手工方式完成电子货物的验收。物资验收包括定数物资验收、非定数物资验收两大类。具体系统业务流程见图 6-3-7。

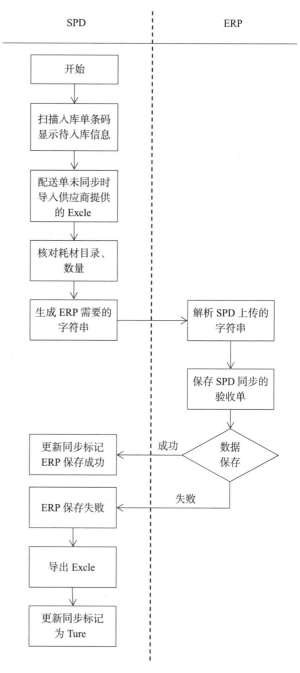

图 6-3-7　耗材验收数据交换流程

【流程说明】

1. 供应商携带耗材实物及配送单至院内仓。

2. 库管人员扫描配送单上的条码信息或手工输入配送单号，SPD 系统检索该单据的配送数据。条码信息上包括供应商编码，ERP 出库单号等基本数据。

3. 如果无配送数据，可通过导入 Excel 模式，手工将配送单数据导入到数据库中。

4. 库管员检查耗材实物目录与数量，与配送单数据进行核对。

5. 验收完成后，输入验收合格的耗材目录与数量。

6. 验收数据同步至 ERP 端。

7. ERP 接收验收数据，解析并将验收数据保存至 ERP 端。

8. 如果 ERP 端保存成功，则更新同步标记为 True。

9. 如果 ERP 端保存失败，则将验收数据导出 Excel，交由配送员带回 ERP 库房端。

10. 同时更新同步标记为 True。同步模式为 Excel 线下同步模式。

同步保障机制及异常情况处理：

1. 配送数量与验收合格数量不一致时，以验收合格数量为准。

2. 同步 ERP 失败后，可直接导出 Excel，交由配送员同步带回。允许多次导出。

（八）物资退货

SPD 操作员按耗材退货需求，录入退货目录与数量。同步 ERP 具体系统业务流程见图 6-3-8。

【流程说明】

1. 院内仓检查需要退货的耗材目录与数量。

2. 通过扫描耗材包条码，生成耗材目录与数量。

3. 库管员手工录入退货耗材目录与数量。

4. 将退货信息同步到 ERP 端。

ERP 数据保存成功，SPD 系统更新同步标记为 True。

ERP 数据保存失败，SPD 系统可通过导出 Excel 模式，同时将同步标记置为 True 通过线下同步模式，将退货申请发给供应商。

1）供应商送货员到现场清点核对退货耗材目录与数量。

2）SPD 系统对退货目录与数量进行调整。

3）SPD 系统将实退单同步至 ERP 端。

ERP 数据保存成功，SPD 系统更新同步标记为 True。

ERP 数据保存失败，SPD 系统可通过导出 Excel 模式，同时将同步标记置为 True 通过线下同步模式，将退货申请发给供应商。

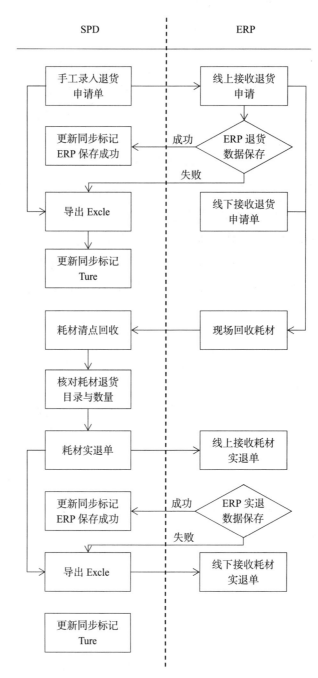

图 6-3-8 耗材退货数据交换流程

同步保障机制及异常情况处理：

1. 未入库的退货，不在此业务流程里体现。

2. 线上同步失败时，可通过导出 Excel 模式进行线下同步。Excel 列与接口文档中所需要的列相同。

（九）物资增损

在物资的使用过程中，可能由于某种原因（如过期、非人为损坏等）出现库存异常，需要相关操作人员在 SPD 端完成增损处理，并将增损数据同步 ERP 系统。具体系统业务流程见图 6-3-9。

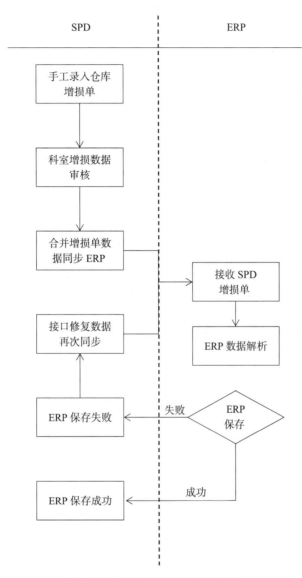

图 6-3-9　耗材增损数据交换流程

【流程说明】

1. 仓库定期盘点，检查耗材的库存数据。

2. 将实物清点后的库存量手工录入系统。

3. 计算原有库存与录入库存量的差额，生成增损数据（科室结存数）。

4. 审核各科室上报的增损数据。

5. 合并院内仓的增损数据，同步到 ERP 端。

6. ERP 端保存成功，更新 SPD 端的同步标记为 True。

7. ERP 端保存失败，采用导出 Excel 模式进行线下同步。同时将同步标记更新为 True。

多条增损数据分多次同步。每次只考虑同步一条数据。

同步保障机制及异常情况处理：

1. 由于耗材库存清点的延时性，可能出现账物不一致的情况。

2. 各科室的耗材不单独同步，但在同步时需要上传科室编码与名称。

（十）物资盘点

日常物资数量盘点，将盘点结果同步到 ERP 系统。

盘点数据不需要同步到 ERP 端，只是对盘点数量有差异产生增损数据后，通过增损接口，将数据同步到 ERP 端，但加以类型进行标识。

（十一）消耗数据同步

定期将物资的消耗量同步到 ERP 系统。具体系统业务流程见图 6-3-10。

【流程说明】

1. SPD 端每天统计昨天的消耗数据。

2. 按 ERP 端需要的数据格式，封装数据。

3. 定时将数据同步到 ERP 端。也可人工将数据同步到 ERP 端。

4. ERP 保存消耗数据，同时将保存结果返回 SPD 系统。

5. ERP 端保存成功，SPD 系统更新同步标记为 True。

6. ERP 端保存失败，SPD 系统更新同步标记为 False。可通过导出 Excel 模式，进行线下同步。同时将同步标记更新为 True，避免二次同步。

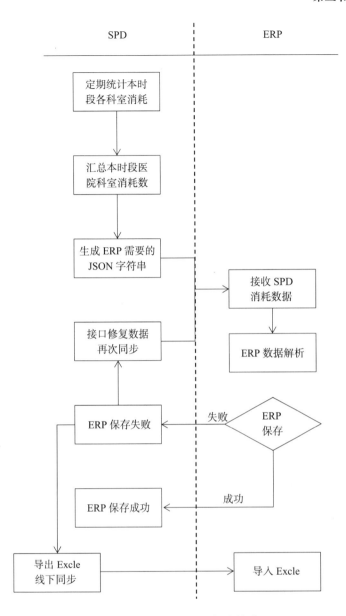

图 6-3-10 消耗量同步数据交换流程

四、HIS 接口设计

本节只设计了具体的接口业务，接口字段参考对应的接口文档。

（一）接口列表（表 6-3-2）

表 6-3-2 HIS 接口列表

序号	管理内容
1	耗材字典数据同步（SPD → HIS）

续表

序号	管理内容
2	供应商 / 生产厂家字典数据同步（HIS → SPD）
3	科室 / 病区字典数据同步（HIS → SPD）
4	手术字典接口（HIS → SPD）
5	高值耗材库存查询（HIS → SPD）
6	手术医嘱接口（HIS → SPD）
7	耗材使用业务接口（HIS → SPD）

（二）物资字典数据对码

有新物资进入医院时，由医院物资管理人员在 SPD 系统中录入该物资的相关信息。如果已有物资，当需要对非关键信息（规格、ID 等）进行修改时，由医院物资管理人员在 SPD 系统中进行对应修改。具体系统业务流程见图 6-3-11。

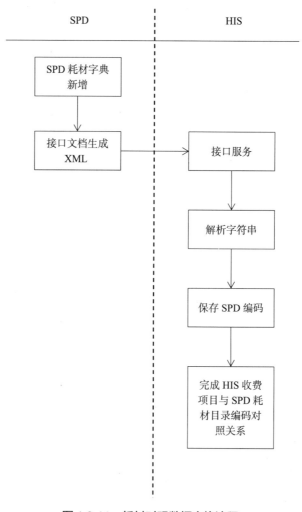

图 6-3-11　耗材对码数据交换流程

【流程说明】

1. SPD 端在对耗材进行编码后，按 HIS 接口需要的字段格式，封装为 XML 格式。

2. 调用 HIS 端的 WebService 地址，传入数据。

3. HIS 解析 XML 字符串，保存到 HIS 的字典库。

4. HIS 完成收费项目与耗材的对码工作。

5. 不收费耗材可以不进行对码工作。

6. 具体字段参考技术对接方案。

（三）供应商 / 生产厂家字典接口流程（图 6-3-12）

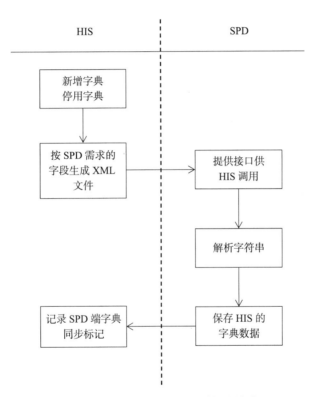

图 6-3-12　供应商 / 生产厂家数据交换流程

【流程说明】

1. HIS 端新增 / 停用生产厂家 / 供应商字典时，按 SPD 接口文档封装 XML 所需字符串。

2. 调用 SPD 端的 WebService 地址，传入字符串数据。

3. SPD 系统解析 XML 字符串，保存到 SPD 系统的字典库。

4. 具体字段参考技术对接方案。

（四）科室 / 病区字典接口流程（图 6-3-13）

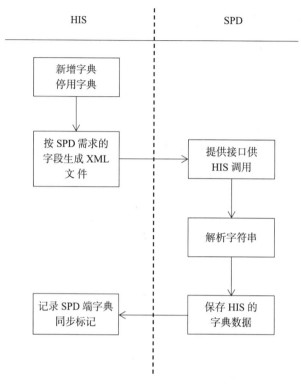

图 6-3-13　科室 / 病区数据交换流程

【流程说明】

1. HIS 端新增 / 停用科室 / 病区字典时，按 SPD 系统接口文档封装 XML 所需字符串。

2. 调用 SPD 端的 WebService 地址，传入字符串数据。

3. SPD 解析 XML 字符串，保存到 SPD 系统的字典库。

4. 具体字段参考技术对接方案。

（五）手术字典接口流程（图 6-3-14）

【流程说明】

原则上手术字典不需要进行接口，但由于部分医院现行手术名称与国际疾病分类手术名称存在较大的差异，为执行医院实行的院内手术标准，因此需要将手术名称进行同步处理。

1. HIS 端新增 / 停用手术字典时，按 SPD 接口文档封装 XML 所需字符串。

2. 调用 SPD 端的 WebService 地址，传入字符串数据。

3. SPD 解析 XML 字符串，保存到 SPD 系统的字典库。

4. 具体字段参考技术对接方案。

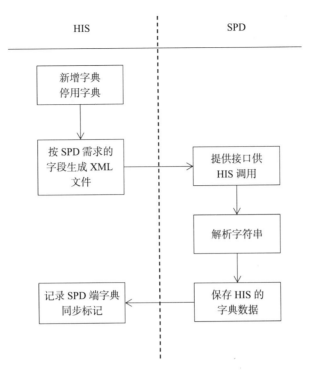

图 6-3-14 手术字典数据交换流程

（六）高值耗材库存查询接口流程（图 6-3-15）

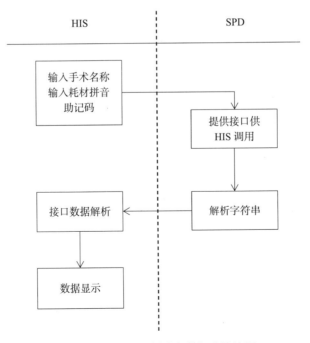

图 6-3-15 高值耗材库存数据交换流程

【流程说明】

1. HIS 端输入手术名称（以手术字典同步时的字典数据为准）、耗材拼音简码（以耗材目录同步时的字典数据为准），调用 SPD 系统提供的接口地址。

2. SPD 系统按接口字段封装 XML 字符串。

3. HIS 解析 SPD 系统返回的字符串，并将结果展示给临床医生。

4. 具体字段参考技术对接方案。

（七）手术医嘱接口流程（图 6-3-16）

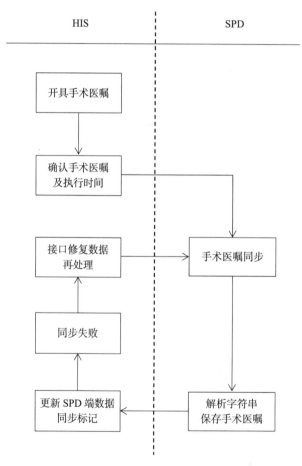

图 6-3-16 手术医嘱数据交换流程

【流程说明】

1. HIS 端开具手术医嘱，确认手术医嘱。

2. HIS 按接口段封装 XML 字符串。

3. SPD 解析 HIS 的字符串，保存患者的手术医嘱信息。

4. HIS 端记录 SPD 端的手术医嘱保存状态，如果 SPD 端保存失败，可通过事后再处理模式，进行手术医嘱二次同步。

5. 具体字段参考技术对接方案。

（八）耗材计费接口流程（图 6-3-17）

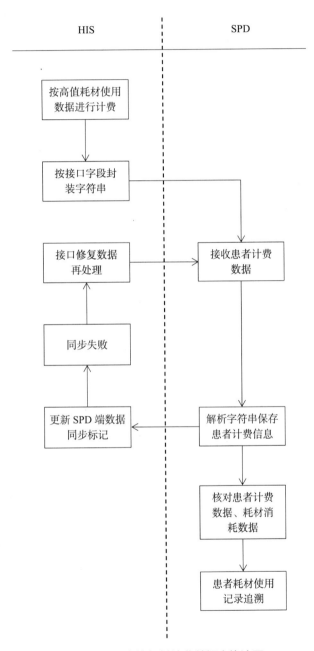

图 6-3-17 高值耗材计费数据交换流程

【流程说明】

1. HIS 端在手术完成后，对患者进行计费处理。

2. HIS 按接口段封装 XML 字符串。

3. SPD 解析 HIS 的字符串，保存患者的耗材计费信息。

4. HIS 端记录 SPD 端的计费数据保存状态，如果 SPD 端保存失败，可通过事后再处理模式，进行手术医嘱二次同步。

5. SPD 端核对耗材的计费数据与耗材的使用记录。

6. SPD 系统完成患者耗材的使用追溯。

五、HRP 财务接口设计

（一）接口列表（表6-3-3）

注：此处接口设计是基于 HRP/ 财务软件与 HIS 之间存在接口，且基本数据如目录编码、科室字典等数据已完成同步的情况下编制，见表 6-3-3。

表 6-3-3　HRP 接口列表

序号	管理内容
1	采购配送数据传输（SPD → HRP）
2	耗材科室入库数据传输（HRP → SPD）
3	发票结算数据管理（SPD → HRP）

（二）采配数据传输（图6-3-18）

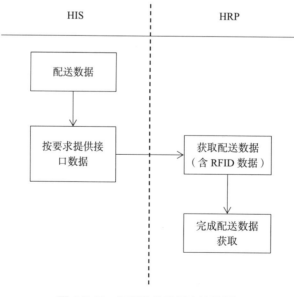

图 6-3-18　订单传输数据交换流程

【流程说明】

1. SPD 系统在配送耗材时，会通过平台接口向 HRP 传输配送数据。

2. HRP 获取配送数据，更新到 HRP 中。

（三）科室入库数据传输（图 6-3-19）

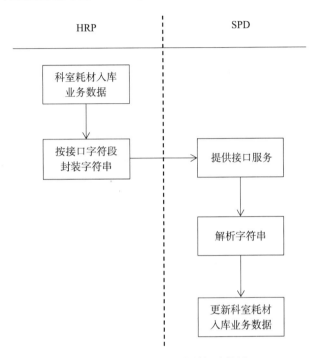

图 6-3-19 科室耗材入库数据交换流程

【流程说明】

1. HRP 端科室完成入库验收操作。

2. 调用 SPD 端的 WebService 地址，传入字符串数据。

3. SPD 系统解析 XML 字符串，保存到 SPD 的订单数据中，修改相应状态。

（四）发票结算数据（图 6-3-20）

【流程说明】

1. 完成结算之后，ERP 系统开出发票数据到 SPD 系统中。

2. SPD 系统将数据绑定到相关订单，然后传输到对外对接平台。

3. HRP 系统获取相应的发票数据，然后更新到 HRP 订单中。

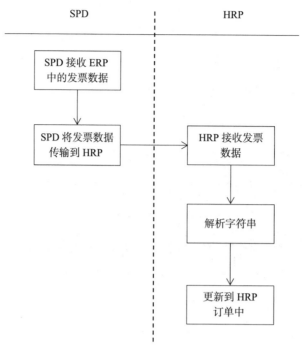

图 6-3-20　发票管理数据交换流程

六、耗材柜接口设计

（一）接口列表（表6-3-4）

表 6-3-4　耗材柜接口列表

序号	管理内容
1	耗材字典数据同步（SPD →耗材柜）
2	手术医嘱同步（SPD →耗材柜）
3	术后使用（耗材柜→ SPD）
4	耗材入柜明细（SPD →耗材柜）
5	耗材退库明细（SPD →耗材柜）
6	耗材盘点明细（耗材柜→ SPD）

（二）耗材字典数据同步（图 6-3-21）

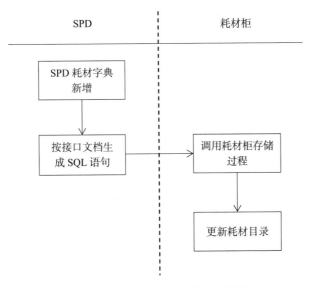

SPD　　　　　　　　　　耗材柜

SPD 耗材字典新增

按接口文档生成 SQL 语句　→　调用耗材柜存储过程

更新耗材目录

图 6-3-21　高值耗材字典数据交换流程

【流程说明】

1. SPD 在对高值耗材信息进行维护时，将耗材柜所需要的耗材属性进行维护。

2. 按接口字段生成参数，调用耗材柜的储存过程。

3. 更新耗材柜的耗材目录信息。

（三）手术医嘱同步（图 6-3-22）

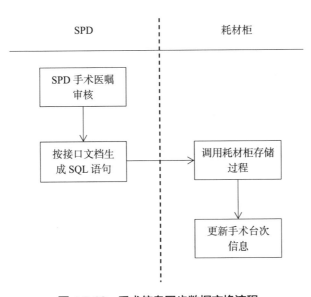

SPD　　　　　　　　　　耗材柜

SPD 手术医嘱审核

按接口文档生成 SQL 语句　→　调用耗材柜存储过程

更新手术台次信息

图 6-3-22　手术信息同步数据交换流程

【流程说明】

1. SPD 在接收 HIS 手术医嘱。

2. SPD 对手术医嘱进行审核确认，确认需要使用的耗材目录与数量。

3. 按接口字段生成参数，调用耗材柜的储存过程。

4. 更新耗材柜的手术信息。

（四）耗材术后扫码使用（图 6-3-23）

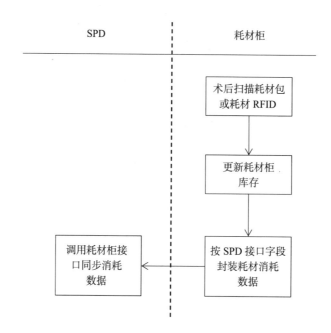

图 6-3-23 高值耗材术后使用数据交换流程

【流程说明】

1. 患者手术完成后，护士在耗材柜上扫描耗材条码，或通过耗材柜回收 RFID 芯片，直接读取已使用的耗材明细。

2. 耗材柜更新耗材库存。

3. 耗材柜按 SPD 接口所需字段，封装耗材消耗数据。

4. 耗材柜调用 SPD 系统接口，将消耗数据同步至 SPD 端。

异常情况

1. 耗材外包装上条码无法扫描时，可通过手工输入耗材目录与数量，进行消耗后处理。

2. 耗材柜调用 SPD 接口失败后，可采用 SPD 系统主动拉取数据模式，进行消耗数据同步。

（五）耗材入柜明细（图6-3-24）

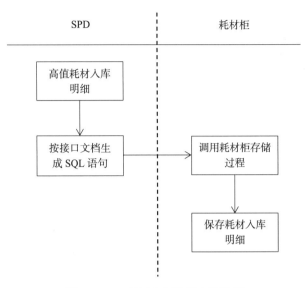

图 6-3-24　耗材入柜数据交换流程

【流程说明】

1. 院内仓将耗材出库到科室后，科室负责人扫描配送单。

2. SPD 系统按耗材柜存放耗材目录进行拆分。

3. 按耗材柜所需接口字段，封装数据。

4. 调用耗材柜储存过程，同步耗材入柜明细。

（六）耗材退库明细（图6-3-25）

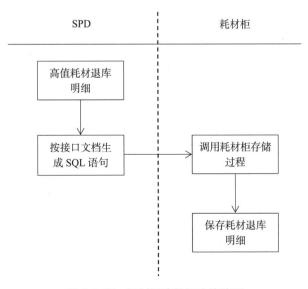

图 6-3-25　耗材退库数据交换流程

【流程说明】

1. 院内仓将耗材退库计划，审核退库单。

2. SPD 系统按耗材柜存放耗材目录进行拆分。

3. 按耗材柜所需接口字段，封装数据。

4. 调用耗材柜储存过程，同步耗材退库明细。

5. 库管员到耗材柜上进行退库确认，允许库管员拣选退货耗材。

（七）高值耗材术后使用盘点数据交换（图 6-3-26）

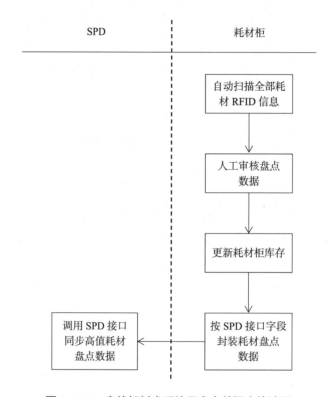

图 6-3-26　高值耗材术后使用盘点数据交换流程

【流程说明】

1. 耗材柜启动盘点计划。自动扫描全部耗材 RFID 信息。

2. 人工核对盘点数据。

3. 耗材柜更新耗材库存。

4. 耗材柜按 SPD 接口所需字段，封装耗材盘点数据。

5. 耗材柜调用 SPD 接口，将盘点数据同步至 SPD 端。

异常情况

耗材柜调用 SPD 接口失败后，可采用 SPD 主动拉取数据模式，进行盘点数据同步。

七、追溯系统接口设计

（一）手术医嘱同步

将 HIS 端的手术医嘱信息同步至追溯系统。接口流程见图 6-3-27。

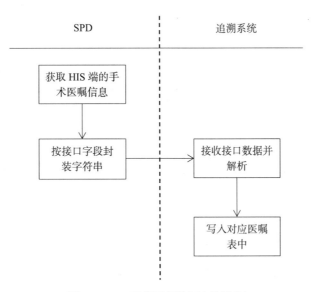

图 6-3-27 手术医嘱数据交换流程

【流程说明】

1. SPD 端通过接口获取 HIS 端的医嘱系统。

2. SPD 按约定格式将医嘱信息进行数据封装，调用追溯系统提供的 WebService 接口。

3. 追溯系统判断是否调用成功，如没成功，反馈相关错误信息；如成功，写入接口日志表或者直接提交解析。

4. 追溯系统解析字符串，将解析后的数据写入医嘱表。

（二）术后使用同步

将术后实际使用的高值耗材（一物一码）信息、连同医嘱信息同步至追溯系统，作为追溯系统后期追溯使用。

【流程说明】

1. SPD 端通过接口获取术后 HIS 端的高值耗材实际使用信息，包括标签信息、医嘱信息、患者信息。

2. SPD 按约定格式将耗材使用信息进行数据封装，调用追溯系统提供的 WebService 接口。

3. 追溯系统判断是否调用成功，如没成功，反馈相关错误信息；如成功，写入接口日志表或者直接提交解析。

4. 追溯系统解析字符串，将解析后的数据写入医嘱表。

八、LIS 系统接口设计

（一）接口列表（表6-3-5）

表 6-3-5　LIS 接口列表

序号	管理内容
1	试剂字典数据同步（SPD → LIS）
2	试剂扫码使用（SPD → LIS）
3	试剂检验数据（LIS → SPD）

（二）试剂字典数据同步

将耗材字典数据同步追溯系统，追溯系统完成对应商品的新增、商品对码操作。数据交换流程见图 6-3-28。

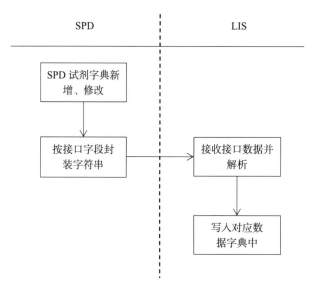

图 6-3-28　检验试剂字典数据交换流程

【流程说明】

1. SPD 端完成试剂信息的新增、修改和禁用。

2. SPD 按约定格式将变化的试剂信息进行数据封装，调用 LIS 系统提供的 WebService

接口。

3. LIS 接口判断是否调用成功，如没成功，反馈相关错误信息；如成功，写入接口日志表或者直接提交解析。

4. LIS 系统解析字符串，将解析后的数据写入中间表。

5. 如是新增商品，LIS 系统做对应商品新增。

6. LIS 系统进行试剂对码并保存，并完成对应耗材商品的新增或者属性修改。

（三）试剂扫码使用

SPD 端专业组室或者科室取用试剂，并扫码对应标签；该标签相关的扫码信息同步 LIS 端，作为 LIS 端检验试剂来源。数据交换流程见图 6-3-29。

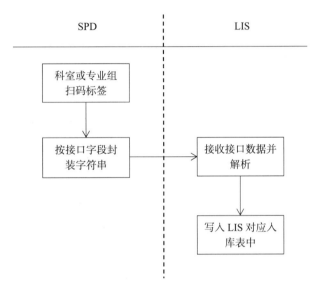

图 6-3-29　试剂消耗数据交换流程

【流程说明】

1. 专业组室或者检验科科室人员根据需要，取用试剂，扫码对应 SPD 标签，完成新包装单位使用；扫码使用时严格遵循同批号、近效期先使用原则。

2. SPD 按约定格式将扫码表标签及商品信息进行数据封装，调用 LIS 系统提供的 WebService 接口。

3. LIS 接口判断是否调用成功，如没成功，反馈相关错误信息；如成功，写入接口日志表或者直接提交解析。

4. LIS 系统解析字符串，将解析后的数据写入使用领用、使用表。

5. 该试剂如是新的批号，LIS 端将做对应的校验核对试验，并将校验核对数据同步 SPD 备存。

（四）试剂检验数据同步

LIS 端将每笔检验数据同步 SPD，作为 SPD 端对试剂检验次数的核对依据。数据交换流程见图 6-3-30。

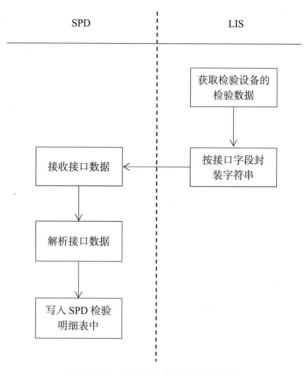

图 6-3-30　试剂检验数据交换流程

【流程说明】

1. LIS 根据 HIS 端的医嘱信息完成检验操作，并将检验相关信息，包括序号、时间、患者信息写入检验明细中。

2. LIS 端按约定格式将检验信息进行数据封装，调用 SPD 系统提供的 WebService 接口。

3. SPD 接口判断是否调用成功，如没成功，反馈相关错误信息；如成功，写入接口日志表。

4. SPD 解析字符串，将解析后的数据写入检验明细表，该数据和前期同步给 LIS 端的试剂信息关联，作为试剂与检验的关联统计、分析依据。

第四节 应用系统建设

一、系统内容概述

信息系统是支撑 SPD 模式运营的基础。SPD 信息系统是以提高医院信息化、精细化管理水平为目标，通过运用物联网、云计算、移动互联和大数据等新一代信息技术，对医用物资在物流流通和业务活动过程中的信息进行采集、记录、交换共享与分析管理的一套信息化管理工具。

二、SPD 系统

医院 SPD 物流综合管理信息云平台，通过实现对医院医用物资的采购计划管理、订单管理、供应商管理、院外 SPD 服务中心库管理（包括附码、验收、上架、波次、拣货、加工等）、院内周转库、应急仓库管理、二级库的管理（上架、扫码消耗等）、三级库应用、票据状态管理以及基础数据、档案资料管理、物资多种分类及编码维护、物价管理等功能并与院内的 HIS 系统等信息系统的对接，实现医用耗材的向前可追溯、向后可追踪，有效提升医用耗材的精细化管理水平，保障各二级库的供给安全，同时能够实现医院医用耗材库存零资金占用，降低医院运营管理成本。

（一）功能概述

1. **内部供应链** 实现院内院外各级库房的智能补货管理，主要包括中心库采购、验收、上架、波次、拣货、加工、配送，科室库上架、扫码消耗等管理；实现医院与供应商之间的消耗结算管理及供应商与运营商之间的服务结算管理，主要包括：补货单制作、结算单制作、结算单通知、发票接收、应付款进度全过程状态跟踪管理。

2. **证照管理** 实现运营商、代理商、生产厂家、产品注册证、产品外观、产品说明书、购销合同等证照电子化管理。

3. **主数据管理** 主要功能实现医院医用物资目录标准化管理，实现数据源统一维护管理，数据一致性管理。

4. **数据集成引擎** 实现医院智能化医用物资综合管理平台与院内 HIS、LIS、财务、OA 等其他系统对接，数据无缝传输。

（二）效果概述

1. **智能验收** 通过扫描医用物资条码，实现验收自动调用相关电子证照，系统自动判断证照是否完整及是否过期等。

2. **智能补货** 系统自动获取科室消耗，实现智能补货管理。中心仓库自动判断库存智能生成采购计划，进行中心库补货管理。

3. **条码追溯管理**　通过条码管理，实现医用物资全流通环节的监控，实现医用物资院内、院外追溯管理。

4. **批号效期管理**　实现医用物资全流程环节的批号效期管理。

5. **控量管理**　实现医院部分特殊医用物资智能控制使用量管理，超量使用重新授权管理。

6. **领用权限管理**　实现医院部分耗材领用范围权限管理，此类耗材限定科室使用，无权限的科室不能查看和领用。

7. **预警管理**　证照到期提前预警；耗材批号效期预警管理；科室补货预警管理；日平均消耗超量预警；低于安全库存下限预警；特殊物资控量使用预警管理；重点监控物资预警管理及其他需要特别关注和管理项目的预警。

8. **消耗后结算**　耗材实行三级库管理，医院与供应商按科室实际使用或扫码确认数量进行结算。

9. **移动终端**　系统支持手机微信审批、运营商微信接收订单，支持 PDA 扫码上架、拣货，科室消耗管理。

10. **数据集成**　通过数据集成引擎系统，实现与医院其他业务系统直接数据集成同步，方便数据挖掘、统计分析。

（三）功能需求

医院物流综合管理平台是以医院医疗耗材管理部门为主导、以物流信息技术为工具，通过合理使用社会资源，对全院医疗物资在医院内的供应、加工、配送等院内物流的集中管理方法。医院物流综合管理平台各系统功能模块，通过数据集成引擎实现各系统间数据的分发同步对接，实时和异步实现各系统间数据同步与互动，数据传输效率高，基于事务处理，保证数据一致性。该平台应包括但不限于以下系统功能：

（1）院内物流精益化管理模块。

（2）BI 医院智能分析报表。

（3）资质证照管理模块。

（4）主数据模块。

（5）通知服务模块。

（6）微信应用及移动办公模块。

（7）高值医用耗材管理及智能柜模块。

（8）试剂管理模块。

（9）智能手术室行为管理模块。

三、SPD 系统模块介绍

（一）院内物流精益化管理模块

实现医院物资在院内的精益化物流管理，主要包括一级库房、病区二级库、手术室、导管室、内镜室、检验科等作业区域物流管理。院内物流精益化管理模块主要功能见表6-4-1。

表 6-4-1　院内物流精益化管理模块主要功能

子功能	功能描述
基础资料	支持多院区管理、商品管理支持多计量单位管理、支持商品与供货商对照管理、支持商品与库房对照管理、库房支持多货区管理。
一级库管理	赋码管理:供货商在中心库扫描配送单自动打印对应物码管理。 验收管理:验收人员扫描配送单,扫描医用物资码进行验收管理。 上架管理:扫描货物码和货位码进行上架管理。 波次管理:系统根据科室补货报警时间、科室补货优先级及科室所在区域释放拣货任务。释放拣货任务判断当前库存是否满足,不满足不打印拣货标签,轮到下一次进行释放。 拣货管理:扫描拣货标签系统自动提示拣货库位及拣货明细。支持手工补货管理。 加工管理:按照科室对商品的要求进行定数包加工,并打印定数包标签,科室加工任务完成打印配送清单。支持多加工台同时加工管理及相关加工任务查询。 采购管理:系统自动生成采购计划,每次生成的采购计划短信通知工作相关人员进行处理,采购计划进行审核生成订单,订单确认后自动发送供采平台并通知各供应商。订单审批短信通知相关负责人。支持订单在供采平台进行审批。支持采购订单全程状态跟踪管理、采购计划作废管理。 退货管理:实现科室及周转库退货管理。 节假日补货管理:具备科室补货节假日管理功能,系统自动判断节假日期间使用量并进行波次释放。 库存管理:支持库存设置安全库存、补货点、最大库存管理;支持采用移动手持终端进行盘点操作。特定物资支持唯一码管理。 特定物资领用范围管理:自定义单个物资允许领用的科室范围,不允许使用的科室无查看及领用权限。 特定物资支持控量管理:达到管控数据,不进行常规补货,走相关审批流程。 智能补货管理:支持二级库自动补货功能。
三级库管理	库位管理:二级库设置专属库位。物资库位调整管理。 消耗管理:科室使用移动手持终端进行扫描定数包标签进行消耗。支持相关查询。 定数包管理:根据科室商品设置定数包数量。 二级库库存管理:支持科室定数包库存设置、库存盘点、管控商品库存设置。支持科室上架确认管理。 高值耗材按需支持多种分类管理:常备常供、急备急供、特备特供等。备货类高值耗材系统可自动生成计划,定制类高值耗材系统上可手工请领。

子功能	功能描述
三级库管理	系统上需具备以下高值耗材管理功能模块:①高值耗材接收确认管理;②三级库管理;③医嘱收费记录查询;④高值耗材使用确认管理;⑤系统制作医嘱核销单管理,核销单支持批量核销,核销单展现当前期间接收明细、消耗明细、库存明细、货物码等相关信息;⑥货物码耗材收费再退费确认管理。 支持科室在紧急情况下的申领补货。 支持科室进行退货管理:定数包商品退货、货物码管控商品退货。耗材效期管理,能针对库内耗材进行预警设置,近效期触发报警提示功能。 临床科室三级库管理:临床科室低值医用物资根据诊疗项目打包管理。 对于可单独收费的低值医用物资,实行进、销、存的精确管理,对每一个物资消耗做到可追溯,月末生成进、销、存报表,理论上三级库系统库存应当等于三级库实物库存,根据报表实际情况得出系统库存与实物库存差额。 在三级库下统计低值不可收费医用物资消耗量,梳理 HIS 诊疗项目和 SPD 医用物资的单向关联,通过建立标准化的诊疗打包医用物资的医嘱项目,联动 HIS 实现与诊疗项目打包收费,近似准确地统计医用物资消耗数量,月末盘点三级库系统库存与三级库实物库存,得出差异率。
手术室管理	手术室管理人员通过手术管理对医院的手术分类及定义、手术明细和手术类型进行个性化设置。对于非常规货的高值耗材,有临时采购的耗材管理流程。 套包维护功能:手术室管理人员通过对套包进行手术对照、库位设置、箱号维护、箱号对照等完成套包在手术室管理全流程操作节点的设置。 套包领取管理功能:该功能通过对接手术室手麻系统,提前接收手术排程及手术信息,套包领用时能够准确定位患者姓名、住院号、术间、台次、巡回护士、洗手护士、主刀医生等信息,使得被领取的套包能够实现全程追溯。 套包回库功能:手术结束,套包进行回库,系统自动展现套包明细、使用明细、回库明细,与手术巡回单进行核对,使得回库操作更加快捷、有序、无误。 套包补货功能:系统根据已回库套包的使用明细作为该套包的补货明细,方便补货操作。 术式套包更换 ID 号功能:该功能主要针对手术临时更换患者,方便巡回护士无须再次到手术室无菌室进行套包的回库和领用操作,直接在术间进行更换 ID 号。 高值耗材及植、介入类耗材的追溯管理:收货登记、标签绑定、手术消耗登记、手术消耗复核、手术消耗对账、手术消耗发票录入。 手术间管理:实行手术间三级库管理。要求招标现场演示三级库功能模块。
结算管理	支持周期结算:根据全院各个科室的物资消耗数据进行对应供货商生成结算单,支持结算单审核,结算单通知供货商。结算单展现供货商本月到货信息、消耗信息、库存剩余信息等功能。 支持发票接收:供货商制作的发票单据自动同步院内物流系统,相关人员进行发票接收、发票审核功能。生成医院入库单据及科室消耗出库单据。实现发票、入库单、订单三单关联。支持通过国税接口进行发票验真。
查询汇总	各类医用物资进销存查询、结算单状态跟踪查询、入出库发票查询、结算单数据核对查询、控量医用物资剩余量查询等功能。支持医院管理人员按照权限分工查询、调阅系统数据。
系统管理	系统参数管理:结算日期设置、波次时间设置、权限管理、审批管理、日志管理、公告管理、打印模板设置管理、网络打印机设置等。

（二）BI 医院智能分析报表

基于医院现有数据，为医院引入 BI 智能系统，可进行基础报表、领导驾驶舱系统、多维分析、分析报告、移动应用、数据挖掘等工作。实现医用物资精细化管理，各项统计表单应按照医院要求进行二次开发，如自动统计耗占比、每月出库额（消耗额）对比分析、环比分析以及趋势分析等。具体分析内容包括但不限于以下内容（表6-4-2）：

表6-4-2　BI 医院智能分析功能

子功能	功能描述
基础报表	全院用耗、科室用耗、品种用耗、术式用耗、库存分析等。
领导驾驶舱系统	功能包括但不限于：对数据进行整合加工向决策者提供决策支持。通过时间维度的建立，能够实现不同时间段各项指标的同比、环比、趋势等信息；科室维度的逐级挖掘分析体系，有助于管理层从上至下了解医院各个机构人员的完成情况，通过多维聚合机制，科室维度结合时间维度，能够实现某时间各科室的同比、环比、总费用、人均材料费用、每床日材料费、科室超额、预警值的提醒及涨幅等情况，辅助管理层从宏观到微观全局掌握医院运营状况。
多维分析	功能包括但不限于：支持全院的耗材（高值耗材、低值耗材、重点管控耗材等）根据医生、医疗组、科室、病种、时间、手术名称、重点材料等条件以图表、图形展示使用数据信息及环比、同比分析等；支持科室耗材使用的数据的多维分析（如单品种科室的用耗趋势分析、治疗类耗材的用耗趋势分析等）、人均材料费等的统计，用耗异常预警；从品种维度，支持管控品种、耗材品种、耗材管理类型等出库额分析等；从手术耗材使用角度，统计分析手术耗材的数据，如治疗小组耗材用量分析、单病种耗材用量分析、医生手术用量分析等；支持对在院库存的耗材数据做品种、库存分析、效期管理及预警的数据统计分析等。
SPD 运营物流数据分析	供应商到货率、保供率分析、仓库库存周转率分析、科室保供率分析、库存效期分析等。
运营人员工作量绩效分析	仓库验收工作量、打包工作量分析、拣货工作量分析、配送工作量分析等。
数据挖掘	基于多维分析数据，为管理者进一步数据挖掘提供支撑。

（三）资质证照管理模块

资质证照管理模块管理范围覆盖供应商目录及资质证照、生产厂家目录及资质证照、商业授权链管理、产品资质证照，具备异常预警管理功能与图片文字智能识别功能（OCR）。

资质证照管理模式的使用者主要为供应商和医院证照管理者。供应商负责证照信息的录入，医院证照管理者负责对已录入信息的审核和管理。此外，证照信息还会在院内同步，供相关人员运用。例如：已审核的证照信息会同步到院内物流精细化管理平台，协助验收人员对供应商提供文件比对。

资质证照管理模块主要是为了实现对厂家、配送商、销售人员、产品证照的有效管理，通过供货商资质证照信息化管理来增强证照管理水平。由供应商在外网供采平台进行上传。要求资质证照管理系统支持供应商证照电子化管理及智能档案管理，提供电子档案柜，支持相关资质图片的存储和调阅，支持证件动态管理。主要用于产品图片、说明书、厂家资质文件的影像文件的上传以及证件效期的管理与预警等，从而实现运营商、代理商、生产厂家、产品注册证、产品外观、产品说明书、购销合同等证照电子化管理。资质证照管理模块主要功能见表 6-4-3。

表 6-4-3　资质证照管理模块主要功能

子功能	功能描述
供货商、生产厂家、上游代理商证照管理功能	由供货商按照系统文件格式要求对公司、生产厂家、上游代理商等的资质证照进行上传和信息录入；医院管理部门对提交的信息进行查验、审核，符合要求的纳入智能档案，验收、采购时可直接关联查看此电子依据，不合格的退回并提醒公司重新上传。
产品证照管理功能	供应商根据合同目录维护产品注册证等信息，并按照系统文件格式要求上传产品注册证及附页、说明书、具体商品外观及包装等图片，确保基础资料的一致性和时效性。
产品授权销售代理管理功能	以产品为主体，根据代理证书将医院、供货商、生产厂家串联起来，使每个产品的销售链路清楚明了，实现无纸化医用物资验收和单品种追溯的需要。
效期预警功能	能够针对单一的证照进行效期预警设置，近效期系统触发报警功能，同时会以电脑界面、短信、邮件等方式提醒使用者和管理者，来保障证照在使用过程中的安全问题，同时实现证照全生命周期管理。对于过期证照，系统可自动提醒，且可设置延期停用时间。
招标合同管理	实现招标纸质合同与原物流管理系统对接，记录上传时间，实现合同与产品目录的关联，合同到期预警提醒、到期失效归档等。

（四）主数据模块

实现院内基础数据统一管理，方便 HIS、财务、信息数据平台等院内其他系统统一调用，保障数据一致性，实现数据高度集成和标准化。要求数据模块功能支持对耗材物资分类进行自定义维护，满足耗材国家标准分类的使用，如 68 分类、2018 新分类、医保分类、省采购平台分类等，以及医院多种自定义分类，如财务分类、核算分类、物资管理分类、国产进口分类等。系统应实现对耗材物资的品名及规格等各项信息的维护定义功能：

耗材品名信息与上述各种医疗器械标准分类信息、耗材品名信息与耗材规格信息进行对应管理，对耗材物资规格的基础属性如价格、厂商、耗材类型、条码类型、包装信息等进行维护管理，并能进行新增、编辑、查询、删除、启用/禁用等维护操作。上述耗材信息作为平台产品基础数据，供医院相关系统直接获取使用等。主数据模块功能见表6-4-4。

表6-4-4 主数据模块功能

子功能	功能描述
商品管理	物资多种分类管理
	物资档案维护管理
供货商管理	供货商分类管理
	供货商档案管理
	企业商品对照管理
基础资料	用户管理
	字典管理
合同目录管理	产品在用目录及合同期限、停用目录管理等
系统管理	修改信息、修改密码

打通医工、物价、医保等系统环节，统一院内医用耗材字典库，采用产品注册证信息搭建耗材品种标准字典数据库；标准字典数据库的建立精确到每个规格型号，通过编码统一化、标准化、规定医院内不同科室的同种耗材或不同院区、不同医院、不同系统的同种耗材使用统一的注册证名称、统一编码，可保证医用耗材的信息更加透明公开化。针对商品实物，实现一物一码标签管理，实现高值追溯管理，满足医院对耗材管理的精细化管理要求，以及数据库的标准化和准确性。

（五）通知服务模块

通知服务系统是将系统运作过程中的重要信息主动推送给用户，提醒用户操作系统，提升系统操作效率的一个系统模块。

该系统内嵌入整个SPD信息系统中，通过设置既定的程序实现通知的功能，没有独立的操作界面。管理的对象是SPD信息系统的所有用户，可以院内和院外进行分类：面向院内主要是对各项审批工作的通知，主要为设置审批权限的用户；面向院外主要是对供应商的通知，包括采购订单接收通知、订单超时通知、结算单通知等内容。

主要通知功能有：院内采购计划审批通知、采购订单供货商院外通知、证照效期报警供货商通知、供货商到货验收交接完成通知、供货商结算开票通知及院内院外SPD项目中其他需要及时进行通知、提醒的功能。医院可根据需要，在平台向各供应商发布公告等消息通知功能。

微信应用及移动办公模块 通过微信端应用系统建设，以实现智能化系统用户随时、随地智能办公，实现移动办公需要。功能见表 6-4-5。

表 6-4-5 微信应用及移动办公功能

子功能	功能描述
采购订单管理	实现医院管理人员通过微信端进行采购计划查看、支持多级采购计划审批、并通过微信端进行采购订单推送运营商，支持微信查询订单，具备延时接收报警，历史订单查询功能。
科室消耗管理	实现授权的临床科室医务人员通过微信端进行查询科室库存，扫描消耗等功能。
供应商订单接收	实现微信端供应商接收采购订单、订单查询等功能，供应商历史订单查询功能。
我的工作台	每个用户显示自己微信端工作内容明细，可以查询已经处理的工作，提醒需要处理的工作。

（六）高值医用物资管理及智能柜模块

在手术室区域、介入放射科、消化内镜室、门诊手术室等科室，引入先进的院内物流智能柜设备。高值医用耗材基于产品出厂码（GS1 码）及院内 SPD 码的形式，通过 RFID 电子芯片的使用，通过 SPD 集成设备建立的智能化院内物流系统，利用智能硬件设施，支持高值医用耗材单件管理，通过对高值医用耗材实行一物一码一收费的管理，系统能产生日结清单及对账单，并自动汇总月消耗数额、月收费金额及供应商明细，便于按月结算，即实现高值耗材的日清月结。同时建立完善的植入类医用耗材全流程追溯系统，满足法律法规相关要求。

智能柜要实现如下功能（表 6-4-6）：柜内存放物品进行实时盘点管理，物品实时在位监控管理，物品的取出和放入实时监控管理。

表 6-4-6 高值医用物资智能柜功能

子功能	功能描述
智能入出库	通过 RFID 技术自动感知医用物资存取，对应增加、减少库存，存放在 260 个品种内时精准度应达到最高。
智能补货	可以根据智能补货数据模型，实时监测柜体内库存，可以实现智能补货功能。
效期管理	具备对柜体内货品进行效期监管功能，对货品效期进行自动预警。

子功能	功能描述
追溯管理	通过唯一标识,实现商品追溯管理。
自动盘点	具备医用物资准确自动盘点(通过 RFID),做到日清月结。
自检功能	具备自检功能,对柜子本身运行进行检测,并具备短信或微信报警功能。
UPS 电源	智能柜自带 UPS 备用电源。
触屏操作	具备触摸屏操作查询智能柜库存及入出库信息。
权限控制	具备医用物资取用的权限访问控制,支持 IC 卡、指纹、密码控制开门。
访问控制台	智能柜人员权限管理,如添加或删除智能柜使用人员、用户权限调整;配置智能柜门相关参数;对数据库进行备份、还原、初始化;监控智能柜门开启状态。
应急开门	设备故障、断网、断电情况时具备紧急情况下快速开门功能。
技术要求	要求医用物资拿出柜子即能被感知到,要求设备之间不能串读。
系统接口	提供标准化接口,可以与院内各系统对接。
系统二次开发	系统平台支持二次开发,根据用户需求优化。

(七)试剂智能管理模块

医院试剂管理模式采用高值耗材备货模式,在各班组实际消耗时确认物权转移。通过对检验试剂进行定数管理,主动将试剂推送到检验科、病理科、生殖中心、血液实验室等库房的冷链存储智能冰箱内。试剂在院外中心冷库验收后进行拆包加工、赋码,装箱冷链运送至医院科室二级库复验合格后,在冷链状态下进行扫码上架,二级库扫码出库送至下属班组试剂智能冰箱。试剂智能柜次日根据预设基数产生补货报警,SPD 运营商服务人员按照各智能柜预设基数补充试剂。试剂高级智能柜作为医院试剂信息化闭环管理硬件支撑的必要工具,要求运营商将医院原有的普通冷藏设备更换为试剂高级智能柜。

试剂智能管理模块(表 6-4-7)支持智能冰箱自带系统与医院 LIS 系统、SPD 系统无缝连接,将试剂消耗数据与检验设备做一一对照,实现试剂使用过程的监管与闭环追溯,同时便于多维度分析检验工作量、设备运行效率及试剂使用情况及异常、趋势等。

表 6-4-7　试剂高级智能柜功能参数

子功能	功能描述
RFID 功能模块	通过平台自动统计箱内物品种类、库存信息、出入信息、箱内温度记录。
库存管理	实时了解存储物品的库存情况。
订单管理	可根据预设值自动生产意向订单,确认后发送到 SPD 运营供采平台。

子功能	功能描述
设备管理	可实时查看设备的运行状态以及设备运行的温度数据及运行曲线。
盘点	支持自动盘点和手动盘点。
管理模式	支持在系统同时查看及管控多个设备信息。
登录	可按照不同管理人员的职责分配不同的权限。
消息提醒	支持安全库存提醒,有效期提醒,机器断电报警、超温报警等故障报警提醒。
自关门结构	防止用户开门后忘记关门。
质量资质	制造厂家通过 ISO9001.ISO13485 认证,具有医疗器械生产许可证。产品具有医疗器械注册证,并能提供相应的国家级检测中心出具的检测报告。
取用权限记录	产品配备电磁锁功能,通过 NFC 卡开门,实现开门记录,真正实现储物安全管理。
故障报警	多种故障报警(高低温报警,开门报警、传感器故障报警、断电报警,带远程报警接口),两种报警方式(声音蜂鸣报警,显示屏闪烁报警)。
断电应急	断电报警功能满足产品断电后继续显示箱内的实时温度大于 48 小时。
温度控制精度	微电脑控温,箱内温度数字显示,温度控制精度 0.1℃。
多层设计	多层搁架设计,每层都可以进行扫描,且每个搁架都自带价目条设计,方便用户放置标签。
门体设计	门体双层钢化玻璃,采用电极式加热防凝露设计,32℃环境温度、85% 湿度下门体无凝露,物品清晰可见。

四、OMS 系统介绍

(一)功能概述

OMS 系统即 SPD 应用系统中的外部供应链供采协同服务平台,以实现外部协同商务为目的,是供应链的外部延伸,主要实现院内物资的采购计划自动推送和供货商配送单制作及供应数据挖掘等功能。功能见表 6-4-8。

表 6-4-8 外部供应链供采协同服务平台主要功能列

子功能	功能描述
物资订单功能	(1)院方选择供应商及产品手动下达物资采购订单。 (2)系统自动接收院内物流精益化管理模块和外部采供平台确认发送的采购订单,自动进行订单通知操作,支持平台电脑客户端和移动客户端发送,也支持手机短信或微信通知。
物资订单确认功能	供货商登录系统进行订单接收,完成产品、批号效期、灭菌日期、数量等信息的录入及确认操作,并输入计划配送日期。

子功能	功能描述
手术订单通知功能	支持手术耗材订单关联患者信息进行订单推送。
订单状态跟踪功能	院方可以对订单进行全方位的跟踪,包括订单状态:未通知、已通知、已确认、已配送、已验收以及对应的数量和相关单据查询。
配送单制作功能	支持同一商品不同批号在一个配送单制作。支持配送单单独打印、批量打印功能。
待配订单查询功能	供货商可以查看自己没有配送的订单明细信息。
未配送订单作废功能	院方可以对供货商没有配送的订单进行作废。并支持相关查询功能。
结算单确认功能	供货商通过结算单可以知晓本月医院使用消耗物资明细信息,及本月配送信息、医院在库信息,本月退回供货商物资明细信息等。
发票制作功能	供货商可以调取消耗信息进行登记发票信息,支持一张结算单开具多张发票。
统计分析功能	院方可以查询供货商配送效率;支持对一种或多种医用物资使用量及库存量查询统计、打印、导出等。
供应商绩效评价	基于供应商配送时效、配送准确率、缺货率等数据进行在线考核。能够对接企业舆情系统,对于与医院有业务关联的生产商、供应商的信用评估,及时推送至管理人员手机。
权限管理	院方可以查看所有订单信息,供货商只能操作及查看自己的订单信息。

（二）效果概述

采购订单在 SPD 院内系统发起,经医院审核通过后,通过供采协同平台实时传递给第三方供应商,保证采购信息传递及时、准确。

通过供应链平台可实现供应商、生产厂商、医院、商品的信息管理,同时提供资质证照线上审核、院内库存、采购订单实时查询,根据医院结算周期推送耗材消耗结算明细清单,线上发票管理等服务。

第五节 网络安全建设

一、信息网络安全概述

随着时代的发展和技术的演进,医疗信息安全防护面临着前所未有的挑战,医疗机构在拥抱互联网、扩展医疗服务内容和服务边界的同时,应将建设互联网时代下的信息安全防御体系放在突出位置。

2017 年 6 月 1 日,我国《网络安全法》正式施行。在当前社会,网络和信息科技迅猛发展，已经深入到各行各业，大大地改变着人们的生活方式，促进社会不断进步，但同时信息安全和网络安全问题也日益严重。《网络安全法》是我国第一部关于网络安全的专门性综合性立法，对网络安全挑战这一跨地域的全球性问题提出了符合中国国情的方案。

由于医院信息化的建设，医院信息数据隐藏着大量患者隐私数据，为防止被人窃取，医院在信息化建设之初，考虑网络信息安全问题便是工作的重中之重，尤其涉及患者的身份信息等。而网络安全法的实施，对医院信息安全的意义主要体现在以下几点：

1. 保障信息安全有法可依，依法建设　根据网络安全法规，在做信息安全建设时，严格遵守法律规定，做好预防工作，保障医院信息安全。有了网络安全法，不仅在信息安全方面有了法律保障，还对以往的窃取医院信息行为有了明确的惩处制度，起到震慑作用。

2. 为医院信息化建设安全方面提供指导服务　目前，医院信息化建设离不开网络的部署，而医院网络安全问题不容忽视，网络安全法的出台，对于网络安全规划问题有明确的法律要求，这不仅能够提高医院保障网络安全的能力，还有助于解决医院信息与外界互联互通的问题。

3. 为医院网络安全建设提供法律准则和依据　一直以来，医院信息化建设中网络安全一直是个大难题，由于包含大量患者敏感信息，医院信息系统一直不敢与外界网络互联，生怕信息被窃取而引起麻烦。但这也阻止了医院信息化建设的脚步，无法与外界互联互通，就无法给患者提供更加便利的就医条件。有了网络安全法，为医院信息化网络安全建设提供法律准则和依据，从一定的程度上来讲，为医院信息互联互通提供了法律准则和依据，使医院信息互联互通的工作推进了一大步。

4. 助力医院网络安全建设的治理，肃清违法犯罪行为　尽管多重防范，仍有不法分子铤而走险，利用医院信息系统中患者信息的贩卖获取利益，网络安全法的出台，加上公安机关的严厉打击，相信这样的现象将呈下降趋势。

2018 年 4 月，国务院办公厅印发了《关于促进"互联网 + 医疗健康"发展的意见》，指出医疗机构通过健全和完善"互联网 + 医疗健康"的服务和支持体系，不断拓展医疗服务的时间空间，让老百姓享受"互联网 +"创新成果带来的健康红利。运用互联网技术推动医疗服务供给侧结构性改革，增强群众获得感已经成为医改的重要方向，医疗服务从医院向患者端的延伸带来了技术架构和医疗数据的逐步开放，同时也带来了新的安全风险和挑战。因此，在医院信息化建设过程中，如何做好医院信息网络安全的防范，是目前工作的重中之重。

（一）信息安全概况

随着医疗信息化建设的发展，各类医院都采取网络化办公与业务应用，有效提高了办事效率。当前，信息系统已成为医院各部门业务开展的必备工具，是实现医院现代化运营的重要手段。但是医院信息系统与其他信息系统一样，面临着网络安全风险的威胁，病毒侵入、服务中断、数据泄露等，小则影响医院业务开展甚至停摆，大则影响社会安定。因此，需要采取相应的网络信息安全防护措施来保障医院网络信息安全。

1. 信息安全保护范围 医院信息安全主要包括设备安全、网络安全、数据安全及行为安全。如中心机房服务器、存储器、交换机等设备安全，医院内部网络及互联网接入安全，各科室终端安全（如开机密码保护、文档资料、USB 接入等安全）信息系统中患者病历数据、个人隐私安全等，甚至包括个人的科研成果、项目文档、银行及支付账户安全等。

2. 信息安全主要威胁 威胁信息安全的主要方式包括病毒、木马及人为的特定攻击等。攻击者（黑客）通过篡改网页源代码、利用系统漏洞加入木马程序等，对用户进行攻击，盗取用户重要数据，迫使用户满足其提出的要求。

（二）医院信息安全分类

根据医院实际工作情况，信息安全一般可分为硬件安全、网络安全及数据库安全。

1. 硬件安全 医院中心机房核心设备主要包括服务器、交换机及存储控制器。其工作环境要求严格，一般要求将温度设置于 22℃左右，相对湿度为 45%～65%，且机房内要无人员流动、防尘、半封闭，并安装静电地板、防雷设施等。

2. 网络安全 医院信息系统中的数据依靠网络传输，由于医院日常业务的特殊性，必须保证网络 7×24 小时无故障运行，所以网络设备的维护至关重要。中心机房安装有温湿度监控系统，漏水预警提醒，有异常将短信报警。信息中心人员 24 小时值班，每天查看路由器、交换机、光纤收发器、光模块等设备的指示灯状态是否正常，各种插头是否松动等。根据医院实际情况，将内外网物理隔离、分开访问，内网数据不能被外网访问，这样保证信息访问的安全性。同时在网络结构上采用总线型拓扑方式，采用双机均衡模式，实现了关键业务的链路冗余及网络冗余，保障网络稳定运行。另外，配置网络访问权限防止非法用户入侵网络，确保网络运行安全。

3. 数据库安全 数据库是医院信息安全的核心，在整个医院信息安全方面的地位举足轻重。为了保障医院数据信息的安全，应重点制定维护制度和管理制度，如数据库管理权限、操作员角色管理、关键数据监控、外部对接授权等。

（三）信息安全保障方式

当前开展诊疗服务对信息系统的依赖程度越来越高，医院信息系统中存储着大量医疗数据和患者个人信息，因此必须确保其安全性才能保障医院正常运作和持续发展。

1. 强化信息安全技术 信息安全技术是保障信息的完整性、保密性和可控性而采用的技术手段及安全产品。医院信息系统安全主要包括以下两方面：

（1）硬件技术：一是信息安全等级保护技术，使用网闸物理隔离、安装防火墙、入侵检测、日志审计、安全管理平台、漏洞扫描等手段，将医院内、外网真正有效地保护起来，以防止黑客及病毒入侵，达到安全防护的目的；二是服务器虚拟化技术，将多台服务器建立为虚拟资源池，在虚拟资源池中根据实际需求划分虚拟机作为应用服务器，保证医院业务系统不会中断；三是存储双活虚拟化技术，建立异地灾备中心，双活数据库实时在线，定时备份；四是使用不间断电源，建立双路供电保障，有条件的医院可配备应急发电机。

（2）软件技术：一是安装正版杀毒软件覆盖全院，实时监控每台电脑的工作站状态；二是采用数据库核查技术，对访问数据库的行为进行安全核查；三是建立网络安全准入控制系统和 IT 运维管理系统，制定相应规则控制网络访问，并要求信息管理人员实时监控医院网络设备，真正实现人防、物防、技防。

2. 提高人员信息安全意识　医院信息安全管理中"人"是最重要的因素，其有可能是信息安全最大的防护者，也可能是信息安全问题的制造者。主要包括医院领导、中层管理人员、普通职工、信息管理人员等，应分别具备以下方面的信息安全意识：

（1）医院领导重视：院领导对信息安全的重视程度，决定了医院信息安全状况。领导重视，中层管理人员必然重视，特别是信息中心管理者则会更加注重信息安全方面的建设。

（2）中层管理人员应具备信息安全防范及补救意识：当发生信息安全事件时，管理人员应立即采取应急措施，补救事件造成的危害，将信息安全事件损失和危害降到最低。同时，应组织专业人员客观分析事件发生的原因，纠正问题漏洞。

（3）普通职工要具备安全操作意识：普通职工虽不要求完全掌握信息安全技术，但要注重培养较强的信息安全意识，牢记信息安全方面的规定和要求，养成良好工作习惯，不违规操作，保证涉密信息安全。

（4）信息专业人员要具备主动判断、提前防范意识：信息专业人员须提升信息安全防范意识，具备较强责任心，主动承担医院信息安全防护工作，主动对信息系统及基础设施进行隐患排查、查缺补漏，并向全院职工普及信息安全知识。

（四）信息安全制度与防范

1. 制度建设　目前有《网络安全法》《计算机信息系统安全保护条例》《计算机信息系统安全等级保护通用技术要求》《信息技术安全技术信息安全事件管理指南》等法律法规，医院须根据相关规定，结合实际情况，建立一套适用于自身发展需求的医院信息安全管理制度，提高医院信息安全管理水平。

信息管理部门制定全院信息安全管理制度，如网络安全保护制度、网络安全检查制度、中心机房安全管理制度、数据备份与恢复管理制度、安全教育和培训制度、存储介质使用管理规定、应用系统密码安全管理制度等。

2. 隐患防范

（1）严格授权管理：根据医院信息系统权限分配管理办法，用户提出需求，须严格控制其身份认证及授权，区分不同级别的用户，定期提醒其修改密码，且密码须为字母加数字组合，甚至可采用不易破解的动态密码技术，对用户实行身份和操作的合法性认证。

（2）定期自查检测：定期对医院信息系统的安全状况进行自查，对网络系统进行全面安全检测。检测的内容包括服务器、存储设备、网络设备及操作系统等是否存在安全漏洞，根据安全需要对系统进行安全修复和加固，比如升级、漏扫等。

（3）数据安全备份：医院数据中心存放着大量数据，正所谓"硬件有价，数据无价"，为保证数据安全，可进行三种方式的数据备份：一是租用"云空间"，将数据备份至"云端"，甚至可将医院核心业务服务端转移至"云端"，但须掌握"云"安全知识；二是建设异地容灾系统，即在外地租用空间，通过光纤或互联网专线传输，定时（或实时）进行数据备份；三是利用数据库技术每天定时自动备份数据库文件到指定位置。

（4）提供对外合作：明确一家安全服务机构，当医院遇到突发的安全事件时，安全服务机构能够提供应急响应服务，并立即配合医院信息中心人员进行处理。

3. 提高工作人员的信息安全素养　随着医院信息化建设的深入，临床数据逐步开放，个人保证信息安全及医院管控数据安全成为难题，提升医务人员信息安全素养刻不容缓，可通过加强宣传、教育培训和考试测评等三种方式进行。

（1）加强宣传：通过医院官网、OA 系统、宣传手册、微视频等方式对信息安全的重要性进行宣传，时刻警醒全体职工从自身做起，保证医院数据安全，不向任何人提供医院任何数据资料，不泄露医院、患者的任何信息。

（2）教育培训：不定期组织全员职工参与网络安全知识、信息系统操作规范及上网安全等培训，专业技术人员考取网络安全员证书，并开展形式多样的信息安全知识竞赛活动，激发职工学习信息安全知识的热情。

（3）考试测评：根据每年信息安全形势，设置信息安全试题库，定期组织职工进行考试测评。

在医院信息化建设过程中，信息安全建设不容忽视。若出现信息安全问题，一切建设成果则无从谈起。本节内容通过对安全防范技术、管理制度及措施、人员培训等方面的探索，明确了完善信息安全管理制度和提高职工信息安全意识的重要性，要求信息安全管理策略必须切实得到落实，方能实现医院长期、有效的信息安全，从而为医院信息化建设保驾护航。

二、SPD 系统网络方案设计

（一）内部网络

1. 利用防火墙设备，以对外发布域的形式控制外部访问 SPD 系统的 Web 服务器、以数据中心安全域的形式控制内外网的数据交互，对全网流量进行双向深入数据内容层面的全面透析，制定双向的安全访问策略，使安全策略更精细、更有效，且满足业务的合规性。

2. 建立安全审计监控体系，全面保障 SPD 系统数据库的安全，强化操作访问的规范性，完善数据库操作访问的管理，降低数据库资产安全风险，加固数据库资产的安全性与合规性建设。

（二）外部网络

目前，需要从外部对 SPD 系统进行访问的用户主要有两类：各级监察单位、相关业务单位。目前各级监察单位可以通过放防火墙进行访问。相关业务单位据统计，将不低于400 家，这就对负责对外发布域的防火墙的性能有一定的要求。

综合 SPD 系统各方面的需求，下面将从信息安全、服务器与存储构架、系统灾备以及手持终端的应用等几个方面，进行详细说明，从而构建出整个 SPD 系统高效、安全、稳定运行的网络环境、具备容灾能力的硬件设备构架和方便灵活的终端使用体验。

三、SPD 系统网络安全保障

采购服务与监管信息系统的外网业务将引入药企来自 Internet 区域的访问，并且需要较高的业务操作权限，这将带来安全风险。根据信息安全等级保护要求，应在网络边界部署访问控制设备，启用访问控制功能，同时通过安全隔离网站与内网业务平台隔离，具体见表 6-5-1。

表 6-5-1　SPD 系统网络安全保障要求

项目	具体要求	安全措施	实现方式
网络访问控制	应在网络边界部署访问控制设备，启用访问控制功能。	部署防火墙	防火墙

近几年来，越来越多的安全事故告诉我们，安全风险比以往更加难以察觉。随着网络安全形势逐渐恶化，网络攻击愈加频繁，客户对自己的网络安全建设变得越来越不自信。到底怎么加强安全建设？安全建设的核心问题是什么？采用什么安全防护手段更为合适等已成为困扰用户安全建设的关键问题。

（一）正视网络风险

一方面，只有看到 L2～L7 层的攻击才能了解网络的整体安全状况，而基于多产品组合方案大多数用户没有办法进行统一分析，也就无法快速定位安全问题，同时也加大了安全运维的工作量。另一方面，没有攻击并不意味着业务就不存在漏洞，一旦漏洞被利用就为时已晚。好的解决方案应能及时发现业务漏洞，防患于未然。最后，即使有大量的攻击也不意味着业务安全威胁很大，只有针对真实存在的业务漏洞进行的攻击才是有效攻击。看不到有效攻击的解决方案，就无法让客户看到网络和业务真实的安全情况。

（二）重视潜在攻击

一方面，防护技术不能存在短板，存在短板必然会被绕过，原有设备就形同虚设；另一方面，单纯防护外部黑客对内网终端和服务器的攻击是不够的，终端和服务器主动向外发起的流量中是否存在攻击行为和泄密也需要检测，进而才能找到黑客针对内网的控制通道，同时发现泄密的风险，最后通过针对性的安全防护技术加以防御。

（三）设备层防护

1. 入侵防御设备　应用安全防护体系不完善，只能针对操作系统或者应用软件的底层漏洞进行防护，缺乏针对 Web 攻击威胁的防御能力，对 Web 攻击防护效果不佳。缺乏攻击事后防护机制，不具备数据的双向内容检测能力，对未知攻击产生的后果无能为力，如入侵防御设备无法应对来自 web 网页上的 SQL、XSS 漏洞，无法防御来自内网的敏感信息泄露或者敏感文件过滤等。

2. Web 应用防火墙　传统 Web 防火墙面对当前复杂的业务流量类型处理性能有限，且只针对来自 Web 的攻击防护，缺乏针对来自应用系统底层漏洞的攻击特征，缺乏基于敏感业务内容的保护机制，只能提供简单的关键字过滤功能，无法对 Web 业务提供 L2 ~ L7 层的整体安全防护。

（四）组合安全方案

由于防火墙功能上的缺失使得企业在网络安全建设的时候针对现有多样化的攻击类型采取了打补丁式的设备叠加方案，形成"串糖葫芦"式部署。通常我们看到的网络安全规划方案的时候都会以防火墙 + 入侵防御系统 + 网关杀毒 +……的形式。这种方式在一定程度上能弥补防火墙功能单一的缺陷，对网络中存在的各类攻击形成似乎全面的防护。

（五）更精细的应用层安全控制

1. 贴近国内应用、持续更新的应用识别规则库。

2. 识别内外网多种应用、多种动作。

3. 支持包括 AD 域、Radius 等多种用户身份识别方式。

4. 面向用户与应用策略配置，减少错误配置的风险。

（六）更全面的内容及安全防护

1. 基于攻击过程的服务器保护，防御黑客扫描、入侵、破坏三部曲。

2. 强化的 WEB 应用安全，支持多种 SQL 注入防范、XSS 攻击、CSRF、权限控制等。

3. 完整的终端安全保护，支持漏洞、病毒防护等。

4. 双向内容检测，功能防御策略智能联动。

（七）更高性能的应用层处理能力

1. 单次解析架构实现报文通信一次拆解和匹配。

2. 多核并行处理技术提升应用层分析速度。

3. Regex 正则表达引擎提升规则解析效率。

4. 全新技术架构实现应用层万兆处理能力。

（八）更完整的安全防护方案

可替代传统防火墙 /VPN、IPS 所有功能，实现内核级联动。

四、SPD 系统业务安全设计

（一）通知安全

传统的采购方式通过人工电话、短信等方式通知供应商送货，工作量大，服务效率低，存在漏送货、送错货等安全隐患。上线 WNS 通知服务系统、移动办公系统、手机 APP 系统以及配合 B2B 供采平台系统可实现订单线上化管理。

1. WNS 通知服务系统，支持短信和微信两种手段，减少人工通知工作量，提高信息服务效率。具体通知内容如下：采购计划领导审批通知；采购订单供应商通知功能；证照效期报警供应商通知功能；供应商到货验收交接完成通知功能；供应商结算开票通知功能。

2. **移动办公系统** 可以让办公人员摆脱时间和空间的束缚。单位信息可以随时随地通畅地进行交互流动，工作将更加轻松有效，整体运作更加协调。利用手机的移动信息化软件，建立手机与电脑互联互通的企业软件应用系统，摆脱时间和场所局限，随时进行随身化的公司管理和沟通，助您有效提高管理效率，推动政府和企业效益增长。

3. **手机 APP 系统** 实现院内相关审批流程通过移动设备审批，提高工作效率。微信接入：院内订单状态跟踪及供应商相关订单信息接入微信，进行提醒，方便用户随时随地订单状态。

4. **杜绝非法"统方"** 近年来，从原卫生部到各省卫生厅，各级主管单位陆续出台若干项法律法规，严格禁止商业非法"统方"。然而，上有政策，下有对策，"统方"事件频频发生，屡禁不止，有关医药代表与医生、信息科人员勾结，非法获取医疗"统方"数据的报道层出不穷。鉴于上述非法"统方"情况，上线 SPD 管理模式可以从根本上杜绝非法"统方"的存在。院方采购，物资入库审核，全都由服务人员协助院方人员完成物资核对入库，SPD 建立操作日志系统，对操作人员进行全程监控管理，结合核心数据特征，提供高度集成的"事前 + 事中 + 事后"的一体化防护手段。

治本：针对各类反"统方"手段，从根源解决反"统方"难题。

全程：从事前、事中、事后全程防御反"统方"行为。

高效：产品部署简单、操作便捷、界面友好，提供智能防御和深度审计。

整体：为医院内网信息系统和核心数据提供高效率运维支撑和高强度安全保障。

用户行为记录：记录用户所有操作（业务访问、系统维护、策略配置等）；对于合法的"统方"，为了保护数据不泄露，SPD 建立合法"统方"授权机制，实现"统方"的实时审批和监控，对医院信息系统中有关药品、高值耗材使用等信息实行专人负责、加密管理，严格"统方"权限和审批程序，未经批准不得"统方"，严禁为商业目的"统方"，从而使"统方"数据泄露的可能性降到最低。

（二）服务方价格体系保密

从项目中标开始，从公司内部筛选合适的人员，组成医院 SPD 项目建设组，并对其进行保密教育培训，落实保密责任，责任到人。未经院方部门领导批准，不允许以任何形式外漏（包括口头外漏、书面外漏和网络外漏等）。

保密内容包括不得将服务方结算价格、供应商结算、科室绩效业务提成等信息，外漏给任何人员。

同时在系统中对权限进行严格控制，日志追溯。

五、SPD 系统技术安全管理

（一）软件涉密

SPD 系统与一般软件项目相比，涉密软件项目除了具有管理上的共性之外，在保密管理方面还有一些特殊的要求。鉴于此，在实施涉密软件项目全过程，依据如下要求进行项目全生命周期的保密管理，以期提升公司涉密软件项目保密管理水平，促进项目顺利开展。

1. 投标阶段的保密管理　从公司涉密人员中筛选合适的人员，组成投标工作小组。对投标小组进行保密教育培训，落实保密责任，责任到人。与招标单位签订保密责任书，明确承担保密义务与责任，在投标文件中编制详细的项目全周期的保密方案。签订工程项目合同时，将保密协议纳入合同管理。

2. 项目准备与立项阶段的保密管理　组建项目组，所有项目组成员必须为本公司涉密人员。成立项目安全保密组织机构，归属公司行政办公室管辖，项目安全保密组织由项目负责人及"三职"共同构成。项目经理负责项目安全保密工作的统一指挥和领导，并负责上级保密文件及相关指示的有效传达，确保各项保密管理工作落实到位："三职"即软件实施工程师、物流实施工程师、服务人员。其中，软件实施工程师负责执行项目保密管理工作，项目经理以及大区经理，负责对前者的行为实施审计、核查。落实保密责任，涉密软件项目管理应依据"业务工作谁主管，保密工作谁负责"的原则，将项目过程中的保密责任落实到人，做到依法管理，有法可依，违法必究，责任落实到位。明确项目负责人兼任项目保密责任人。其他项目组成员作为其所负责的相关涉密工作的直接责任人。对项目组成员进行保密教育培训，形成公司保密制度和项目实施保密方案。与项目组成员签订保密承诺书，明确保密义务与责任和相关的奖惩措施。明确项目过程中获取、产生的项目各阶段性成果的知悉范围，保密责任人，涉密文件的存储、传递、权限管理措施等。

为保密措施落到实处，真正发挥保密作用，应建立完善的监督检查机制。设置监督检查小组，对涉密项目各项管理要求的实施，定期进行检查核实。检查小组成员，可由项目组以外的人员组成或者由不同项目分别抽取人员组成。避免包庇、舞弊现象。检查时间、可采用定期和突击检查相结合的方式，例如每月例行检查，对"三职"岗位职责、保密宣传培训、设备管理、机房管理、计算机及其存储介质管理等各方面，做现场检查，并记录实际情况。如果发现异常情况，更加应详细记录异常原因、发生异常时间、具体异常等，及时上报处理。对于检查结果应及时分析、总结经验、吸取教训。异常情况，在及时妥善处理的同时，更要追究异常情况的根本原因，及时调整保密措施，做到防患于未然。做好项目保密风险评估工作，对项目全过程的保密风险点进行全面的识别与分析，并制定具体的风险应对措施。

3. 需求分析与设计阶段保密管理　在客户现场进行需求调研时，严格遵守现场保密管理规定：需求调研后产生的调研报告，用户需求书以及编制的产品需求规格书依据项目保密方案中的要求进行保密管理，纸质和磁存储介质等涉密载体的保密管理严格按照公司《保密工作制度汇编》中的涉密介质管理办法。打印、传递、销毁等严格遵守审批程序。严格控制涉密内容的知悉范围。设计阶段产生的设计文档，包括技术架构设计、数据库设计、详细设计等文档按项目的密级进行保密管理。需求研讨和评审会、设计讨论和评审会、工作例会导会议以工作需要原则和知悉范围最小化原则严格控制参会人员，非涉密人员不得参与。会议按照相关保密制度组织召开，加强安全保密措施与参会人员的教育等，并对与会人员进行登记备案，会议记录按涉密成果管理。

4. 系统开发与内部测试阶段保密管理　技术架构、技术实现原理、程序源代码、可执行代码等按照涉密文件进行管理，对上述文件内容进行浏览、复制、打印应该严格遵守公司保密制度和项目保密管理方案的要求进行，履行严格的登记审批手续，严格控制知悉范围，存储上述文件的纸介质与磁介质按公司保密管理制度的涉密载体管理要求进行保密管理，程序开发人员对项目前阶段所产生的阶段性成果如需求文档、设计文档等的浏览或复制、打印要求应严格按照工作需要原则和最小知悉范围原则进行审批登记。严格限制项目组成员必须在公司保密场所进行相关程序的开发，严格控制必须使用保密计算机进行程序代码的开发。内部形成的测试报告依据项目保密等级作为涉密文件进行管理。

（二）信息安全保障

服务器和其他计算机之间设置经公安部认证的防火墙，做好安全策略，拒绝外来的恶意攻击，保障网站正常运行。在服务器及工作站上均安装正版的防病毒软件，对计算机病毒、有害电子邮件有整套的防范措施，防止有害信息对系统的干扰和破坏。做好系统日志的留存，系统具有保存 60 天以上的系统运行日志和用户使用日志记录功能，具备 IP 地址、用户登记和识别确认功能，对没有合法用户名和密码的用户以及恶意攻击系统的用户采取严厉的惩处措施。系统建立双机热备机制，一旦主系统遇到故障或受到攻击导致不能正常运行，保证备用系统能及时替换主系统提供服务。关闭系统中暂不使用的服务功能及相关端口，并及时用打补丁修复系统漏洞，定期查杀病毒。后台管理界面设置超级用户名及密码，并绑定 IP，以防他人登录。系统提供集中式权限管理，针对不同的应用模块、终端、操作人员，由系统管理员设置数据信息的访问权限，并设置相应的密码及口令。不同的操作人员设定不同的用户名，且定期自定义更换密码，严禁操作人员泄露自己的口令。对操作人员的权限严格按照岗位职责设定，并由系统管理员定期检查操作人员权限。

系统上线前必须按照国家相关要求通过等级保护测试，系统的功能代码实现和安全策略不允许存在可能被非法攻击者在未授权的情况下访问或破坏系统的缺陷或错误；系统健壮，容错程度高，可以保证 7×24 正常连续运转的能力；具备系统故障恢复能力，出现不可预料问题时有应急方案；各类操作要有详细的日志记录。

（三）运维安全

1. **设备应用**　对所有设备的应用操作，每季度提交每个设备的配置和存储应用情况报告、IP 分配报告；对院方相关工作人员进行培训；对新应用的设备，应及时提交设备配置现状及设备规划报告，以便该应用能及时实施；掌握设备的运行情况，对保修期、存储空间等及时进行提醒；建立相关系统软件各种故障的恢复流程及应急措施。

2. **环节与设备**　定期对建设范围内的服务器、电脑、PDA、电子标签等设施进行检查并记录；服务器维护时做好服务器的数据备份及开关机工作并记录；对建设清单所列的各种设备、线路等，做好检查维护工作，发现故障及时报告，并安排维修，对维修情况提交书面报告；建立月巡检机制，对软硬件异常报警，警告等实际状态进行记录。

3. **监控和安全**　通过监控系统，对通信线路、主机、网络设备和应用软件的运行状况、网络流量、用户行为等进行监测和报警，形成记录并按重要性级别妥善保存，定期书面报告；针对网络运行日志、网络监控记录的报警信息进行分析和处理工作，提出优化建议及方案，定期对网络系统进行漏洞扫描，对发现的网络系统安全漏洞及时修补，定期检查对违反规定上网或其他违反网络安全策略的行为，书面报告；公司指派专人进行核心服务器的工作压力监测，针对业务的增长定期生成主服务器的工作压力报表，并且预估业务增长对服务器压力的影响，提出合理化建议；公司指派专人进行核心数据库的工作压力监控，定期生成报告，并就改进提出合理化建议。

4. **操作系统安全**　定期进行漏洞扫描，对发现的系统安全漏洞及时进行修补；及时安装软件、系统的最新补丁程序，在安装前，首先报告同意且在测试环境中测试通过，并对重要文件进行备份后，方可实施系统补丁程序的安装；所有对系统进行的维护，均需详细记录操作日志，包括重要的日常操作运行维护记录、参数的设置和修改等内容，严禁进行未经授权的操作。

5. **备份与恢复**　根据医院的业务特点和软硬件资源，制订详细的系统数据备份计划，确定合理的系统备份策略；定期备份重要业务信息、系统数据及软件系统等；根据数据的重要性和数据对系统运行的影响执行数据的备份，每月提交数据备份报告，必要时实施数据恢复，按照数据备份和恢复过程的程序，对备份过程进行记录，所有文件和记录应妥善保存；定期进行备份介质的维护、更新、替换、轮转，保证备份介质可靠有效，针对重要备份介质进行双备份异地轮转。

6. 服务器虚拟化 为了保障业务的可持续性和核心业务系统的安全，有条件可以通过搭建数据中心，建立服务器集群加服务器虚拟化来实现。

推荐阅读

[1] 常姝娇. 医院信息集成系统的设计与实现. 哈尔滨：黑龙江大学，2012.

[2] 董方杰. 医疗信息的院内交互和区域共享架构研究. 程度：电子科技大学，2013.

[3] 费晓璐，李嘉，黄跃，等. 医院信息治理方法与策略探讨. 医疗卫生装备，2021，42(01):80-84.

[4] 韩东亚，余玉刚. 智慧物流. 北京：中国财富出版社，2018.

[5] 郝华. 浅谈医院信息化建设发展与规划. 中国管理信息化，2018，21(15):80-81.

[6] 黄伟莹，黄剑. 论网络安全法对医院信息的影响. 世界最新医学信息文摘，2018，18(A4):44-45.

[7] 刘坤. 医疗信息集成平台关键技术研究与实现. 上海：上海交通大学，2015.

[8] 孟晓阳，王辰超，朱卫国. 医院网络安全防护策略实践与探讨. 中国卫生信息管理杂志，2020，17(03):290-295.

[9] 明确基层医院信息化建设基本内容和要求. HC3i 数字医疗网. [2020-04-15].https://news.hc3i.cn/art/201904/43460.htm.

[10] 陶静. 智慧医疗模式下的医院网络安全管理. 中国新技术新产品，2020，(19):145-146.

[11] 王喜富，大数据与智慧物流. 北京：北京交通大学出版社，清华大学出版社，2016.

[12] 韦力，段沁，刘志伟. 互联网时代医院网络安全管理综述. 信息网络安全，2019，(12):88-92.

[13] 闫永康. 医院信息系统网络与数据库设计. 河北北方学院，2013.

[14] 医院信息系统建设的八个原则. 百度文库. [2020-04-15].https://wenku.baidu.com/view/5f4e8199590216fc700abb68a98271fe900eaf22.html.

[15] 于胜英，郭剑彪. 智慧物流信息网络. 北京：电子工业出版社，2016.

[16] 袁波. 大型医院网络安全防护体系的架构. 网络安全技术与应用，2020，(04):128-129.

[17] 张曦. 基于一卡通的医院信息系统数据集成平台设计与实现. 石家庄：河北科技大学，2019.

[18] 张宇，王义民，黄大雷，等. 智慧物流与供应链. 北京，电子工业出版社，2016.

[19] 周丁华，吕晓娟，张麟，等. 医院信息化提升医疗服务质量作用研究. 中国数字医学，2015，10(07):104-106.

第七章
医用耗材 SPD 管理模式发展与展望

第一节　发展趋势

SPD 管理模式运行后，医院在管理模式、经济和社会效益等方面均取得了一定的成效。尽管如此，因 SPD 管理模式体系庞大、涉及的范围广，其中的许多节点未完全形成周期式的研究，其成熟性尚未形成，且因其中包含的元素众多而处于不断变化中，我国医院的医用耗材 SPD 管理模式仍处于起步探索阶段。

伴随科技进步和政策发展，起步探索中的 SPD 管理模式备受关注。结合 SPD 自身及行业发展与医院对于物资精细化管理的需求不断扩大，也推动着 SPD 管理模式向多元、多变、多样的趋势发展。

一、概述

近年来，医院网络信息系统的完善，加快了医院信息化、智能化的进程。紧跟医改新政策要求，智能物流医用物资管理，以最经济有效的资金占用率，保证医院耗材、物资的充分供应，降低医院运营成本，提高医院智能化管理水平。

（一）发展现状

当前，我国正处于新一轮科技革命和产业变革的关键时期。2016 年，国务院总理李克强主持召开国务院常务会议，从国家层面部署推进"互联网 +"高效物流。经国务院同意，国家发展改革委会同有关部门研究制定了《"互联网 +"高效物流实施意见》（国发〔2015〕40 号），交通运输部、商务部和工信部等有关部门从各自职能领域出发部署了推进"互联网 +"高效物流相关工作，为推动智慧物流发展营造了良好的政策环境。

基于国家医改零加成、两票制政策的落地，运用管理优化理论研究医院医用耗材的先进管理方法已经成为国内外学者研究的重点，学者们已经开始将供应链管理理论中的先进管理理论和方法应用到医疗卫生领域，针对医院物流的各个环节，提出了一系列优化方法。SPD 智慧物流管理模式随着供应链管理理论体系的大力发展传入我国以来，吸引了越来越多医疗机构的关注。尽管我国的医用物资 SPD 智慧物流管理模式还处于起步探索阶段，但是发展迅速，市场潜力非常大，医疗机构对于 SPD 智慧物流的需求也在不断扩大。

随着移动互联网的快速发展，大量物流设施通过传感器接入互联网。中国发展物联网所需的自动控制、信息传感、射频识别等技术和产业已基本成熟。物联网已初步运用于SPD 智慧物流领域，以信息互联、设施互联带动物流互联。

中国云计算市场快速发展，依托大数据和云计算能力，通过物流云来高效地整合、管理和调度资源，并为各个参与方按需提供信息系统及算法应用服务，是智慧物流的核心需求。目前，云计算市场仍旧较小，随着院内物流信息化的普及，物流云将会呈现出巨大发展潜力。云计算正释放巨大红利，其应用逐步从互联网行业向医疗健康行业渗透和融合，促进了传统医疗健康行业的转型升级。但目前中国在云计算的技术方面仍没有实现完全自主，操作系统和大型软件方面还没有太大的优势，技术的总体水平还不高，云计算的发展还有很多不确定性，安全性和知识产权保护等方面也没有很好的制度保障。但是，中国发展云计算的政策优势明显，给了行业很好的发展环境。

以人工智能为代表的物流技术服务是应用物流信息化、自动化和智能化技术实现物流作业高效率、低成本的院内物流较为迫切的现实需求。目前，一些领先医院已经开始把人工智能机器人应用在医院智慧物流建设中，作为人工智能用于医疗行业后勤保障领域的应用雏形。

SPD 智慧物流已经通过信息化技术手段和智能设施设备让药品、耗材、器械设备等医用物资在供应、分拣、配送环节，实现精细化管理，达到全程质量监管、高效运营、全程追溯等院内物流营运方式。但 SPD 智慧物流目前仅限于物流服务阶段，对助力医院监管供应商资质与医用物资质量管理方面仍有不足，对于院外供应商服务方面不够全面，未来有待升级优化。

（二）影响发展的主要因素

1. **技术变革因素** SPD 智慧物流是在智慧物流的基础上发展起来的，智慧物流的发展及技术变革将直接影响到 SPD 智慧物流的发展。

物联网是智慧物流发展的技术基础。智慧物流的技术核心是信息的智能获取、传递、处理和运用，涉及自动识别、数据挖掘、人工智能和地理信息系统四大领域。自动识别是将高度自动化的准确的海量数据采集和输入过程应用于物流运输、储存、配送等方面。应用数据挖掘方法，通过对物流数据的统计、分析、综合、归纳和推理，揭示物流系统运行的规律，为系统优化提供依据。以神经网络、进化计算和粒度计算为代表的人工智能技术应用于现代物流系统，大大提高了物流各环节的智能性。地理信息系统是将订单、网点、送货、车辆、客户等方面的数据纳入图表进行管理，实现快速分单智能化、网点布局合理化、运输路线最优化、包裹监控与管理自动化。

物联网技术在 SPD 管理模式中的应用以高值耗材智能存储柜为例，智能柜主要通过物联网及 RFID 技术对柜内存放的各类耗材或特殊药品进行智能化管理。利用 RFID、传感器、条码管控随时随地采集物体的动态信息；通过网络将感知的各种信息进行实时传送；利用计算机技术及时地对海量数据进行信息控制，真正达到人与物、物与物的互通，从而达到对柜内存放物品的全程监控定位与跟踪。

大数据在 SPD 模式中，主要是利用 RFID、条码技术及 GPS、GIS 等信息采集技术进行耗材信息捕捉，并把实时信息推送到系统平台中存储并进行数据处理，结合运输数据及库存数据的整合，进行智能补货和智能采购。

云技术在 SPD 管理模式中，则是院方服务人员利用经过处理的感知数据，通过系统平台完成物流监控、智能检索耗材信息、信息查询等功能。

2. 政策法规因素

（1）耗材零加成政策：国家发改委在 2017 年发布医药价格改革专题报告和《关于全面深化价格机制改革的意见》（发改价格〔2017〕1941 号），对未来三年价格改革进行了全面部署，明确提出取消耗材加成，高值耗材纳入医疗服务项目打包降价。耗材打包收费，意味着耗材成为成本要素，如果要降低收费成本，就必须大幅度砍掉耗材的价格，形成一个倒逼机制，对于医院来说，公立医院缺少了耗材结余这一收入来源，对其运营产生一定的资金压力，特别是现金流方面，医院耗材的购入和存库占用大量的资金，又无法产生效益，同时还要负担耗材管理部门人员经费和运行经费等日常开支，维持医院正常现金流的压力较大。医院对管控降耗、精细化管理等需求日益强烈。同时，医院的资金周转压力导致医院还款困难，供应商的回款账期也被迫延长。久而久之，将影响正常的耗材供应流通秩序、耗材集中招标采购平台的公信力、相关耗材企业的研发生产和后期服务能力，在极端情况下，甚至会造成供应断档，无法保障临床耗材需求。

（2）耗材一票制：2015 年，国家颁布了《国务院办公厅关于完善公立医院药品集中采购工作的指导意见》（国办发〔2015〕7 号），鼓励实施"一票制"。

2017 年 8 月 31 日，福建省人民政府办公厅发布了《关于进一步改革完善药品生产流通使用政策的实施意见》，其中明确提到：在全省全面推行药品采购"两票制"，鼓励实行"一票制"。

2016 年 6 月 1 日，被称为信息流、商流、资金流"三流合一"的药械采购新平台上线。首批试点医疗机构共有 15 家。其后的 8 个月内，分 3 批扩至全省。2017 年 11 月 11 日，浙江省医用耗材采购新平台上线试运行。

2017 年 5 月 23 日，湖北省委、省政府就《关于深入推进价格机制改革的实施意见》进行解读。明确大力推进医药产品采购机制改革，加快建立全省统一的医药产品电子交易平台，鼓励医药产品购销实行"一票制"。

2017 年 6 月 28 日，山西省卫生计生委发布了《关于印发山西省"十三五"深化医药卫生体制改革规划暨实施方案的通知》，鼓励生产企业直接为医疗机构配送药品，实现

"一票制"。

2017 年 7 月 5 日和 8 月 2 日，位于陕西省内的三甲医院，也是医改试点医院，安康市中心医院连续发布了两条公告，明确 16 种医用耗材产品要执行"一票制"。

2017 年 8 月 21 日，陕西省人民政府印发了《陕西省"十三五"深化医药卫生体制改革实施方案》，其中明确提出，城市公立医疗机构要全面实行药品耗材"两票制"，鼓励"一票制"，压缩配送企业数量。

2017 年 11 月 20 日，安徽发布《安徽省公立医院医用耗材采购"两票制"实施意见（试行）》，对医用耗材两票制推行作出明确规定，同时鼓励"一票制"。

"一票制"要求医疗卫生机构与生产企业直接结算药品与耗材货款，生产企业与配送企业结算配送费用，可通过压缩中间环节降低药品及耗材价格，让惠于民。从国家及各地区的政策来看，"一票制"的步伐日益加快，已成为不可阻挡的趋势。这一政策趋势将对医院耗材采购、物资流通、各类医药生产及流通企业产生深远影响。但不可否认的是，医改牵一发而动全身，"一票制"的实施也将面临质量监控、采购市场把控、资金瓶颈、物流配送、售后服务等一系列难题。

3. 管理变革因素　医院管理变革是一个动态过程，根据医改政策的颁布推进、社会环境、自身的发展需要不断发展。

大型综合医院是服务范围主要覆盖多个区域的省级或国家级医疗中心。在新医改形势下，我国医院管理向全方位、纵深化发展，多层次、多形式、多功能的医院发展战略已经初步形成。同时随着人们对医疗要求的不断提高以及更广区域的患者来源，催生了大型综合医院日创新高的工作量。如何在日益繁重的医疗工作中解决医疗信息传递的瓶颈，在现有基础上进一步提高医院物资管理效率，降低医疗费用已成为现代医院物流管理的热点问题。

同时，随着现代都市生活的紧张节奏以及随着人们对第三方物流的认识、熟悉，医疗信息采用第三方的物流传递的市场需求已经出现并处于快速发展中，第三方物流就是"合同物流"，它通过协调供应商与医院之间的物流运输和提供物流服务，把医院的物流业务外包给专业的第三方服务商来承担，提供了一种集成物流作用模式，使供应链的小批量降存补给变得更经济，而且还创造出比供方和需方采用自我物流服务系统运作更快捷、更安全、更高服务水准、成本更低廉的物流服务。

第三方物流公司运用专业的装卸、拣选、包装设备，现代化的信息管理系统和高效的运送体制，可以降低物流成本，实现医用物资流动情况的随时监控，改善和提高物流服务的质量。可以说，在医用物资流通领域改变传统的物流模式，接受第三方物流服务，是大势所趋，不可回避。

4. 行业竞争与发展因素　《医疗机构医用耗材管理办法（试行）》（国卫医发〔2019〕43 号）、《医疗器械经营监督管理办法》《医疗器械监督管理条例》（国令第 739 号）

等多部重要法规正式出台，医疗器械流通及物流的监管要求进一步提高，第一次在法规层面上为医药第三方医疗器械物流企业的法律地位搭建了坚实的平台。但政策对医院第三方物流企业的推动作用只是其中一部分，一个市场发展的根本来自它所服务行业自身的发展。

随着新医改政策的逐步深入，传统型医院医用物资管理模式已无法满足新医改政策对医院管理的要求。在市场、政策的综合大环境下，响应国家政策、满足医院管理需求的"院内供应链延伸服务"，或称 SPD 服务模式应运而生，以"全流程质量追溯管理、零库存管理、精细化管理"的管理优势成为当下替代传统医用物资管理模式的不二之选，正以星火燎原之势席卷国内各大医院。

经过近几年的应用，SPD 模式得到了不断发展与完善，供应链也不断延伸深入终端，为医院客户的院内物流管理提供了支持与保障。随着此类市场需求的加大，国内各大医药公司、耗材器械供应商也加入了这一行列，以自身为依托，提出了以医药公司供应链延伸服务为核心的 SPD 模式，通过与医院和合作，将供应链延伸服务到医院内部大库，占领医院的库房，直至二级科室这样的前沿阵地，稳固并且扩大现有市场份额。

行业竞争主体及类型的增多加剧了行业竞争，行业内企业纷纷通过紧跟政策风向、紧贴改革管理痛点、不断更新技术应用等手段贴合行业需求，抢占市场，进一步促进了行业发展。

二、SPD 发展趋势

（一）走向区域化

为了深化医药卫生体制改革，让患者享受更优质服务的同时降低卫生总费用，提高资源整合，促进医疗资源合理配置，国家出台各项文件，希望通过一系列医改措施，推动区域医疗联合体系建设。2017 年国家卫生健康委员会发布《关于开展医疗联合体建设试点工作的指导意见》（国办发〔2017〕32 号）鼓励实行医联体内行政、业务管理及信息系统等统一运作，要求实行药品和耗材统一管理。

医院的信息系统是医院信息化的重要保障，由于每家医院管理模式的独立性，从而带来信息资源分散、信息共享困难等现实问题，形成彼此隔离的信息孤岛式信息系统，不但影响系统的功能扩展，并且带来高昂的维护成本；另一方面由于第三方服务机构对同区域中各家医院 SPD 项目系统功能的重复开发与维护，造成资源的浪费。目前，医院医用物资仓配网络规划中，各医院的储存是分割的，各自有各自的辐射半径，仓与仓相互之间的数据也没有打通，会出现一个仓库的库存过多，另一个仓库的库存过少的问题。

目前，全国各地已采用集采模式，通过统一信息管理平台、统一标准采购目录。基于区域医疗机构内耗材管理的发展现状和政策要求，关注区域内医用耗材的集中管理，运用一体化信息管理平台集成区域内医疗机构的医用耗材数据系统，实现数据互联互通、信息共享和整合资源、优化资源配置的目标，从而提升整体配送网络的供应商响应速度将成为未来 SPD 模式重点关注的内容。

（二）走向平台化

第三方服务机构为各家医院提供各自独立性的 SPD 系统，造成医院之间信息共享困难。目前，信息系统发展走向平台化管理已经具备条件。

1. 随着信息技术的发展，例如为医院构建私有云，与公共云相比，因为访问受到限制，私有云增加了额外的安全级别，技术安全上得到了有效保障。

2. 医院管理思路已经发生改变，允许把医用物资信息、供应商信息等非保密信息数据公布到外网，或从外网引进一些所需的医用物资信息，例如，前面提到的在平台开展质量管理评价服务。

3. 由于市场竞争的压力，第三方服务商也亟须将信息系统向平台化发展，节约信息技术研发、人员投入成本，提高 SPD 管理效率，发展供应链金融，为供应商提供低成本融资，解决资金周转问题。

在平台化统一管理数据发展中，平台上数据量急剧增长，导致平台数据处理能力相对不足。"云"发展中云计算功能可以将数据聚合起来统一调度，大大提高平台数据的利用率，为医院和第三方服务机构打造一个低成本、高共享、智能型的智慧物流管理平台，其计算资源包括计算能力、存储能力、交互能力等，是动态且以服务方式提供。其平台汇集全行业医用物资资源和供应链智慧，是可以为每个医院和供应商所用的平台，是一种可视化的，集医用物资流通、质量信息流通、资金流通于一身的智慧型物流管理平台。

平台化、云发展等信息系统的发展，将为 SPD 第三方服务机构信息系统的统一部署与规范管理带来极大便利；在平台内，全面实现各家医院、各家供应商的医用物资的数据共享，也将方便医院对不涉及安全的数据进行分享，推动行业数据的标准化。例如，"证照云"以平台为载体，把供应商资质证照等信息资源归集到云端，通过数据沉淀、共享、关联，为医院提供安全可靠的数据存储及同步服务，避免了证照过期、损毁、遗失带来的不便，强化系统和信息安全防护能力，在"高效管理"的前提下，实现"数据安全"。未来将使更多医院和供应商受益于平台化带来的便捷与价值，从而促进医疗管理系统的健康发展。

（三）走向深入化

信息化技术创新驱动的背景下，物联网、人工智能与大数据医疗正在以惊人的速度渗入到各行各业的管理中。但在医院医疗服务大后方的医用物资管理领域，大数据、人工智能、物联网等技术的应用水平远落后于互联网、金融和电信等信息化程度更好的行业。

SPD 模式已将物联网、人工智能、大数据分析等新技术初步运用在医用耗材管理中，如运用物联网条形技术对高值耗材进行条码管理、手术室物流机器人替代巡回护士负责术间耗材配送等。与其他行业的应用程度相比，现阶段 SPD 模式的技术应用还处于基础阶段，总体具有应用程度低、范围小、技术体系不完善等特点。

如何进一步实践先进的技术理念，更深入、更全面地运用技术手段、更便捷的智能装备进一步升级SPD技术应用，实现医院物资管理的水平的全面发展，提高物流传输效率，为医疗运营做好保障，最终提升医院物流管理水平，促进国内医院的医疗和管理水平与国际接轨是SPD模式发展的重要方向。

（四）走向全面化

医用耗材管理是医院医疗活动的基础。由于医院的耗材种类多，信息和数据纷乱复杂，整理统计费时费力，医院医用耗材管理作为一项复杂的系统工作，在医院管理中面临着诸多问题。例如医用耗材管理信息化程度低，账面数据与实际库存不符的情况；医用耗材盘点及效期监督力度不够，造成大量的浪费；内部控制制度不健全，经营水平低下，公有资产流失等问题。

随着医疗机构改革的不断深化，公立医院从依靠政府拨款转向在部分程度上依靠医疗服务收入，资源配置在很多方面实现市场化，医院资产多元化趋势日益明显。面对激烈竞争的医疗市场，医院必须通过提高医用耗材管理水平，以最低的消耗获得最大的效益。如何提高医用耗材管理的科学性和合理性，优化耗材管理流程，有效控制医用耗材成本，减少浪费和库存占用，让医用耗材真正成为医院提升经济效益的源泉，成为医院管理者迫切需要解决的问题。

目前SPD模式管理大多是用于耗材管理上，对设备、办公用品等方面少有触及。但耗材并不是SPD管理的全部内容。随着SPD模式的日趋成熟化与完善化，将SPD模式拓展应用于药品、器械、办公用品等管理中，通过SPD管理模式实现医院全面物资管理、提升医院管理水平、提高经济效益与社会效益将是SPD发展的重要方向。

（五）走向商务智能化

精细化管理的核心思想是快、精、准，但当前医院耗材管理供应链中大多依赖于人工对后台数据进行分析整合后进行计划、采购、配送等工作，难免会因为数据错误从而影响决策。目前SPD管理模式实现了系统自动生成采购计划等功能，但更多的是大数据的分析与挖掘，尚未完全实现商务智能的应用。随着云仓模式与区域性平台的发展，平台及数据的管理复杂性将大大增加，对数据准确性、及时性和综合性分析也将有更高的要求。

商务智能是指运用相关的信息技术来处理和分析已有的商业数据，并提供针对不同行业特点或特定应用领域的解决方案来协助用户解决在商务活动中所遇到的复杂问题，从而帮助企业决策者面对商业环境的快速变化作出敏捷的反应和更好、更合理的商业决策系统。在信息技术的推动下，现代技术的发展与应用为医院实施商务智能提供了坚强的技术后盾，从客观上支持了商务智能的发展。

在商务智能模式下，商务智能对医院物资供应管理中的计划、采购、配送等各环节进行分析优化，从而提高供应链管理效率。如通过监测患者消耗信息进行采购计划推送；通过计划流程中的供应周期、消耗时间及成本进行分析，有效配置资源，降低供应流程的总成本；通过以往评价及管理数据帮助医院选择合适的供应商进行采购分析；通过监测运输时间和配送成本，为产品配送选择和管理交通工具，优化配送绩效。简单来说，就是采购订单的制定、采购计划的推送、供应商催单等工作都将进行商务智能管理，从而实现解放人力与精细化管理的目的。

医疗健康行业迈向智能化，当前医疗健康行业数字化转型进入到结构性优化阶段，从数据导向迈向智能导向。在数据导向阶段，应用创新繁荣但烟囱式的业务应用越建越多，在数据打通的实践上，出现了数据格式标准不一、数据质量差异、数据安全等问题。

在迈向智能化导向的阶段，新一代的医疗健康数字化演进，在关键时刻应更接近大众对应对措施"速度"的期望：处置措施"及时、迅速"，执法行动"人性、优雅"，关键物资供应"及时、准确"。从数字治理的视角来看，"速度"的背后需要强大的数字基础设施和生态治理体系来支持智能化演进。

我们认为未来的医疗健康行业数字化蓝图应是开放的数字生态系统的摇篮，在这个生态系统中，在享受用户充分信任的条件下提供数据，安全地收集、处理和共享数据，并促进交互式创新。新一代的数字基础设施应融合广大人民群众、医疗机构、科研机构、政府机关和社会组织对数据确权（拥有、处理、控制）的关切，并能支撑透明广泛的访问权限和活跃的互动以及平等分享收益的多边数字生态。

第二节　精益化管理

精益化管理是指从顾客层面着手，以需求拉动生产，充分利用资源创造出最大价值的工具、方法或概念。精益化管理是文化，是理念。

精益化管理在医院层面来说就是医院经营管理科学化，有依据并善用相关工具。需要以专业化为前提，系统化为保障，数据化为基础，信息化为手段，达到顾客满意，增加医院竞争力。

目前，SPD 模式下，医院耗材实现了耗材流通过程的精细化管理，但如何在精细的基础上，持续提高管理的颗粒度，进一步实现"精益"管理，是 SPD 模式未来发展需要重点关注和思考的问题。

一、开展质量管理与服务

医院医用耗材的管理是医院管理的重要组成部分，直接影响医院的医疗安全和经济效益。由于临床医疗活动对耗材安全性的高要求，在保证医用耗材符合相应的卫生标准之外还要求其质量的可靠性和功能的有效性，这直接关系到患者的身体健康和生命安全。为确保医用耗材使用的安全性、有效性、及时性、经济性，由医院对医院医用耗材质量进行严格审批把关，研究制定供应采购计划，负责实施医用耗材招标采购的具体事项，制定医院医用耗材的使用管理规定，指导临床合理使用和监督医用耗材质量。

目前，国内使用医院医用耗材 SPD 智慧物流管理模式的医院将院内耗材储存、配送交予第三方服务机构。基于现状，容易造成医院与第三方服务机构分工不清晰，耗材质量监管与院内物流服务监管分离，未能统一管理；另一方面，医院仍然承担质量监管的人力成本。

因此，医院将医用耗材的质量监管工作逐步交付给第三方服务机构，最终全面承担质量管理与服务工作。对于医院来说，可减少医院人力运营管理成本，提高效率，把医护人员从质量监管中解放出来，回归到临床医疗服务工作中。

二、开展医疗服务

医院医用耗材管理 SPD 模式的产生即是为了医疗服务。在医用耗材管理中，SPD 模式通过整合医用耗材内外供应链上的供应商和医院，充分利用供应链效率协同优化的功能，对医院内的医用耗材进行统筹管理，达到管理效能的提高。

随着医院精细化管理的持续开展和医疗改革的逐渐深化，医院医用耗材 SPD 管理在医院运营管理中越来越重要。降低医院医用耗材管理成本、提高临床医疗服务效率和质量是医院管理创新模式的主要动机。为推动降低运营管理成本，未来，第三方服务机构将向 SPD 模式下医学服务中两个方向延伸：一是耗材洗消服务管理，二是医学跟台、医用耗材使用指导。

近年来，医院感染事件频发，医院越来越重视对感染的控制，国家及各省卫生健康委员会也不断出台感控管理规定和标准。消毒供应中心作为医院感控的核心环节备受关注，其高效运营是确保手术顺利进行的关键流程之一。而随着日益增长的医疗需求，消毒供应中心面临越来越大的管理与运营压力，同时由于医院用地的普遍紧张和能源支出的持续上涨等诸多因素，消毒供应中心的建设往往跟不上医院发展需要。医院将洗消服务交给负责院内 SPD 智慧物流的第三方服务机构，可以有效地解决行业面临的诸多问题，大幅降低医院运营成本。

医院中的医用耗材品种繁多、规格型号复杂，供应商众多，绝大多数耗材仅限于专业人员使用和操作。在医学跟台中，医生可以通过第三方服务机构的跟台员来了解最新医疗耗材的发展和技术革新，并熟练掌握使用先进的医疗耗材，为患者提供更好的治疗方案。第三方服务机构也可通过跟台实地了解耗材的质量情况，及时反馈给供应商，改进产品。整体来说，这是一个互补、各取所需的过程，医学跟台将促进医疗事业与时俱进，向前发展。

三、开展用户需求服务

在医院管理中，耗材管理工作是重中之重，医院耗材种类繁多、数量较多，管理问题凸显、难度增加。在 SPD 管理模式下，虽然耗材管理较前些年已经有了明显进步，但医院与供应商之间的使用反馈信息不畅问题值得我们进一步关注和优化。医用耗材是否满足临床需要和使用方便，医院对医用耗材优化建议等无法有效、及时地传达给耗材供应商。

第三方服务机构在长期的院内 SPD 智慧物流管理服务，以及未来的医学跟台服务中能够搜集到医院对各种医用耗材质量的评价以及临床使用需求。由于前面提到的 SPD 第三方服务行业的发展与竞争因素，在医疗信息化的大趋势下，促使院内第三方服务机构基于物流技术与信息技术的发展，搭建耗材生产设计需求服务平台。应用物联网、移动互联网、云计算，在生产设计需求平台上，为供应商和医院之间搭建信息互通桥梁，为供应商提供医院临床对医用耗材的使用评价和改进建议，为产品的设计和生产提供信息支持，使医用耗材更有效。

未来，越来越多的医院将原本由医院提供的具有基础性的、共性的、基于医疗技术服务的业务流程剥离出来，交给 SPD 模式专业服务提供商来完成，使医院通过重组价值链、优化资源配置，降低成本并增强医院的核心竞争力。这既符合国内医疗政策趋势，又便于医院集中人力、物力、财力，专注于提升医疗技术水平。

第三节　SPD 生态

SPD 作为医用物资管理的重要模式，凭借领先的管理理念，以及在医用物资领域的创新应用、深度融合，为国内医用物资管理实践，尤其是耗材管理，注入了强大的创新动力与勃勃生机。基于 SPD 在医用物资管理领域的所取得成效，加快布局 SPD 行业生态，是推动 SPD 行业健康、长远、稳定发展的重要举措。

一、电子商务共享服务模式

1. 电子商务概念　从百度百科的解释来看，电子商务是以信息网络技术为手段，以商品交换为中心的商务活动，由商城、消费者、产品、物流四大要素构成。

狭义上讲，电子商务是指通过使用互联网等电子工具（这些工具包括电报、电话、广播、电视、传真、计算机、计算机网络、移动通信等）在全球范围内进行的商务贸易活动。是以计算机网络为基础所进行的各种商务活动，包括商品和服务的提供者、广告商、消费者、中介商等有关各方行为的总和。人们一般理解的电子商务是指狭义上的电子商务。

广义上讲，电子商务就是通过电子手段进行的商业事务活动。通过使用互联网等电子工具，使公司内部、供应商、客户和合作伙伴之间，利用电子业务共享信息，实现企业间业务流程的电子化，配合企业内部的电子化生产管理系统，提高企业的生产、库存、流通和资金等各个环节的效率。

电子商务代表着未来贸易方式的发展方向，其应用和推广将给社会和经济带来极大的效益。

2. 电子商务模式发展现状及背景　随着我国医改的深入推进，"一票制"已成为当下及未来医改的大趋势。医疗行业正面临巨大的变革浪潮，医院采购模式改革已经进入了窗口期。目前，浙江、江苏、福建等省份都在积极探讨各种医改新模式。

（1）三明模式：三明医改模式在国内众多医改省市中走在了最前列，在全国引起了巨大的反响。三明市在药品、医用耗材、检验试剂集中采购的基础上，规定医疗机构只能直接向医疗设备生产企业"一票制"采购。

（2）宁波模式：供应商资质评审、专家品牌遴选、采购价格谈判等"三项做法"构成采购新模式。

（3）浙江新动向：2016 年 6 月 1 日，浙江省被称为"三流合一"的药械采购新平台上线，且组织了 15 家医疗机构在新平台上进行药品采购试点。"三流合一"即信息流、商流、资金流。浙江省此次"三流合一"的独特之处在于在新的采购平台中融入"资金流"，通过设立统一的省药械采购结算账户，引入第三方金融机构，实现药品货款结算的功能。目的在于执行一票制，由生产企业直接开票给医疗机构。

以上各种医改模式在业内影响广泛，得到了国家相关部门的大力支持，现已在全国各地市推进。然而，医改是一个复杂而又庞大的系统工程，面广并牵扯部门多，仅仅发挥政府有形之手强力整合各部门权力实现现有体制障碍突破，没有充分利用市场无形之手创新建立市场机制的配合，很难形成有效并可持续的推动力，真正的医改目标将大打折扣。

3. SPD 电子商务模式内容　相对于宁波和三明等"单点式"医改模式，一个为生产企业与医疗机构提供采购、销售、物流服务的整体配套服务平台将成为 SPD 管理模式的发展新趋势。

SPD 电子商务模式平台将符合国家资质的生产企业通过合法合规的手续直接纳入平台中，经由国家行业协会及第三方权威机构对入驻企业产品进行专业的评估认证；平台透明公开地展示耗材的型号、尺寸、价格等详细信息，公立医疗机构作为消费者通过电子方式搜索供货目录，并且根据院内实际耗材使用需求下订单，SPD 运营服务商负责耗材的承担运输、保管、分拣等服务职能，生产企业与公立医疗机构之间直接结算医用耗材货款，医疗器械生产企业与 SPD 运营服务商之间只结算配送费用，并按规定开具发票。

该平台下物资采购供应渠道得到优化，医院直接向生产企业进行下单，节省中间流程，在不提高价格、不牺牲质量的情况下，实现运营成本下降，让利于百姓，符合"一票制"医改要求及目标；将全国范围内符合资质的生产企业集中起来，公立医疗机构通过电子商务模式采购产品，选择范围增大，电子信息化手段进行统一监管，公开透明的评价机制也将有助于医疗行业产品的优胜劣汰。

由于医疗行业的特殊性，对其质量要求十分严格，因此，建立从产品出库、销售运输、使用售后的全流程监控管理系统，为生产企业及医疗机构提供可追溯的在线管理服务，实现线上与线下互动，生产企业与医疗机构登录平台可及时了解采购信息、产品信息、产品查询、询价竞价、在线下单和在线投标等工作，满足生产企业与医疗机构在线销售与采购的管理需求也将是对 SPD 电子商务平台的基础要求。

二、数字金融服务模式

1. 发展背景　随着市场及行业的发展，医院对于物流的需求越来越趋向于整体的一体化解决方案。客户需求的变化要求第三方物流服务企业向提供一体化解决方案的方向升级发展，也就是供应链服务的领域，而不再仅仅局限于物流服务领域。

中国新时代的新医改正在影响整个行业，医疗行业流通市场所处的供应链对融资的需求也不断增加。特别是排山倒海的互联网医疗参与其中，加速了医疗行业的洗牌过程。一些陈旧的医疗服务模式将被淘汰，在医疗行业，以供应链为基础的数字金融创新服务模式正在崛起。

SPD 管理模式也正随着时代的发展经历着不断的演进。在科学的管理模式指导下，面对激烈的市场竞争，企业为实现自身的持续健康发展，正进一步创新延伸企业运营模式，加之科学技术的进步、国家政策的开放，在数字经济汹涌的浪潮下，中国供应链金融取得了快速发展，处于上升发展期中的 SPD 管理模式也正在向数字金融服务模式发展。

从目前医疗行业的供应链模式来看，医用耗材生产商、供应商、代理商等处在供应链的核心地位，下游的医院地位强势。自 2016 年以来，医疗行业政策愈发艰难：

（1）中小企业生存难："两票制""一票制""零加成"等医改新政，带来销售渠道、物流成本、物品追溯以及资金链等多方面的挑战，中小企业的生存变得愈发艰难。

（2）回款周期越来越长，资产成本高：对于耗材生产企业而言，新政策出台后要从过去的面向一级批发商变成面向大量终端经营企业，如何管理和选择渠道都成为非常头疼的问题。此外耗材生产企业要面对大量经销商，回款不及时的问题将愈发严重。

（3）行业信用体系缺失：耗材采购供应链的情况与工业采购供应链非常类似，由于中小型厂商自身信用体系不完善，以及传统金融缺乏针对中小企业的信用评估和风险控制机制，往往很难获得融资。另外，中小型药商由于信用记录不完备，又无法提供符合融资标准的抵押品，因此难以从传统金融机构获得贷款。

针对上述行业痛点，建立一个基于互信、共享、开放、安全的供应链金融平台十分有必要。

2. 模式内容　数字金融是通过互联网及信息技术手段与传统金融服务业态相结合的新一代金融服务模式，数字金融本质是信息化、网络化、智能化。它既是新金融业态、新的金融发展阶段，也是金融业持续发展的延续。

当今世界，信息化建设进入以数据挖掘和融合应用的新阶段，数据资源蕴含的巨大潜能不断释放。数据和信息技术从过去的工具日益成为重要的资源、平台、生产资料和生产方式，并改变着供应链金融结构和金融方式，给供应链金融注入动力和活力，越来越多的企业拟通过运用区块链、人工智能、物联网、大数据、云计算等新兴技术为金融服务，提供创新性金融解决方案。具体内容如图 7-3-1 所示。

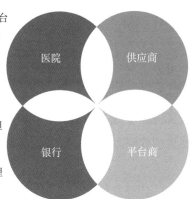

✓ 免费/部分付费使用平台
✓ 配合合作银行账户开设
✓ 配合回款至指定银行账户

✓ 在合作银行开设一般结算账户
✓ 代理付款业务申请

✓ 与院方商务配合，分担平台软硬件建设投资
✓ 提供代理付款资金
✓ 为医院或个人提供理财产品

✓ 提供管理平台及平台建设
✓ 与院方商务对接，提供软硬件及服务
✓ 保障业务数据及供应商资质真实有效

医院　供应商　银行　平台商

图 7-3-1　金融服务体系

基于 SPD 管理模式，医院、供应商、银行、平台商四方主体处于同一供应链平台，借助互联网及大数据技术，由平台商提供 SPD 管理系统及供应链金融管理平台，负责平台建设以及与院方合作的商务对接，提供平台运行所需软硬件、技术支持及物流配送服务，保障平台业务数据、供应商资质信息的真实有效；银行负责与院方商务合作配合，分担平台软硬件投资，提供代理付款给供应商的资金，同时为医院或个人提供基于供应链的高收益理财产品；医院免费（或部分付费）使用供应链平台，实现院内院外物流管理，实现院方与供应商之间的协同商务。配合提供在合作银行交易账户的开设工作及将供应商的应付款回款至医院在指定银行的账户；供应商在合作银行开设一般结算账户，申请代理付款业务。

3. 模式价值

（1）院方收益

1）极大地降低物流管理成本，实现零库存资金占用。

2）去除医护人员日常物流管理负担，使其更好地服务于患者，提高医疗服务能力。

3）保障物资供应质量更安全、科室消耗供给及时性更有保障。

4）实现耗材院内外全供应链全程可追溯。

5）降低供采双方业务管理成本：物流定期定量供应、消耗后定期结算，减除人员配送、对账、催账无序工作成本。

6）降低供应商资金占用成本：基于大数据智能化分析的基础之上设计的"定数"推送管理模式，有效地降低物资备用库存，提高周转率，降低供应物资备库资金占用成本。

7）提升供应链管理水平和形象：高度自动化智能化、信息系统高度集成、全面在线协同商务。

8）响应和践行医改要求：消耗后结算、去管理成本为医改要求落地提供了可行的手段。

9）为供应商提供低成本融资，巩固供应链整体生态环境。

10）操作简单便捷，安全保障，在不改变结算方式、不上贷款卡、无须对外披露的情况下，帮助医院获取合理合规合法的营业外收入，同时为医院及员工提供专属理财。

（2）供应商收益

1）开户后无须专门授信即可融资。

2）融资无须土地厂房抵押、无须担保。

3）以较低成本、便捷方式实现应收账款分录，优化财务报表。

4）加快资金周转，提前变现应收账款。

5）无须上征信。

6）实现线上融资，手续简便，放款高效。

（3）银行收益：开拓市场业务，整条医疗物资供应链的低风险下的信贷回报以及 SPD 系统平台基础上衍生的其他各种存款业务、报销业务、理财业务等。

（4）平台商收益：获取银行对平台的使用、管理与服务费用。

第四节　新技术应用

在医用物资管理领域，以物联网、大数据、人工智能、云计算为代表的新兴技术逐步成熟并走向应用。在信息化技术创新驱动的背景下，新一代信息技术与 SPD 模式的深度融合，将助于探索更加智能化、便捷化的医用物资智慧管理模式，让医用物资管理行业走向更高效率与更高层次。目前，我国的物联网、大数据及云计算等技术只得到了初步的应用，由于技术普及程度不高和技术成本较为昂贵，目前在 SPD 中并没有得到充分使用。随着物联网、大数据、云计算甚至 5G 等技术的深度普及与应用，SPD 模式将被赋予新的内容，即在 SPD 智慧物流中运筹与决策的智能化；以物流管理为核心，实现物流过程中运输、存储、包装、装卸等环节的一体化和智慧物流系统的层次化；智慧物流的发展将会促进区域间经济的发展与资源优化配置，实现社会化。

一、云计算

"云"的概念最早是互联网领域先提出来的,类似的称谓有"云计算""云服务""云平台"等。云计算是基于互联网信息化为主要核心条件所开展的服务性质功能延伸,其主要为相关网络信息使用、存储和交付形式提供了先进条件,更在此基础上提供了动态拓展虚拟化资源的转化平台,为整体互联网信息化技术的飞速发展提供了良好的数据条件基础,更为现有程序运算模式和数据共享提供了良好的统筹条件。其功能对于现有网络信息功能拓展和用户使用服务方面而言,具备大型存储量和共享传导的优势,对全面的大数据形式有极好的促进作用,更确保了企业在信息资源方面的体系构建,为后续信息化环境埋下了良好的运营基础。

简言之,云计算是一种依据互联网的计算方式,通过网络以易扩展和所需的方式来获取所需要的资源,将互联网为运作平台为用户提供便捷安全和快速的网络计算和数据存储服务,可以按照客户的不同需求输送给计算机和其他数据设备进行软件资源和信息的互享。在医疗行业使用云计算可以将各种信息化资源进行整合,方便使用与分配,大大提升工作效率。

云计算是 SPD 管理中运用云存储,将字典信息、证照信息、采购供应等信息云端部署,而不是传统管理中信息存在于每一个孤立的医院信息系统中,多用户通过云平台在授权许可的情况下共享数据资源。比如在云平台的证照管理系统中不同医院可共享同一产品的产品证照、生产证照等信息。

二、大数据

大数据技术是从多种渠道中收集电子信息并进行应用分析,从而识别发展模式、趋势及其他智能信息。运用大数据技术采集捕捉商品的品类、数量、流量流向、需求分配、生产厂商、供应商等数据,对这些数据加以分析挖掘,实现对商品货物在业务方面、管理控制方面及应用服务方面的数据支持。

1. **智能补货模式**　传统的补货模式都是人工补货,各科室根据耗材消耗情况,通过电话等方式通知补货,效率低周期长,而基于大数据的智能补货模式,是根据科室耗材消耗,自动生成补货计划,减少医护人员手动制作补货计划的工作量。SPD 系统监控耗材消耗数据,生成补货计划时给出各耗材同期消耗量等因素,合理计算需要补充的数量,以达到合理化的最小库存量,减少医院库存压力,减少资金占用。

采用智能补货模式,首先可以节省人力资源。随着知识经济的到来和现代人力资源管理理论的发展,人力资源管理成本的理念悄然替代了人事管理成本的理念。在传统人事管理中,忽视了人力资源作为一种特殊的资本能够在长期带来的源源不断的收益,也忽视了它的成本和发展变化的趋势。而智能补货方式的采用，在很大程度了解放了医护人员，不需要通过人力进行耗材数量的统计，也不必再进行耗材采购数据的分析，为医院节省了人力资源。

其次，智能补货方式的应用，避免了经过人工到仓库进行耗材盘点、然后进行数据统计、再进行复杂的数据分析、最后还得依靠得出的数据来制作补货单的复杂流程，根据系统设定自动进行定量的补货，一步到位，节约时间，提高效率。

2. 智能采购模式 同样，与智能补货模式相呼应的就是智能采购模式，其也是在大数据技术应用的基础上衍生出来的。智能采购非常注重数据分析，其所有活动都是建立在数据分析的基础上的。具体来说，就是通过对耗材销售和现有库存数据的深度分析，总结和提炼耗材消耗规律，对计划期内采购管理活动作出预见性的安排和部署，同时结合采购过程中的各种约束条件、业务目标、各种变量，如采购周期、价格、最小订单量、需要时间、生产厂家、物流成本、效期、供应商账期等建立模型进行优化，确保销售部门获取足够数量耗材的同时，价格、成本、人力、效率、效益都处在最佳状态。

在智能采购的状态中，大量枯燥的不带来价值的运算工作都会交给模型，模型会产生出具体的采购建议，人的工作不再是去计算、处理应急事件、解决具体事情，而是积极主动地预防风险和管理、更新各种现实的约束条件、突发状况、政策影响、价格优化、消费者反馈等，把人的智慧、判断、创意等有价值的元素融入采购管理中去，真正实现"人机互动"乃至"人机结合"。

智能采购可以智能预估耗材采购需用的数量与时间，规避供应中断风险，减小损失；避免采购耗材储存过多，积压资金，占用堆积的空间；降低财务风险；有利于资源的合理配置，取得最佳的经济效益。因此，耗材智能采购模式归根结底就是在对需求的精准把控之下，借助大数据、云计算、算法模型等智能手段，结合耗材采购和供应链管理的实际场景以及各种约束条件，在人的智慧和模型结合的前提下，自动并且智慧生成采购建议，进而整体提升耗材采购的合理化与智能化。

3. BI 报表智能决策 随着医疗信息技术的发展，大部分医院已广泛使用医院信息管理系统，这些系统大多应用于日常事务处理，数据组织方式具有分散性、独立性的特征，不利于数据的集成与分析，而且医院的数据大部分是单一指标，组合指标较少，分析高度和深度不够，预警不足，大部分数据都是事后统计分析，数据利用质量低，只能提供初级决策报表和一般分析，难以提供有效的决策支持信息。

BI 智能报表系统，运用了数据仓库、在线分析、数据挖掘等技术来处理和分析数据的技术，目的是向决策者提供决策支持，通过接收各系统传入的数据，对数据进行整合加工，使其成为支持临床和管理行为的信息系统。以数据仓库为核心针对繁杂的业务数据，建设统一的医院数据仓库，对数据进行标准化规范化处理。技术上，遵循数据仓库规范，业务上，遵循卫生部门制定的各项数据标准。梳理医院的各项指标，建立可广泛适用于各家医院的指标库和业务数据，可用来指导医院数据分析项目的成功实施。

基于大数据的医用耗材，将科室、术式用耗、品种、供应商管理、库存分析、病种分析、智能预测与评价管理相结合，解决方案运用大数据分析技术打通医用耗材从采购、验收、发放、使用到使用后评价的全流程，实现医用耗材品名、分类的标准化和规范化，并通过数据可视化技术将医用耗材全生命周期过程中的实际情况予以呈现，为医疗机构开展医用耗材的临床使用管理和使用后评价提供了全新的解决方案。

三、物联网

物联网技术是信息化技术的应用中组成的网络系统技术，不是单独的一项技术，物联网技术是关键性技术、共性技术以及支撑性技术的相互融合。通过现代化物联网技术，提供完全针对医用耗材全流程精细化管理的智能解决方案，力图通过先进的智能化耗材管理设备的合理投入，以及定制化解决方案的建设实施，帮助医院建立起更便捷、安全、智能化的耗材管理体系，有效帮助医院提高耗材服务水平，全面提高医院服务质量、财务管理和运营管理的水平。

目前，物联网在SPD模式中的应用主要有以下方面：

1. **电子智能货架**　智能货架是建立在SPD院内物流精细化管理系统之上的一款产品，相比于传统货架，智能货架具有更强大的功能，无论是在信息展示方面，还是在物流实现环节方面，都比传统货架更智能更方便，大大提高了服务人员工作效率，同时节约成本，在物资管理方面可以更加精细化，进一步避免人为操作失误带来的影响。

结合系统专属库位设置，实现库区分类、规范摆放，各库区所包含物资一目了然，库位编码定位，可轻松找到所需物资。同时对于近效期商品，智能货架会有自动提醒功能，避免物资过期浪费。

通过智能货架，实现物资分类指示上架，无须人工记忆，可轻松找到所对应库位完成上架工作。系统出拣货任务时，智能货架同样会有提醒功能，待拣物资所在货架会进行闪烁提示，节省寻找库位时间，同时所在库位区域的电子显示屏会显示出待拣物资的批号、数量等信息，实现完全无纸化操作。

2. **高值耗材智能柜**　近年来我国的医疗机构改革在不断深化，高值物资的多元化也日趋明显，为了提高物资的整体管理水平并降低损耗，医院不得不通过优化物资管理方式的手段来应对当前激烈的医疗市场竞争。耗材管理直接关系到患者的生命安全与治疗效果，规范的耗材管理在临床护理工作中起着举足轻重的作用。目前，国内各医院为提高治疗效果，耗材的数量和种类极大幅度地增加。高值物资作为医疗物资的一部分，由于其自身价值和特殊的应用，它的损耗给医院带来的直观经济影响是巨大的。这种特殊的属性让它的管理成为医院在医用物资管理工作中的重中之重。

高值耗材智能柜运用 RFID 超高频远程射频识别技术进行管理，它采用电磁反向散射耦合的方式，通过无线射频信号自动识别目标对象并获取相关数据，可识别高速运动物体，并可在数秒钟内同时识别上千个电子标签，操作方便快捷。RFID 超高频远程射频识别技术实现了高值耗材的条码溯源功能，高值耗材外包装上的电子标签可记录其产品名称、原产地、规格型号、产品注册证号以及生产批号、有效期、供应商名称等重要信息，并且可以识别唯一物体，做到"一物一码"，便于医院对高值耗材从生产到使用的质量安全进行追溯管理。这一方式大大地提高了医用物资管控的效率，实现了医用物资无人值守管理、安全管理、智能化管理，实现医用耗材自动存取、自动记录的目标。

3. 无人值守智能屋　无人值守智能屋主要解决屋内的耗材自动盘点、库存管理、库存低值报警、耗材进出与人员关联（未绑定人员拿出耗材自动报警、记录）、视频监控以及智能屋的安全预警。和传统耗材管理和智能柜管理相比，对医院库房条件限制较小、更加方便快捷。

4. 冷链　冷链是冷藏类物品从生产、储存、运送、分销、零售到消费者手中，其各个环节都处于所必需的低温环境下，以保证物品品质安全、减少消耗、防止污染的特殊供应链系统。

医疗冷链管理系统是一套用于特殊物资运输的特殊供应链管理系统，它是将信息传感设备安装到医院的冷藏设备上，通过无线传输，结合各种物联网策略管理技术，融入医院信息系统，对温度敏感性医用试剂等进行监测、监控与统计，从而使药品、试剂在流通（生产厂家 - 铁路、航空运输 - 商业公司 - 汽车运输 - 医院药库、药房及检验科 - 临床 - 患者）整个链条中处于恒定低温状态下，并保证在各个环节都达到冷藏效果的先进系统。系统中的温度自动记录仪可以在贮存过程中定时更新一次测点温度，自动记录一次实时温度，做到温度的实时监控，其系统中包含一套冷藏箱配备预警系统，可以在冷库温度超过预设范围时进行报警，并同时将报警信息发送至电脑或相关人员（如医用材料科长、冷藏箱放置仓库保管员等）手机，以声光报警、电脑软件报警、短信微信报警等多种手段保证相关人员能够第一时间赶赴现场处理。

通过冷链设备的完善工作，达到了满足院内冷链（运输、贮存）管理的硬件条件。信息化系统的引入，不仅极大地节约了人力成本，同时能及时预警，减少冷链过程不良事件的发生，并且能够最大程度减少厂家运输过程中温度的不可控性，大大提高了冷链过程温度的监管控制。

在大力发展大数据技术的时代背景下，RFID、视觉识别技术的使用为 SPD 走向深度物联网应用提供了极大的可能性。未来个人可穿戴设备、家用医疗健康设备、医用检测设备等多种设备通过接入物联网平台，实现设备可信接入、数据安全上报，同时结合身份识别技术把医疗健康数据和个人身份进行关联，为医疗健康应用提供真实可信的数据源管理及处理技术。

物联网平台同时还提供设备状态监测和认证功能，确保通过认证的设备才能够接入到平台，并对设备的状态进行实时监控，确保设备在健康状态下上报可信的数据。

四、5G+人工智能

云计算、物联网、大数据是目前 SPD 模式在医院耗材管理中广泛使用技术，但受制于网络传输速率限制，其应用的广度与深度还停留在初级阶段。

5G 网络具有高传输速率、低时延、海量终端连接容量以及在移动中保持稳定连接的特点，对物联网、大数据等新技术在 SPD 模式管理中的应用具有独特价值。

目前大数据最大的限制因素是数据计算速度和数据的可获得性，5G 技术应用可以做到数据集成，可安全高效地整合各部门的监管数据，实现各信息系统之间的互联互通。

医院物联网是智慧医院的核心，电子标签等物联网技术有助于形成全程可追溯的完整信息链条。利用 5G 海量网络连接的特性，可构建院内医疗物联网，将医院医疗设备、医疗类资产和非医疗类资产进行有机连接，医院资源智能化、信息共享与互联，实现医务人员管理、医院资产管理、设备状态管理等，提高医疗工作人员工作效率。

5G 技术的应用全面提升了网络层，更大程度上满足医疗高效性、实时性及稳定性的多方面的需求，促进物联网、大数据及人工智能技术在智慧医疗领域的应用下沉，为智慧医疗生态建设提供了新的突破方向。尤其是人工智能技术，在 5G 技术带来的更高效便捷的数据传输场景下，面对海量的数据，仅靠人力是完全无法应对的，而人工智能则可对高速传输的海量数据进行清洗、识别与分析，摸清隐藏在数据后的逻辑和秩序。5G 技术与人工智能相互促进，相互融合，可使信息传输更高效紧密、相应智能终端设备更智能，进一步深化物资管理应用场景，提升自动化与智能化管理水平，降低运维成本。

······················· **推荐阅读** ·······················

[1]　杜然 . 基于 5G 技术的智慧医院建设探讨 . 信息与电脑（理论版），2020，32(03):127-128.

[2]　韩东亚，余玉刚 . 智慧物流 . 北京：中国财富出版社，2018.

[3]　孟一君 . 物联网技术在智慧物流方面的应用 . 智慧中国，2021，(07):86-87.

[4]　杨军 . 物联网技术在智慧物流方面的应用分析 . 中国物流与采购，2021，(08):47-48.

[5]　张余华 . 现代物流管理 .3 版 . 北京：清华大学出版社，2017.

[6]　发展改革委关于印发《"互联网 +"高效物流实施意见》的通知（2016-07-29）[2020-05-15].http://www.gov.cn/gongbao/content/2017/content_5191704.htm.

索引

08